Claudia Ritter

Hexenkräuter

Kräuterfrauenwissen neu entdecken

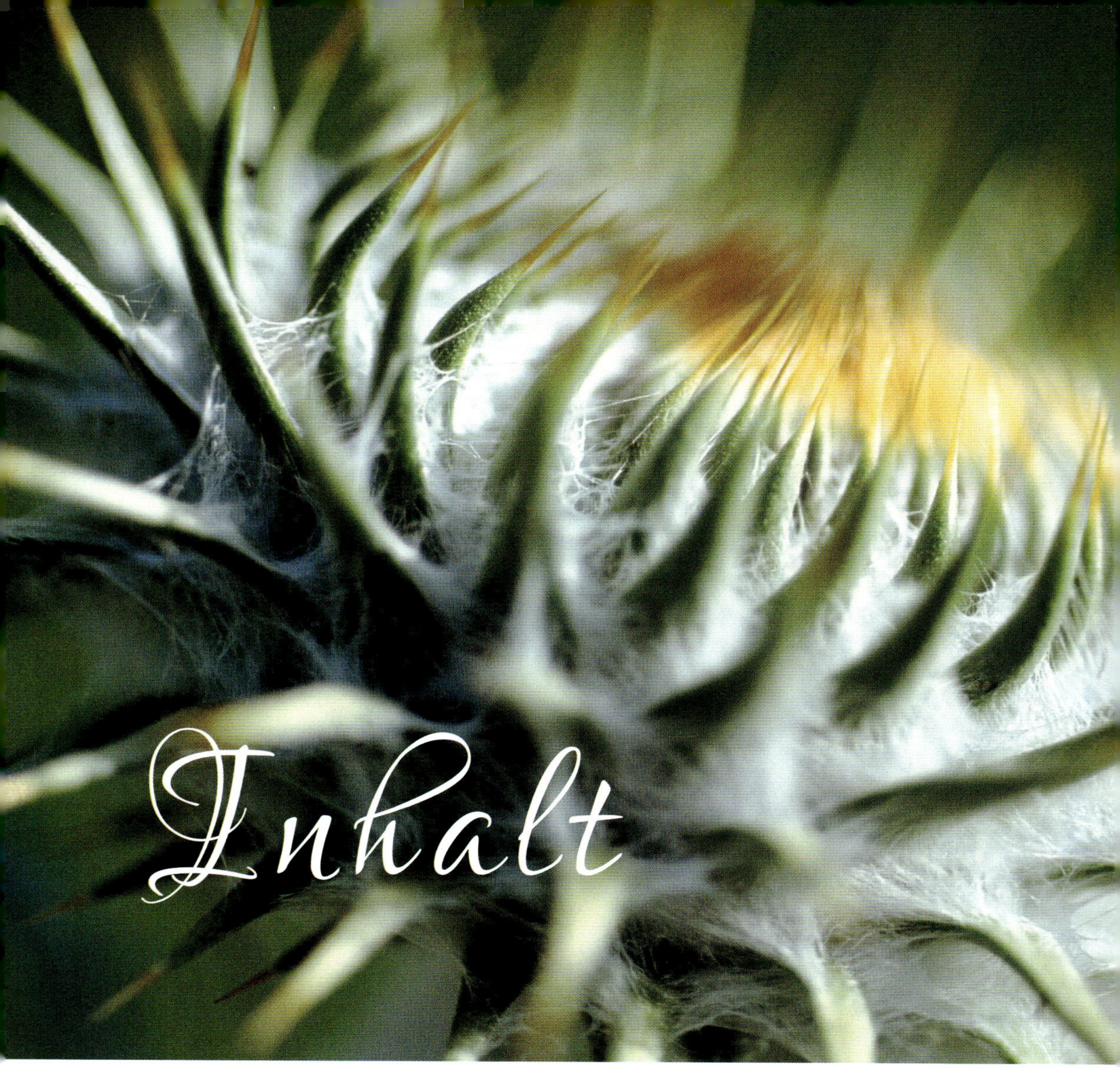

Inhalt

HEXENKRÄUTER VON A BIS Z 23

SERVICE 153

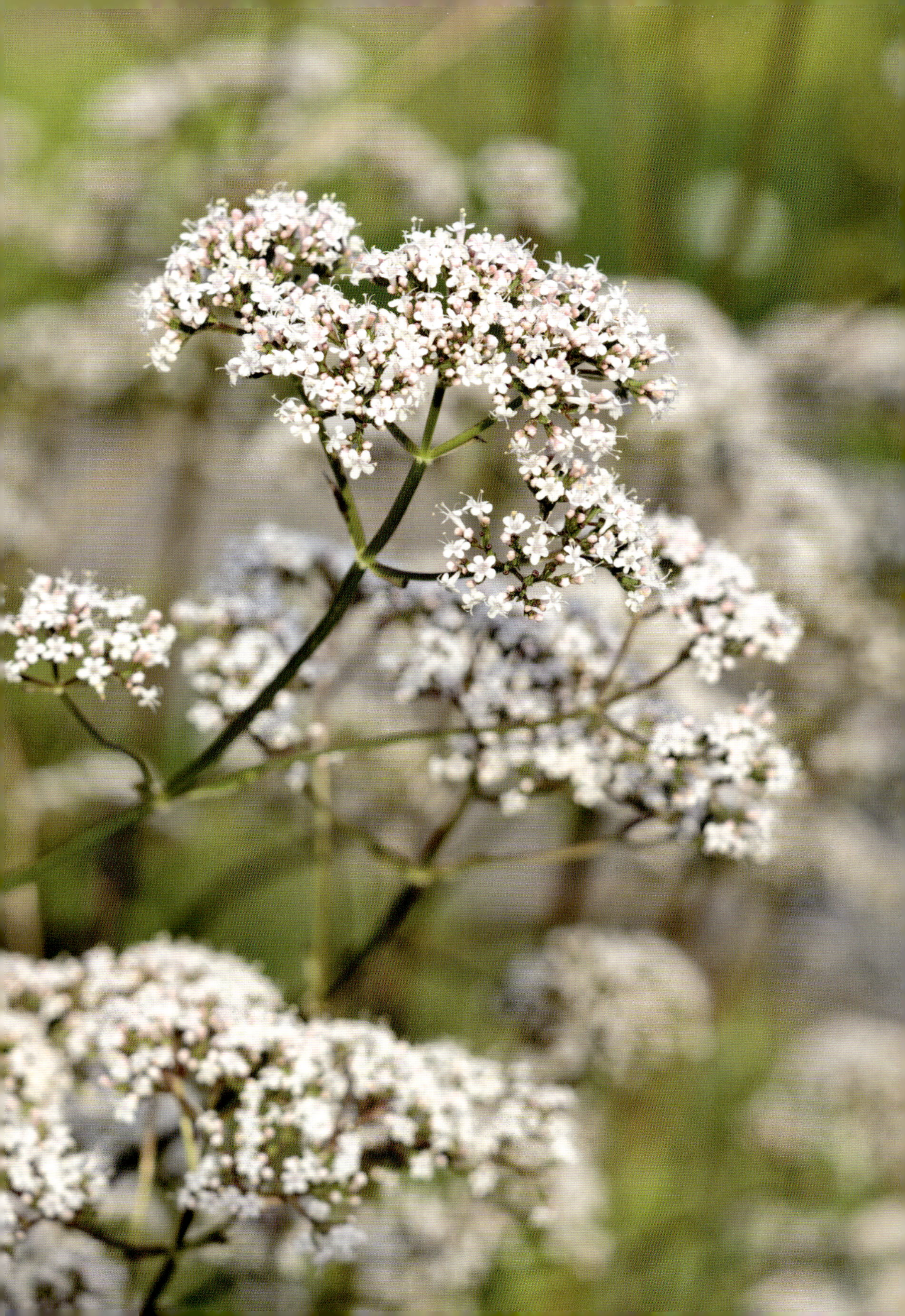

Vorwort

Zwar – man spricht von einer Waldfrau,
Irgendwo – im blauen Grunde,
Einer Heidin; sondrer Dinge
Hat sie sonderbare Kunde.
Wohlvertraut mit allen Rätseln
Aller Kräuter und Gewächse,
Weiß sie Heiltrank zu bereiten
Und man nennt sie – eine Hexe.

Friedrich Wilhelm Weber (1813–1894): Dreizehnlinden

Ich freue mich, dass Sie dieses Buch gefunden haben. Es ist ein Buch über Pflanzen mit besonderen Wirkkräften. Häufig bezeichnen wir diese als Zauber- oder Hexenkräuter und vielleicht denken Sie dabei an jene, die psychoaktive, halluzinogene oder giftige Eigenschaften haben. Für einen Teil der klassischen Hexenkräuter mag dies auch zutreffen. Ungiftige Hexenkräuter waren jedoch über die Jahrhunderte Bestandteil der Heilkunde und der Küchen, wie der Begriff „Hexen-Küche" schon vermuten lässt. Sie finden diese Kräuter unter Hecken, auf Feld und Flur, im Wald und auf der Wiese und sie sind völlig legal im Kräuterhandel zu bekommen. Verwendet werden sie als Würzmittel in der Küche, als Nahrungsmittel, zum Aromatisieren von Getränken, zur Behandlung zahlreicher körperlicher und seelischer Erkrankungen sowie als Schönheitsmittel und als Kraut zum Lieben und Verführen.

Dieses Buch ist nicht nur eine Zusammenstellung von wilden Kräutern, ihren Heil- und Zauberkräften und ihrer Verwendung in der Küche. Es ist gleichzeitig eine Huldigung an alle weiblichen Heilerinnen der vergangenen Jahrhunderte, weshalb es sehr praktisch ausgefallen ist. Doch bedeutet das nicht, dass es sich nur an Frauen richtet. Denn es waren vor allem Männer, die das Kräuterwissen in den letzten Jahrhunderten notierten und deshalb einen wichtigen Beitrag zum Erhalt dieser Kenntnisse beitrugen.

Wahre Hexenmedizin bedeutet Heilwerden oder Heilmachen und auch ein wenig Erneuerung der Magie. Ich möchte Sie dazu anregen, Wildkräuter unter neuen Gesichtspunkten zu betrachten, sich in die faszinierende Welt der Pflanzen zu begeben, altes und neues Kräuterwissen zu entdecken und anzuwenden.

Claudia Ritter

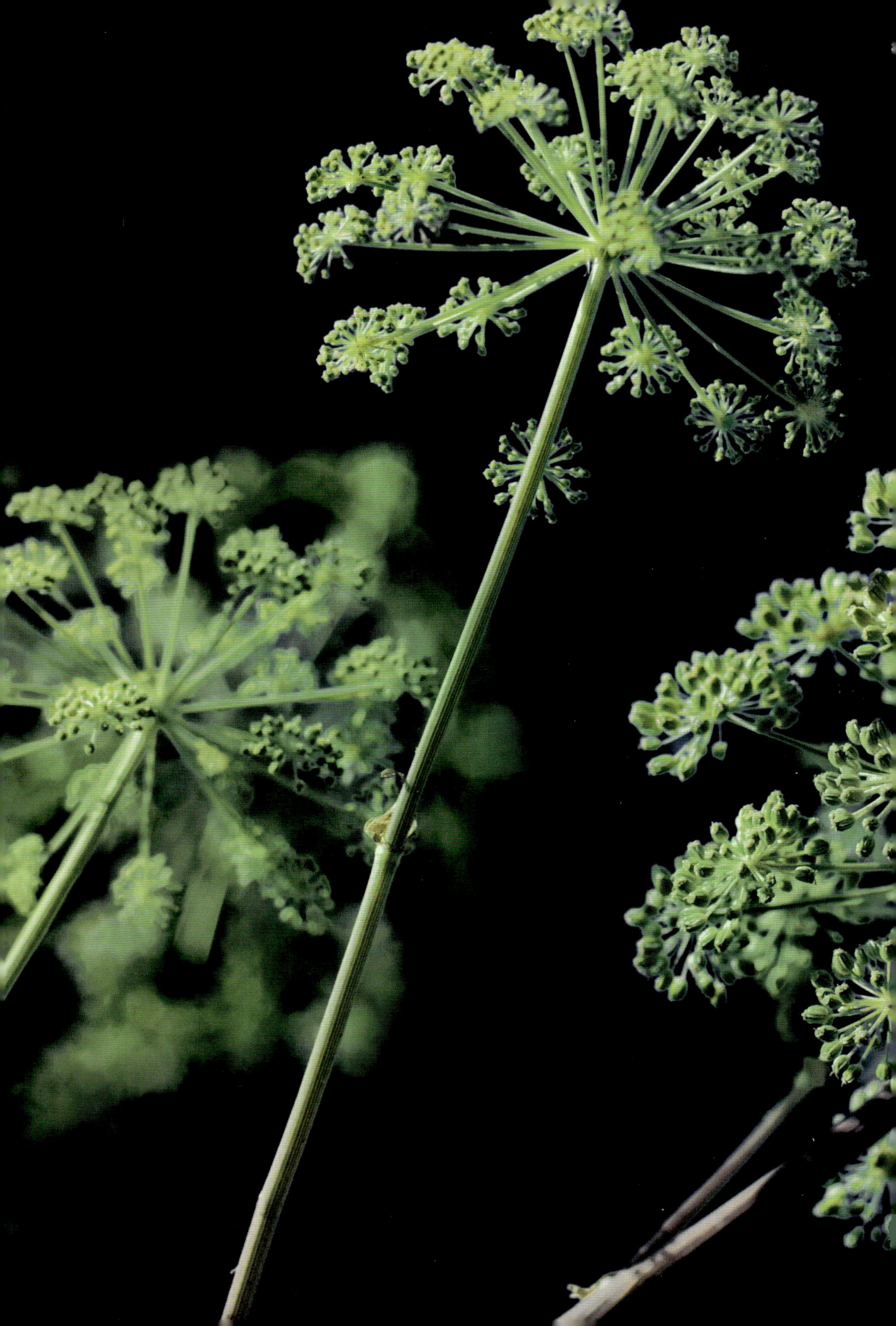

Hexen
Ein Blick zurück

Ohne kräuterkundige Frauen hätte es keine Urmedizin und Heilkunde gegeben. Bei einigen Frauen in alten Zeiten war die Intuition so gut ausgeprägt, dass sie ihr Wissen in Richtung Magie und Zauberei ausdehnten. Aber weil ihr Tun dadurch vor allem Männern unheimlich war, entwickelte sich der Hexenwahn, der vielen Menschen das Leben kostete.

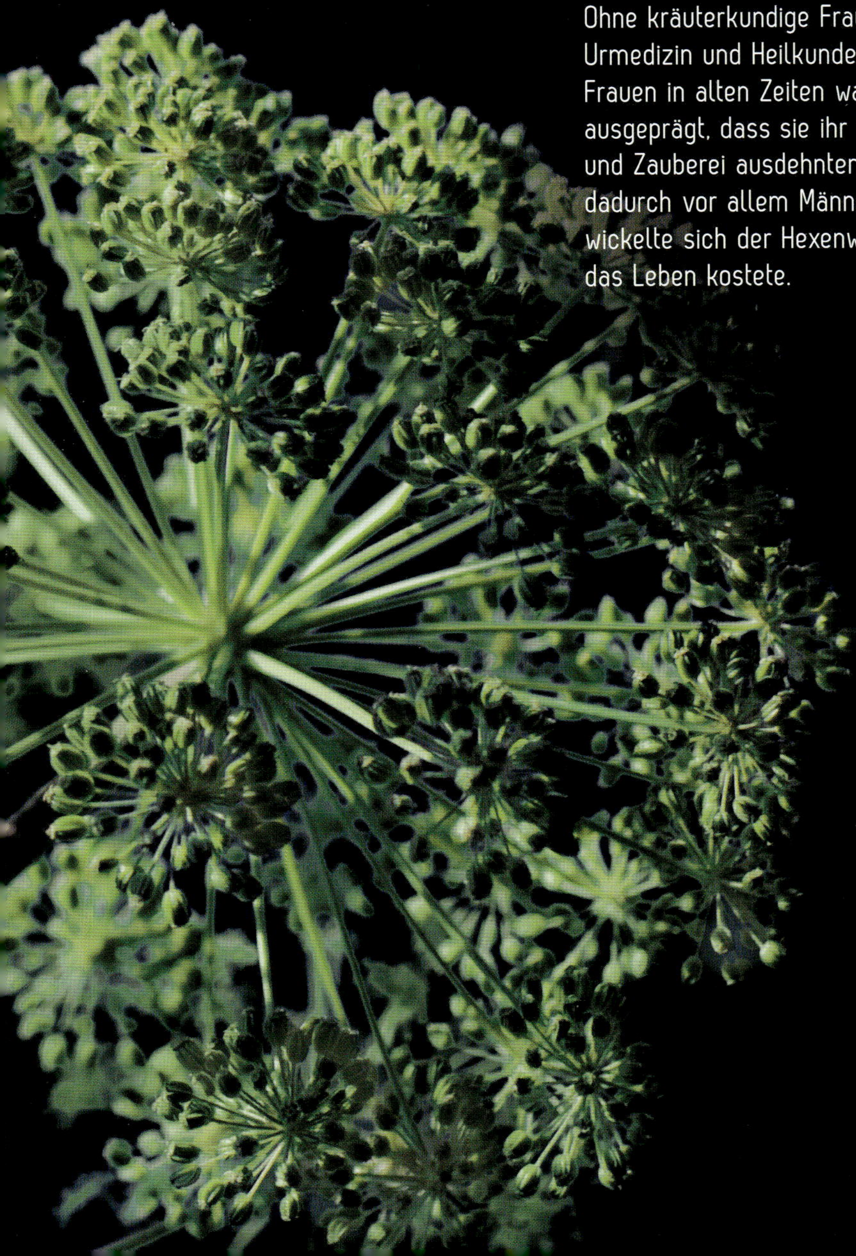

Die Heilkunde der *Heckenweiber*

Zwischen Frauen und Pflanzen gab es schon immer starke und undurchsichtige Bande. Das Wissen um Pflanzengeheimnisse und um Pflanzengeister oblag einst Kräuterweibern mit besonderen Kenntnissen, für die sich ab dem 14. und 15. Jahrhundert der Begriff Hexe etablierte.

Wer waren diese Heckenweiber? Hexen und Hexenmedizin gab es seit Urzeiten auf allen Kontinenten, denn die Hexenmedizin ist nichts anderes als die von Frauen angewandte Urmedizin der Naturvölker, die sich schon ab der Steinzeit entwickelte. Schamaninnen, Magierinnen, Hebammen, Totenmütter, Seherinnen, einfache Moos-, Wald- und Holzfrauen, antike Göttinnen wie Isis, Hekate, Artemis, Aphrodite, Venus, Freya oder Holda tragen alle den Aspekt der Hexen in sich. Es ist eine Bezeichnung, die ihre Wurzeln im althochdeutschen *hagzissa*, *hagazussa* hat und sich aus den Worten *hag* (= Zaun) und *zussa* (= Weib) zusammensetzt. Frei übersetzt bedeutet Hexe „Zaunweib“ oder „Zaunreiterin“: Nach den Vorstellungen der Alten befanden sich diese Frauen auf der Grenze, da sie zur einen Hälfte der menschlichen Welt und zur anderen Hälfte der Seite der Götter angehören. Sie stellten eine Art Vermittlerrolle zwischen den Welten dar.

Genau genommen waren Hexen weniger mystisch, sondern meist erfahrene und damit auch ältere Frauen, die möglicherweise oft und lange unter der Hecke weilten und dort auch mit Tieren und Pflanzen kommunizierten und außergewöhnliche Kräuterkenntnisse besaßen. Für Kranke und Ratsuchende brauten sie Tränke, fertigten Amulette und kannten sicher einige Zaubersprüche. Doch nicht jede Hexe war steinalt. Einige von ihnen waren auffallend jung, schön, intelligent und kreativ und hatten Freude an der Lust und am Tanz – sinnliche Naturweiber also. Ihre verführerische Schönheit galt jedoch als gefährlich und wird mitunter mit der der Giftmischerin Medea verglichen. Nicht jede hielt sich an gängige Konventionen und einige raubten vielleicht (Ehe-)Männern mit selbst gebrauten Liebestränken den Verstand. Eine der schönsten Jungfrauen Würzburgs soll in der Zeit der Hexenverfolgungen nur wegen ihres Äußeren verbrannt worden sein.

In den Hexen wurzelte ein archetypisches Wissen um magische Praktiken und um geheime Mächte. Sie kannten Zaubersprüche und wussten vor allem um die Eigenschaften von Pflanzen und deren Anwendung, weshalb sie oft als Hebammen oder Heilerinnen tätig waren. Hexen entwickelten ihre Fähigkeiten auch durch das Beobachten von Sonne, Mond und Sternen und vom Rhythmus der Jahreszeiten. Diese Frauen kannten sich insbesondere mit den weiblichen Kräften wie Sexualität, Fruchtbarkeit, Schwangerschaft, Geburt, der Pflege bei Krankheit und den Totenritualen aus. So entstand allmählich ein Wissensschatz, der einen unvorstellbaren Wert hatte, entschied er doch oftmals über Leben und Tod.

SCHÖNHEITSMITTEL

Aus purer Freude an einem ansprechenden Äußeren, um aus der Allgemeinheit hervorzustechen, die Aufmerksamkeit des „Traumprinzen" zu gewinnen oder gar wegen der Suche nach einem Mittel für ewige Jugend und Schönheit, verwenden Frauen schon seit ewigen Zeiten Kosmetika, die sie aus Pflanzen, Erden, Erzen oder Tieren herstellen. Die Ägypterinnen setzten beispielsweise auf einen Pflanzenfarbstoff, der aus dem Hennastrauch gewonnen wurde und mit dem sie Haare, Nägel oder Finger färbten. Auch die Griechinnen oder Römerinnen legten viel Wert auf Schönheitspflege. Bei Ausgrabungen kommen häufiger Cremetöpfe, Parfümfläschchen, Haarnadeln, Pinzetten oder Kämme zum Vorschein.

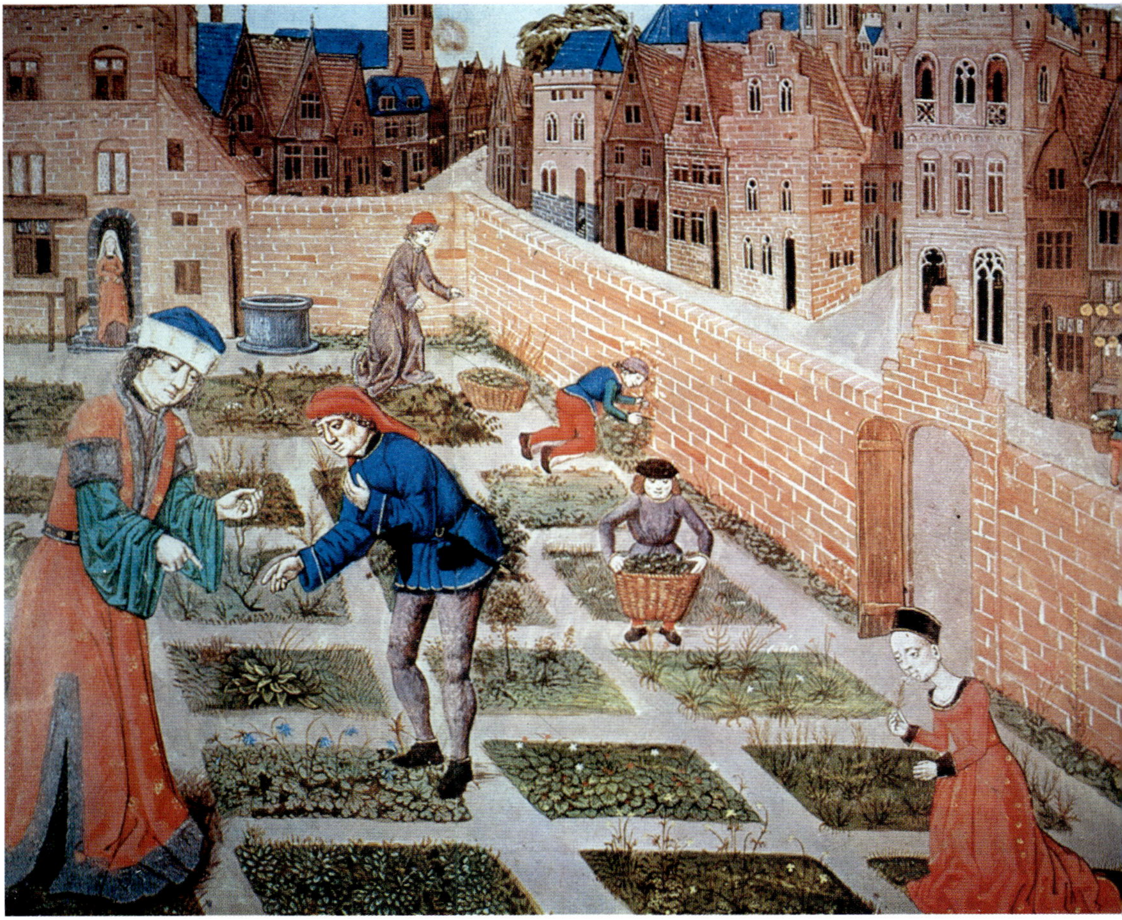

Eine Kräuterkundige unterrichtet über die angebauten Heilkräuter. Petrus de Crescentiis, Französische Buchmalerei, Ausschnitt, um 1475–1500

Der römische Dichter Ovid hat uns ein Rezept für eine Gesichtsmaske hinterlassen. Zur Pflege der Haut empfiehlt er eine Paste, die aus Gerste, Linsen, Hirschhorn, Narzissenzwiebeln, Zwiebelknollen und Honig hergestellt wurde. Im Mittelalter betupften sich bei uns Frauen beispielsweise mit dem Pflanzensaft von Hauswurz oder Löwenzahn, um das Gesicht zu reinigen oder um lästige Sommersprossen zu entfernen.

Die „grüne Kosmetik" erfährt gerade eine Renaissance, da sie für weniger Konsum und belastende Chemie und stattdessen für eine saubere Umwelt steht und zudem meist ohne Tierversuche auskommt. Deshalb greifen heute Frauen wieder gerne zum Kamillentee, um blondem Haar eine intensive, goldene Tönung zu verleihen, zum Rosenöl oder der Mandelmilch, um die Haut zu pflegen, oder sie bereiten sich aus Blüten und Blättern von Veilchen ein Gesichtswasser zu.

Aphrodite als Namensgeberin

Der Name Aphrodisiakum wurde von Aphrodite abgeleitet, der Göttin der Liebe, der Fruchtbarkeit, der Entstehung, des Wachstums und des Lebens. Später kamen noch Attribute wie sinnliche Begierde und Schönheit hinzu. In der römischen Götterwelt ist Aphrodite als Venus bekannt. Sie liebt nicht nur den süßen Duft der Blüten und eigentlich alle wohlduftenden Pflanzen, sondern auch harziges Räucherwerk, das häufig aus dem Orient importiert wurde. Aphrodisiaka sollen sexuelles Verlangen, Liebe und Lustempfinden steigern.

APHRODISIAKA UND LIEBESMITTEL

Duftstoffe und Wohlgerüche aus bestimmten Pflanzen wurden von weisen und heilkundigen Frauen gebraucht, um romantische Gefühle zu entfachen. So versprach man sich mithilfe von Pflanzenritualen, Kräuterelixieren und Zauberformeln die Gunst und Zuneigung des Erwählten zu erlangen, unerwiderte Liebe in Gegenliebe zu wandeln, die Liebeskraft zu steigern oder die Erfüllung eines lang gehegten Kinderwunsches.

Einige aphrodisisch wirkende Kräuter regen die Nieren- und Blasentätigkeit an und reizen damit die Harnorgane, was manche als lustbringend empfinden. Andere durchbluten verstärkt die Becken- und damit die Fortpflanzungsorgane, wieder andere lösen körperliche wie auch mentale Verkrampfungen, und nicht zuletzt stimmen einige Düfte das Unterbewusstsein auf Sex und Erotik ein. So gibt es Früchte wie Granatäpfel, die Erdbeere oder die Kirsche, die wegen ihrer prallen und runden Formen, ihrer Süße und ihrer Färbung mit dem Garten der Lüste assoziiert werden. Durchblutungsförderndes Gemüse wie Zwiebel oder Knoblauch versprechen Liebesfreuden, und das Getreide mit seinen zahlreichen Früchten steht generell für Fruchtbarkeit. Den Hauptanteil übernehmen jedoch duftende Kräuter und Gewürze. Eine Prise Sinnlichkeit kann mit dem Duft oder der Einnahme von Rosmarin, Oregano, Basilikum, Safran, Ingwer oder Pfeffer erreicht werden. Heimische Vertreter dieser Kategorie sind Liebstöckel, Petersilie, die Wilde Möhre oder die Brennnessel, die kräftig den Harn treiben oder lustfördernde Duftstoffe freisetzen.

EMPFÄNGNISVERHÜTUNG

Eine ungeplante Schwangerschaft konnte in früheren Zeiten Mädchen und Frauen in eine lebensbedrohliche Situation bringen. Sexualität war ab der Christianisierung für eine nicht verheiratete Frau verboten, da Geschlechtsverkehr nach katholischer Lehre nur innerhalb der Ehe stattzufinden habe. Durchbrach eine Frau dieses Verbot, war die Familienehre zerstört und nicht selten wurde sie deshalb von der Gesellschaft verachtet und ausgestoßen.

Aber auch in der Ehe war die Geburtenkontrolle wichtig. Die Nachfrage nach Verhütungsmethoden muss in antiken Zeiten bis zum Beginn der sexuellen Revolution, also den 1960er Jahren, groß gewesen sein, wenngleich es häufig ein Tabuthema war. Vor allem in der Zeit zwischen dem 13. und 16. Jahrhundert – also der Hochzeit der Hexenverfolgungen – wurden kontrazeptive Maßnahmen von vielen Theologen als eine Form von Zauberei verurteilt.

Mehr oder weniger sichere wie auch gefährliche Verhütungs- und Abtreibungsrezepte kursieren heute noch. Die nachfolgenden Beispiele empfehle ich keineswegs zur Nachahmung. So verhüteten im alten Ägypten Frauen beispielsweise mit Krokodilkot, der vergoren in Pflanzenschleim getaucht und anschließend in die Vagina eingebracht wurde. Amulette, Beschwörungsformeln, Ausscheidungen und Pflanzenkräfte sollten auch in Griechenland und Rom vor ungewollter Schwangerschaft schützen. Beliebte Zutaten für Tränke oder Schwämmchen, die in die Scham eingeführt wurden, waren Granatapfelkerne, Ingwer, Olivenöl, Honig, Essig, Salzlake, Alaun, Pflanzenwurzeln oder verschiedene Harze. Als wichtige pflanzliche Verhütungsmittel galten in unseren Breiten Zubereitungen von Christrose, Efeu, Giftlattich, Schierling, Benediktenkraut, Haselwurz wie auch Frauenmantel.

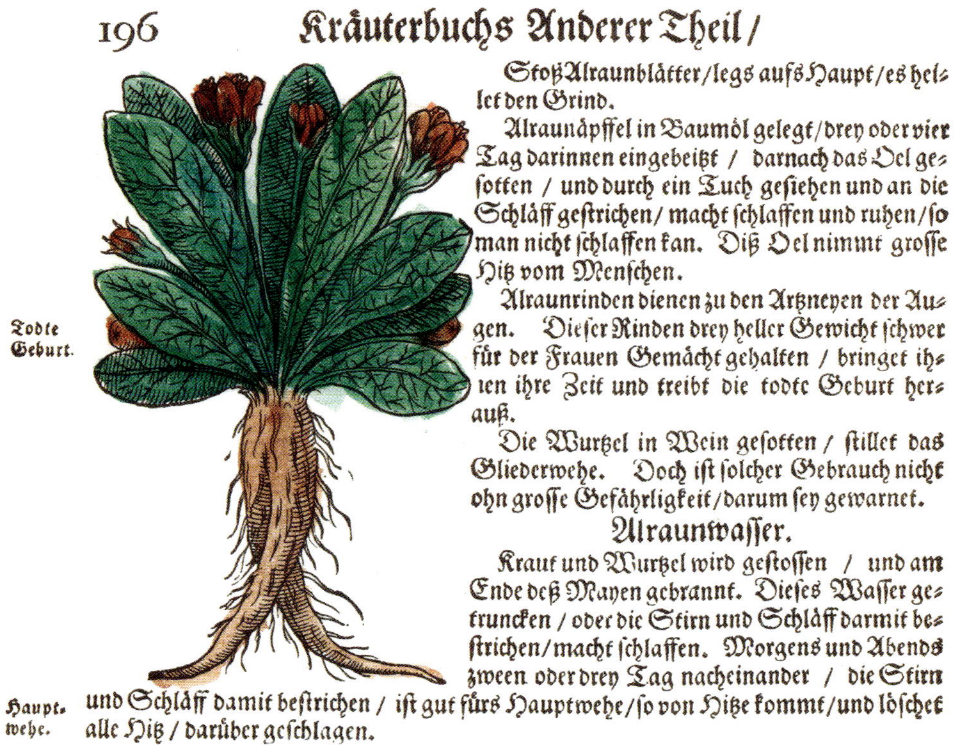
196 Kräuterbuchs Anderer Theil/

Stoß Alraunblätter/legs aufs Haupt/es hellet den Grind.

Alraunäpffel in Baumöl gelegt/drey oder vier Tag darinnen eingebeitzt / darnach das Oel gesotten / und durch ein Tuch gesiehen und an die Schläff gestrichen/macht schlaffen und ruhen/so man nicht schlaffen kan. Diß Oel nimmt grosse Hitz vom Menschen.

Alraunrinden dienen zu den Artzneyen der Augen. Dieser Rinden drey heller Gewicht schwer für der Frauen Gemächt gehalten / bringet ihnen ihre Zeit und treibt die todte Geburt herauß. (Todte Geburt.)

Die Wurtzel in Wein gesotten / stillet das Gliederwehe. Doch ist solcher Gebrauch nicht ohn grosse Gefährligkeit/darum sey gewarnet.

Alraunwasser.

Kraut und Wurtzel wird gestossen / und am Ende deß Mayen gebrannt. Dieses Wasser getruncken / oder die Stirn und Schläff darmit bestrichen/macht schlaffen. Morgens und Abends zween oder drey Tag nacheinander / die Stirn und Schläff damit bestrichen / ist gut fürs Hauptwehe/so von Hitze kommt/und löschet alle Hitz / darüber geschlagen. (Hauptwehe.)

Alraune (Mandragora), Holzschnitt aus dem Kräuterbuch des Lonicerus (1528–1586) von 1582.

BLUTUNGSANREGENDE UND ABORTIVE KRÄUTER

Von der Antike bis ins Mittelalter hinein wurde ein Schwangerschaftsabbruch gesellschaftlich sehr unterschiedlich bewertet. Die Gründe dafür waren vielfältig. Häufig zwang Armut dazu, die Kinderzahl klein zu halten, um die restlichen Familienmitglieder versorgen zu können. In einigen antiken Kulturen wurde der Fötus lediglich als Ding gesehen. Ab der Christianisierung sprach man dann von beseelten Wesen. Ein Eingriff wurde demnach als schwerwiegende Sünde und als Verstoß gegen die Allmacht Gottes betrachtet – und zuweilen mit dem Tod bestraft. Da die Möglichkeiten zur Feststellung der Schwangerschaft jedoch nur begrenzt waren, ist der Übergang von blutungsanregenden (Emmenagoga) zu abtreibenden Maßnahmen fließend.

Kräuterfrauen, Hebammen und Engelmacherinnen hatten natürlich Kenntnisse über Verhütungs- und Abtreibungsmethoden. Maßnahmen zur „Reinigung der Gebärmutter" waren beispielsweise Scheidenspülungen, Räucherungen der Scham mit Harzen oder Kräutern, der Petersilientrank, Zubereitungen von Poleiminze, Mutterkorn und den Triebspitzen des Sadebaums (auch Kindermord oder Jungfernpalme genannt) oder gekochte Wurzeln und Blätter der Schwertlilie. In sehr hoher Dosierung sind auch Zubereitungen von Rosmarin, Thymian, Ysop, Sellerie, Engelwurz oder Rainfarn zweifelsfrei Abtreibungsmittel.

Gefährliche Abtreibungsmethoden

In dem ein oder anderen Fall haben die blutungsanregenden und abortiven Maßnahmen sicher auch zum Tod der Frauen geführt. Sie verbluteten oder erlitten tödliche Vergiftungen. Häufig wurden aber „Fehlversuche" den Hexen in die Schuhe geschoben, was vermehrte Verfolgungen und Verbrennungen nach sich zog.

RUND UM DIE GEBURT

Hebammen und kräuterkundige Frauen standen schon immer Gebärenden in Kindsnöten zur Seite, um mit den Pflanzenkräften eine schmerzhafte Geburt zu erleichtern, zu schwache Wehen anzufeuern, die Milchbildung anzuregen oder um Mutter und Kind vor Infekten im Wochenbett zu schützen. Amulette, magische Handlungen, Beschwörungsformeln und Steine konnten ebenfalls nützlich sein. Während Himbeerblätter bis heute in den letzten zwei bis vier

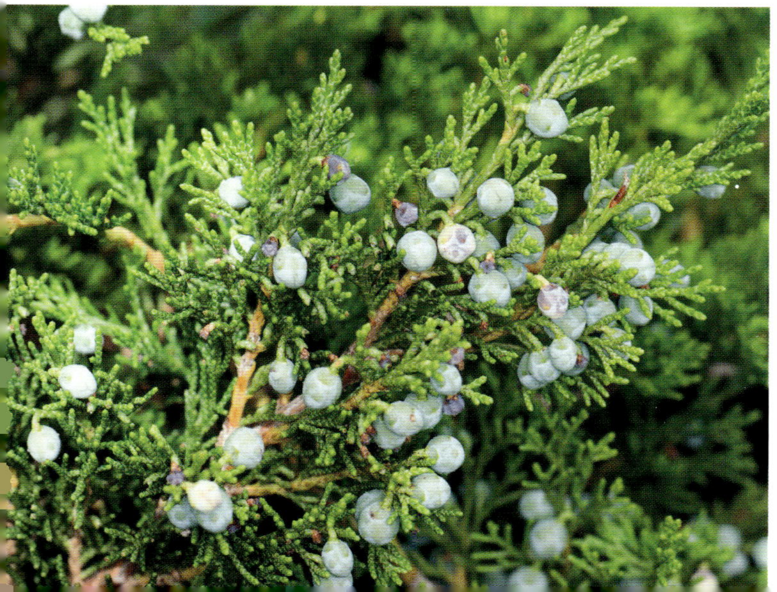

Triebspitzen und Früchte des Sadebaums wurden im Mittelalter gezielt zur Abtreibung genutzt.

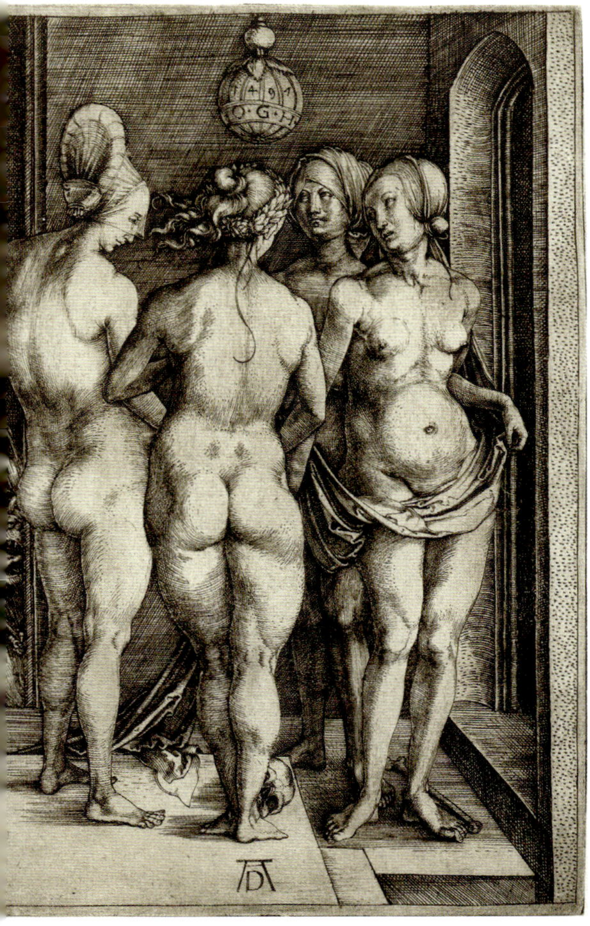

Dürers Kupferstich „Die vier Hexen" zeigt sinnliche Frauen. Albrecht Dürer, 1497.

Schwangerschaftswochen genutzt werden, um den Gebärmuttermund zu lockern, oder Heublumendampfsitzbäder, um das Dammgewebe weicher und geschmeidig zu machen, sind wehentreibende Zubereitungen aus Mutterkorn, Sadebaum, Raute, Salbei oder Safran heute nicht mehr gebräuchlich. Viele Frauen erkrankten im Wochenbett an schweren bakteriellen Erkrankungen, dem sogenannten Kindbettfieber, das häufig zum Tod der Mutter führte. Heilpflanzen mit antibakteriellen Eigenschaften sollten hier das Überleben sichern. Klassische Bettstrohpflanzen waren Salbei, Waldmeister, Schafgarbe, Frauenmantel oder auch Johanniskraut, das zusätzlich vor Depressionen schützte. Auch den Säuglingen legte man die Bettstrohkräuter in die Wiege, um sie vor Zauberei und Krankheit zu sichern. Für die Milchbildung waren und sind bis heute Teezubereitungen von Fenchel, Anis, Kümmel, Brennnessel oder Frauenmantel hilfreich.

KRÄUTER UND BÄUME FÜR VERSTORBENE

Unter den Hexen gab es Totenmütter, die den Sterbenden mit Ritualen über die Schwelle halfen und den Angehörigen beistanden. Bis heute ist pflanzlicher Grabschmuck ein Zeichen für Trost, Trauer und Mitgefühl. Auch an den Toten geweihten Orten und Gräbern der Antike hat man Abdrücke und Relikte von Pflanzen entdeckt und der Brauch hielt über alle Epochen an.

Es sind vor allem immergrüne Pflanzen, die das ewige Leben verkörpern und deshalb als Grabschmuck Verwendung finden. Dazu zählen Buchs, Efeu, Eibe, Immergrün oder Wacholder. Gerne bettete man die Toten auf Pflanzen mit einem starken und angenehmen Duft. Rosmarin, Salbei und die Rose sollten nicht nur den unangenehmen Leichengeruch erträglicher machen, sondern auch die Seelen der Verstorbenen berühren und ihnen die Reise ins Jenseits erleichtern. Je nach Region und Zeit gaben die heilkundigen Frauen den Toten ganze Büschel von Hopfen, Holunder, Malven, Beifuß oder Schafgarbe mit ins Grab, deren mystische Bedeutung nicht immer geklärt ist.

Nicht zu vergessen ist die Tatsache, dass die Särge bis heute oftmals aus schwerem Eichenholz gebaut sind. Nachdem der Verstorbene seinen Leib verlässt, braucht er nach der Meinung der Alten eine stabile Hülle, die den sich allmählich zersetzenden Körper zusammenhält.

Die zwölf *Tierkreiszeichen*

Für jene, die die Mondphasen genauer betrachten möchten, sind die zwölf unterschiedlichen Kräfte des Tierkreises von Bedeutung. Denn der Mond durchläuft in den 29 Tagen zwölf Tierkreiszeichen, die zudem den vier Elementen Feuer, Erde, Luft und Wasser zugeordnet werden.

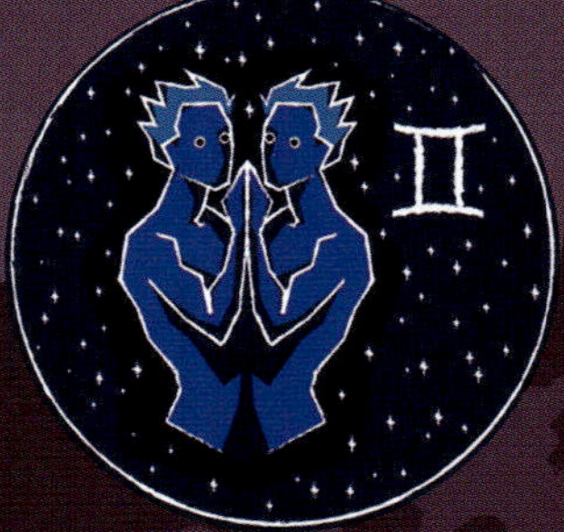

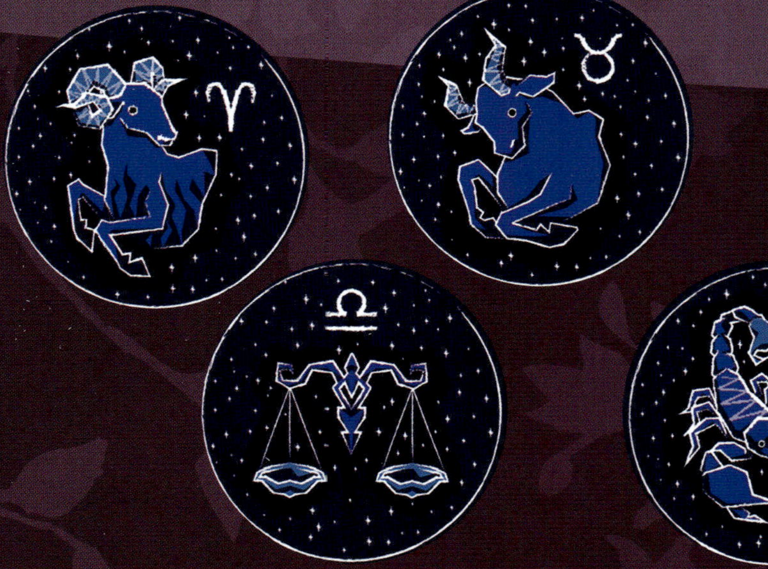

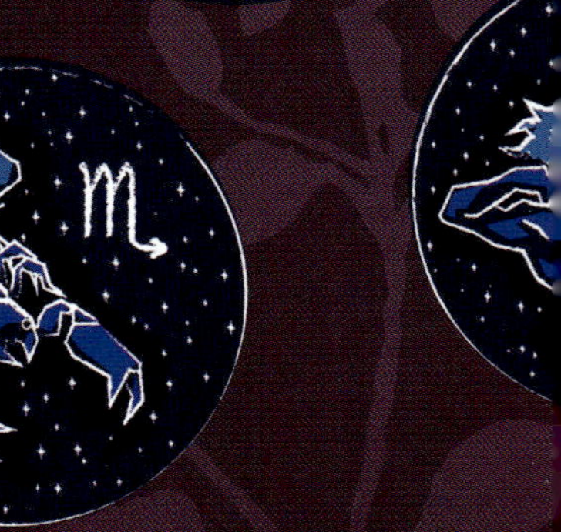

Der Mond steigt von seinem tiefsten Stand im Steinbock von Tag zu Tag höher. Dabei durchläuft er die Sternzeichen Steinbock, Wassermann, Fische, Widder, Stier und Zwilling, bis er nach etwa 2 Wochen seinen höchsten Mondstand bei dem Sternzeichen Krebs erreicht hat. Dann sinkt er tiefer und durchläuft die Sternzeichen Krebs, Löwe, Jungfrau, Waage, Skorpion und Schütze, bis er wieder im Sternzeichen des Steinbocks ankommt.

Der Mond hält sich immer 2–3 Tage in einem Tierkreiszeichen auf. Aus der Kombination mit dem Mondstand leitet sich ab, für welche Kräuter und Pflanzen jetzt der beste Saat- oder Erntetermin ist. Denn jedes Tierkreiszeichen wirkt mit seinen Impulsen auf einen anderen Teil einer Pflanze – auf Wurzeln, Blätter, Früchte oder Blüten. Ist die Witterung an diesem Tag jedoch ungünstig, sollten Sie besser warten, bis der Mond wieder in einer ähnlich guten Konstellation steht.

Je nachdem, ob Sie sich nach dem sternenbezogenen (siderischen) Mondzyklus oder dem astrologischen Mondkalender richten, können die Blatt-, Blüten-, Frucht- oder Wurzeltage etwas abweichen, jedoch nicht die Aussaat- und Erntetage, da der Mondzyklus identisch ist

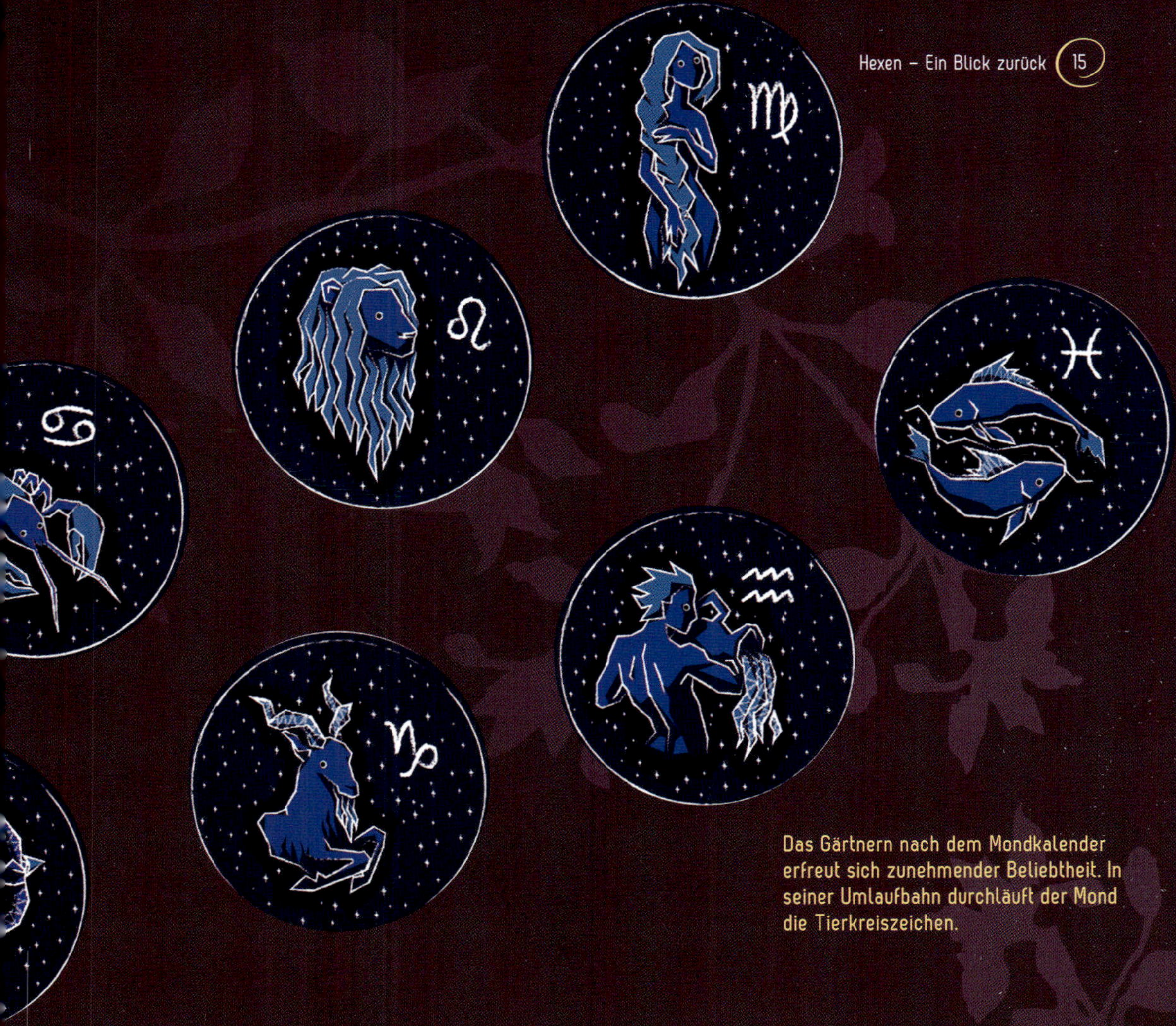

Das Gärtnern nach dem Mondkalender erfreut sich zunehmender Beliebtheit. In seiner Umlaufbahn durchläuft der Mond die Tierkreiszeichen.

... UND DAZU NOCH DIE VIER ELEMENTE

Feuerelemente sind Widder, Löwe und Schütze. Frucht und Same werden diesen Elementen zugeordnet. An diesen Tagen ist also das Ernten von Früchten von Vorteil sowie das Einlagern von Getreide. Geschmack, Inhaltsstoffe und die Haltbarkeit sind in dieser Zeit besonders hoch. Früchtetragende Pflanzen gedeihen besonders gut, wenn sie bei zunehmendem Mond in diesen Zeichen gesät werden.

Als **Erdzeichen** gelten Stier, Jungfrau und Steinbock. Sie begünstigen das Wachstum von Wurzeln, Knollen und Rüben sowie die Aufnahme von Mineralien. Zur Aussaat und Pflanzung von Wurzelgemüse ist der abnehmende Mond in diesen Zeichen besonders gut geeignet.

Zwillinge, Waage und Wassermann haben eine Verbindung zu **Luft** und Licht. Sie stehen für die Blütentage. Kräuter an den Blütentagen zu säen, zu pflanzen und zu ernten fördert deren Wachstum und deren Heilkräfte, da es beispielsweise zu einer intensiveren Bildung ätherischer Öle kommt.

Krebs, Skorpion und Fische sind **Wasserelemente**. Sie begünstigen das Wachstum, den Geschmack und die Entfaltung der Blätter, jedoch fault Geerntetes an diesen Tagen leichter. Blattgemüse sollte bei zunehmendem Mond in diesen Zeichen angepflanzt werden.

Besonderes Wissen und Zauberkräfte

Zu jeder Zeit wird es Frauen gegeben haben, die eine besonders enge Verbindung zur Natur hatten und deren Intuition besonders ausgeprägt war. Das Wettermachen, Schaden- und Liebeszaubern wie auch Wahrsagen hatte in archaischen Zeiten eine weit verbreitete Tradition.

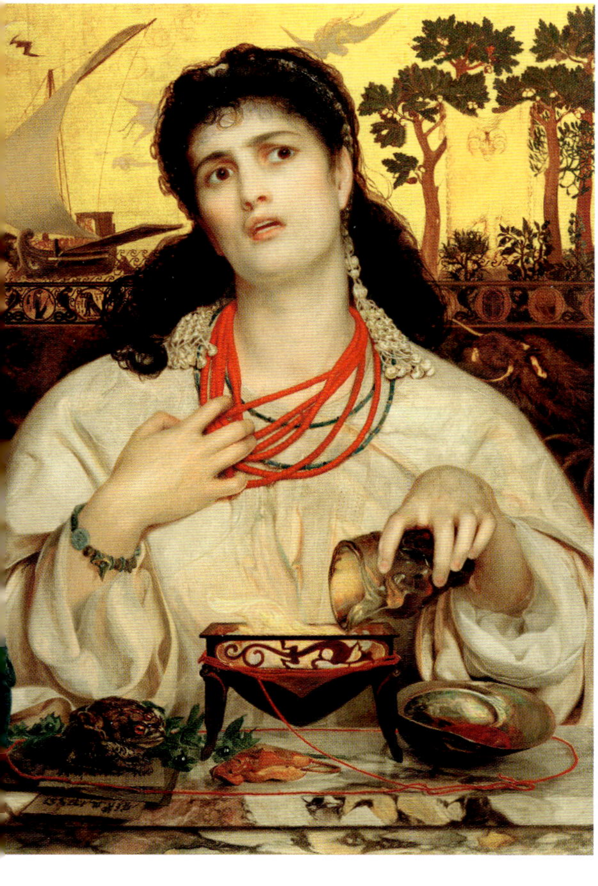

Die Giftmischerin Medea (Anthony Frederick Augustus Sandys; 1829–1904).

Das volksmagische Repertoire, wie zum Beispiel die entsprechenden Rituale sowie die Verwendung bestimmter Kräuter und das Zubereiten bestimmter Salben für magische Zwecke, hielt sich lange Zeit und wurde mündlich von einer Generation auf die nächste weitergegeben. Aber während ein tiefes Naturverständnis bis zum Beginn der Christianisierung noch positiv bewertet wurde, war das heidnische Wissen den nachfolgenden und von Männern beherrschten Religionen unheimlich und diese Frauen wurden spätestens ab dem 13. oder 14. Jahrhundert mit Argwohn betrachtet.

So kam es zu der Vorstellung, dass es sich bei den Hexen um weibliche heil- wie auch unheilbringende Personen handelt, die zuweilen den Pakt mit Dämonen und dem Teufel eingingen. Selbstverständlich gab es auch männliche Hexer, die sich als Jäger, Hirten oder Waldgänger gut mit Tieren und auch Pflanzen auskannten. Überwiegend waren jedoch Frauen für die Pflanzengeheimnisse wie auch die Heilkunst zuständig. War einmal durch eine Hexe ein Schaden eingetreten, wandte man sich häufig an Volksmagier/innen (gleichsam Hexen), um mit schützenden Formeln, Amuletten oder Kräuterrezepten den Zauber wieder zu lösen.

TEUFLISCHE HEXEN

Sumpf'ger Schlange Schweif und Kopf
Brat' und koch im Zaubertopf:
Molchesaug' und Unkenzehe,
Hundemaul und Hirn der Krähe;
Zäher Saft des Bilsenkrauts,
Eidechsbein und Flaum vom Kauz:
Mächt'ger Zauber würzt die Brühe,
Höllenbrei im Kessel glühe!

William Shakespeare

William Shakespeares Auszug aus „Macbeth" könnte die Vorstellung der teuflischen Hexen nicht treffender beschreiben. Denn einige Hexen benutzten neben ungiftigen Pflanzen auch narkotische Gewächse wie Alraune, Stechapfel, Schwarzes Bilsenkraut, Eisenhut, Tollkirsche oder Schlafmohn. Daraus stellten sie beispielsweise Flugsalben her, die stark auf die Psyche und Seele des Konsumenten wirken und Halluzinationen oder Erregungszustände hervorrufen. Vielleicht ist auch deshalb das Hauptcharakteristikum der Hexen der Flug durch die Lüfte. Schnell ging zudem das Gerücht um, die Hexen würden an bestimmten Nächten wie beispielsweise der Walpurgisnacht die Besenstiele oder dünne Körperstellen wie Schläfen, Hand- und Fußsohlen und Geschlechtsteile mit den Salben einreiben, um dann durch den Kaminschlot hinaus in die Nacht zum Harzer Brocken und anderen erhabenen Orten zu fliegen, wo sie sich dem Teufel und lüsternen Orgien hingeben konnten.

NICHT ZUR NACHAHMUNG EMPFOHLEN

Flugsalbe

nach einem alten Rezept

Nimm
100 g Hühnerfett (oder Menschenfett*),
40 g gepresstes Harz der Hanfpflanze (Haschisch),
50 g Bilsenkraut,
20 g Tollkirsche,
260 g Indischen Hanf,
50 g Knoblauch,
30 g Sonnenblumenkerne,
250 g Schlafmohn-Mohnblumen (Klatschmohn),
60 g Calamus,
100 g Weizen
und mische alle Zutaten. Lasse sie nun an der Sonne trocknen und zerreibe sie anschließend zu feinem Pulver. Bewahre sie in einem luftdichten Behälter auf. Handflächen und Fußsohlen damit einreiben, um flugerfahren zu machen. Die Menge reicht für eine größere Versammlung. Nicht essen! Nach dem Zeremoniell die Salbe abwaschen und den Körper mit Vaseline einreiben.

(Quelle: Brückner, 1970)
* siehe unter „Theriak", Seite 31

Mittlerweile hat die Wissenschaft die halluzinogenen Eigenschaften von Bilsenkraut, Tollkirsche oder Schlafmohn bestätigt. Sie enthalten Stoffe wie Hyoscyamin, Atropin und das Scopolamin. Diese bewirken eine stark veränderte Wahrnehmung der Realität. Trotz Wachzustand kann es dabei zu traumhaften Erfahrungen und Visionen kommen. Schon kleinste Überdosierungen führen jedoch zu Vergiftungserscheinungen bis hin zum Tod.

Dunkle Zeiten, der *Hexenwahn*

Das ausgehende Mittelalter und die frühe Neuzeit waren das Zeitalter von Angst und Schrecken. Klimatische Veränderungen, das vermehrte Auftreten von Seuchen und eine zunehmende Frauenfeindlichkeit führten zu Inquisition und Hexenverfolgung.

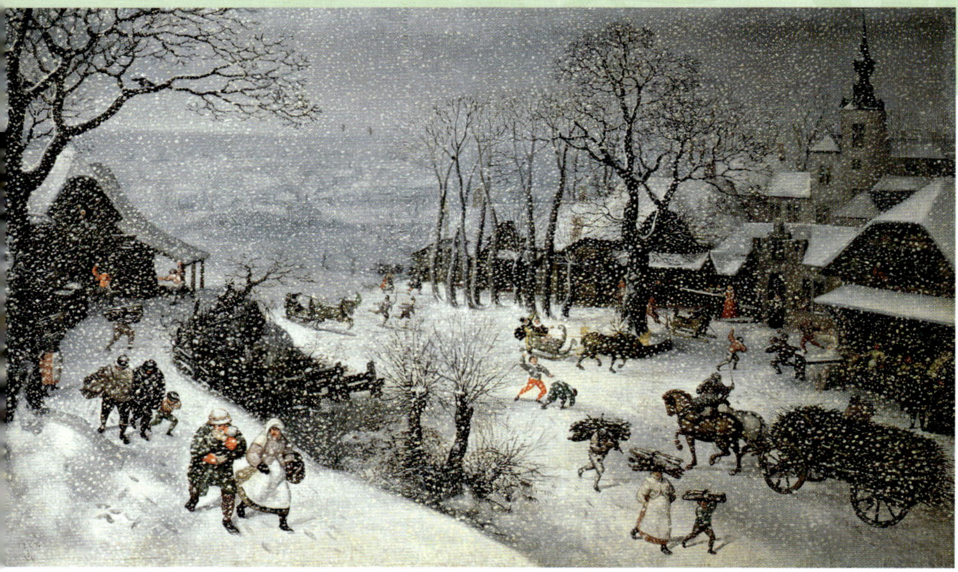

Valckenborch, Lucas d. Ä., um 1535–1597, „Winterlandschaft" (Januar od. Februar), 1586.

Durch eine allmähliche Klimaverschiebung begann Anfang des 15. Jahrhunderts die „kleine Eiszeit". Massive Stürme, Hagelunwetter, sintflutartige Regenfälle verursachten Missernten, Armut und Massensterben. Der Hunger, die Pest und die Syphilis, Tierseuchen und andere negative Einflüsse sorgten für Hysterie in der Bevölkerung, und in den Köpfen der Kleriker entstand allmählich eine satanistische Gegenkirche.

Diese Zustände konnten sie sich nur mit Hexerei und dem Bund mit dem Teufel erklären. Die Angst vor dem Rückfall ins Heidentum und ein tiefreichendes frauenfeindliches Bild kamen nun zum Ausdruck. Die heiligen Frauen im Hag wurden zu Hexen umdefiniert und standen alsbald im Ruf, Hagel, Seuchen, Kriege und Missernten zu bringen. Die bösen Hexen waren des Teufels, kochten und verspeisten sogar Kinder – das war ihr Festtag. Wir alle kennen die Grimmsche Geschichte von Hänsel und Gretel. Und schließlich war Eva schuld an der Vertreibung aus dem Paradies; Eigenschaften wie Leichtgläubigkeit, geistige Unterlegenheit und maßlose Begierde hatte sie sicher an alle nachfolgenden Generationen weitergegeben.

Jene Kräuter, die einst heilbringend waren, wurden nun zur Abwehr des bösen Blicks und des Zaubers gebraucht, aufs Dach aufgebracht, über die Stall- und Hoftüren genagelt und einige schnell noch kirchlich geweiht.

VERFOLGUNG UND INQUISITION

Bereits ab dem 11. Jahrhundert gab es Hexenverfolgungen und Verurteilungen. Zwei der berühmtesten Inquisitoren waren die Dominikaner Thomas von Aquin (1225–1274) und Bernhard Gui (1261/62–1331), die Hinrichtungen aufgrund von Ketzerei, Zauberei und Wahrsagerei erließen.

Die Morde fanden ab 1484 auf päpstlichen Erlass statt. Papst Innozenz VIII verfasste die sogenannte „Hexenbulle" und forderte auf, alle ketzerische Bosheit auszurotten. Daraufhin schrieb der Dominikaner und Inquisitor Heinrich Cramer alias *Institoris* unter vermutlicher Mitarbeit von Jacob Sprenger ein umfassendes Traktat zur Hexenfrage. Der *Malleus maleficarum*, auch bekannt unter dem Namen „Hexenhammer", regelte ein einheitliches Verfahren der Prozesse. Mit grausamsten Foltermethoden wurden die Verdächtigen zu Geständnissen gezwungen – viele überlebten die „peinliche Befragung" (abgeleitet von Pein, Schmerz) nicht. Zu den 77 zu beantwortenden Fragen gehörte unter anderem die Frage nach der Art und Weise, wie sie die Zeugungskraft zu hemmen pflegen, wie sie die männlichen Glieder weghexen und wie sie jede Art von Krankheiten anhexen können. Sogenannte Hexenhebammen wurden befragt, wie sie Kindern größere Schäden antun, sie töten oder den Dämonen weihen, wie sie Haustieren verschiedenen Schaden antun oder Hagelschlag, Gewitter und Blitze auf Menschen und Haustiere zu schleudern pflegen.

Zu den gängigen Foltermethoden gehörte das Anlegen von Schraubzwingen an den Beinen bis die Knochen splitterten, Streckungen auf der Leiter, Brennen mit Fackeln und Kerzen auf dem Leib, die Wasser- oder Nagelprobe und vieles mehr. Jenen, die überlebten, drohte der sichere Tod auf dem Scheiterhaufen. Der Feuertod schien das einzige reinigende Ritual zu sein, um die sittliche Ordnung wieder herzustellen.

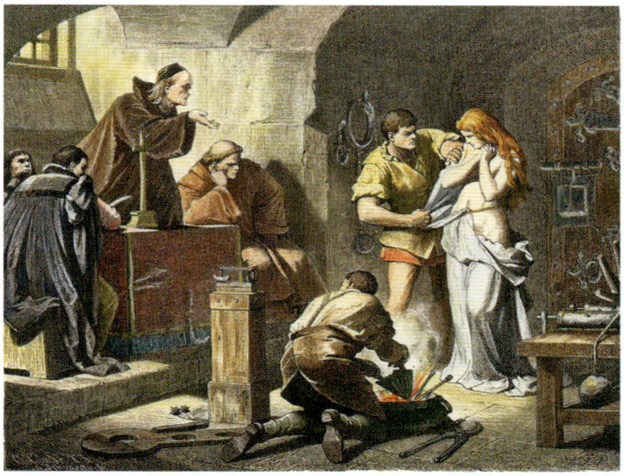

„Folterung einer Hexe": Ein Diener bereitet die Folter vor. Holzstich nach einer Zeichnung von Ferdinand Piloty (1828–95).

MENSCHEN UND TIERE ALS OPFER

Der sogenannte „Hexenwahn" fand in Europa im 15. Jahrhundert seinen Höhepunkt und dauerte bis ins 17. Jahrhundert an. Vom Gerücht bis zum Feuertod war es oft nicht weit. So genügte in den Hochzeiten schon ein verdächtiges Verhalten oder ein von der Norm abweichendes Aussehen wie auch ein auffällig hohes Lebensalter, um als Hexe oder Hexer angeprangert zu werden. Denunzianten gab es in allen Bevölkerungsschichten; Neid und Missgunst waren wohl die häufigsten Motive für eine Anklage.

Allein in Deutschland sollen zwischen 40 000 und 60 000 Menschen Opfer der Hexenverfolgung gewesen sein. Etwa 85 Prozent waren Frauen, aber auch Männer und Kinder (hauptsächlich waren es Kinder verurteilter Hexen) und sogar Tiere wurden zum Opfer. Besiegelt wurde der Niedergang der weiblichen Heilkunst dann schließlich durch den Beginn der Aufklärung und den damit mehr und mehr etablierten Ärztestand.

Säen und ernten nach den Mondphasen

Viele weise Frauen hatten Kenntnisse über die Einflüsse der Planeten und sie beobachteten die Position des Mondes und den Stand der Sonne. Der Mond war den Hexen wohl deshalb so wichtig, weil seine Umlaufzeit gleich lang wie der Menstruationszyklus der Frauen ist.

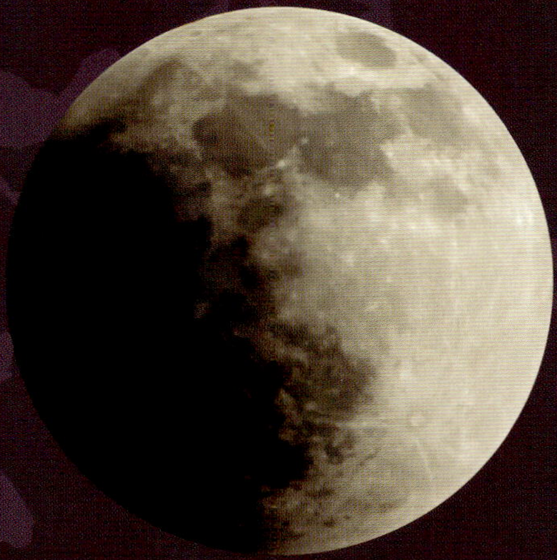

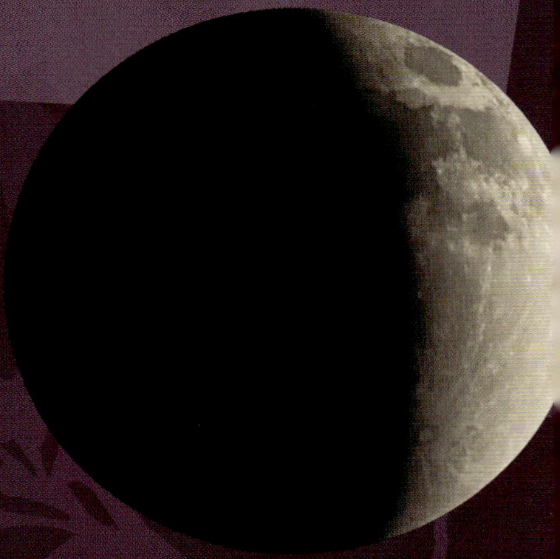

In der Astrologie steht der Mond für das weiblich-seelische Prinzip, in der antiken Mythologie verkörpert sich der Mond in der Fruchtbarkeitsgöttin Artemis. Artemis ist die göttliche Hebamme und für die Fortpflanzung zuständig. Der Mond – auch die Mondin – galt als Große Mutter, die Ahnherrin des Lebens und Herrin über das Blut und über die Fruchtbarkeit. Deshalb sollen nach überlieferter Tradition Kräuter an bestimmten Tagen, Mondphasen oder Stunden geerntet oder gesät werden, damit sie ihre heilbringende und magische Wirkung voll entfalten können. In den Hexengärten sprießten aufgrund der Berücksichtigung der Mondphasen die Kräuter besonders gut, zumal der Glaube an die beseelte Erde sein Übriges beitrug. Doch nicht nur Menschen profitierten von dem Wissen um die Heilkraft der Kräuter. Auch das Vieh stand gesund im Stall und gab beispielsweise besonders viel Milch

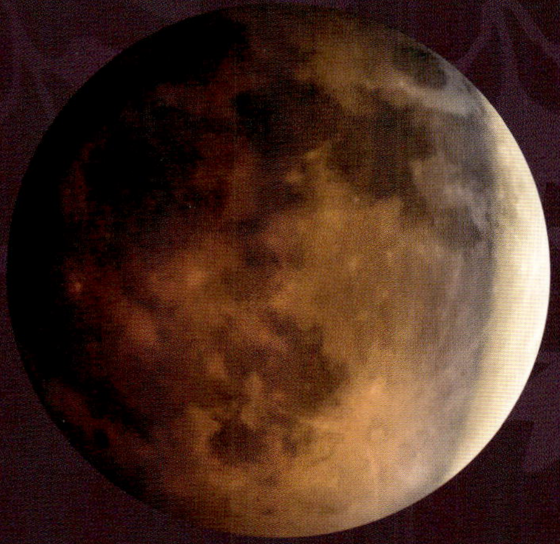

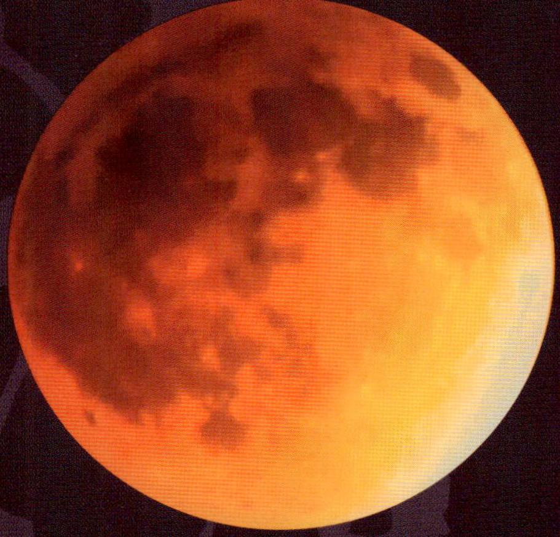

ALTE BAUERNREGEL

Was nach unten wächst, säe im abnehmenden Mond – was nach oben wächst, säe im zunehmenden Mond.

Wer sich bei der Ernte von Kräutern nach den Mondphasen richten möchte, muss zwischen dem zunehmenden und abnehmenden Mond unterscheiden. Die Mondphasen verlaufen immer zyklisch in einem Zeitraum von 29 Tagen. Dem Neumond (oftmals auch Halbmond genannt) folgen 2 Wochen mit zunehmendem Mond, bis der Vollmond am Himmel erscheint. Dann folgen 2 Wochen mit einer abnehmenden Mondphase bis zum Neumond.

Eine Ernteregel lautet: Während des zunehmenden Mondes bis hin zum Vollmond steigen die Pflanzensäfte in der Pflanze hoch, weshalb oberirdische Pflanzenteile wie Blätter, Stängel, Blüten und Früchte besonders gut mit Nährstoffen versorgt werden. Diese Zeit eignet sich besonders gut zur Ernte frischer Kräuter.

Während der abnehmenden Mondphase passiert genau das Gegenteil. Die Pflanzensäfte ziehen sich in die unterirdischen Pflanzenteile zurück und versorgen dadurch besonders gut das Wurzelwerk und die Knollen. Deshalb sollten Sie Wurzeln stets bei Vollmond oder abnehmendem Mond graben und sie zudem nicht dem Sonnenlicht aussetzen. Die Stunden vor Sonnenaufgang oder die späten Abendstunden sind dafür am besten geeignet.

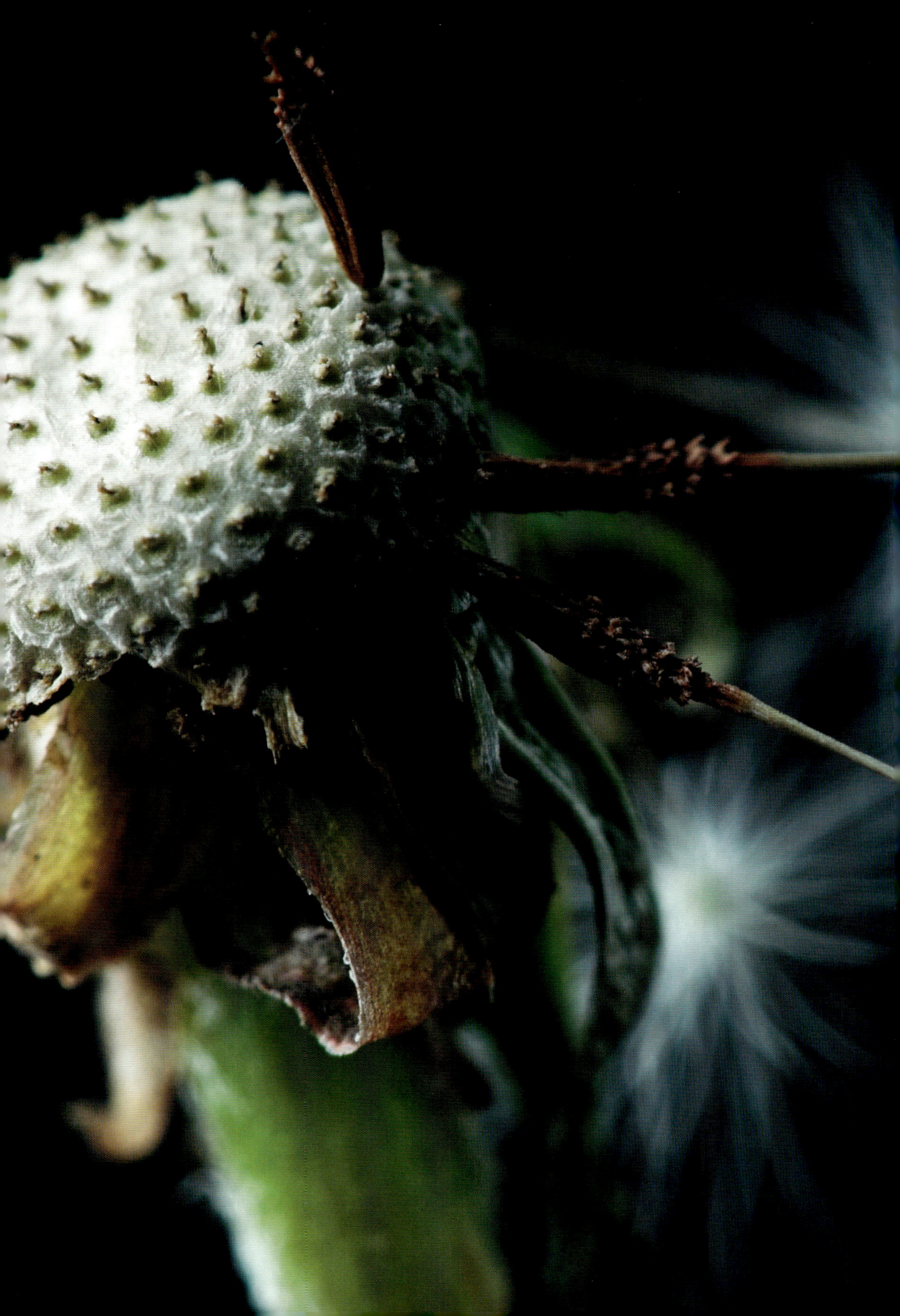

Hexenkräuter

von A bis Z

Viele Pflanzen hatten in früheren Zeiten eine magische und eine medizinische Bedeutung. Der Übergang vom Heilkraut zum Hexenkraut war deshalb fließend. Die nachfolgenden Pflanzenporträts zeigen sowohl die magische Seite als auch die heutige medizinische Nutzung ausgewählter heimischer Pflanzen. Im Rezeptteil finden Sie Zubereitungen für die Küche und Heilkunde. Wenn nicht anders vermerkt, entsprechen die Rezepte den heutigen Kenntnissen, weshalb sie gefahrlos angewendet werden können.

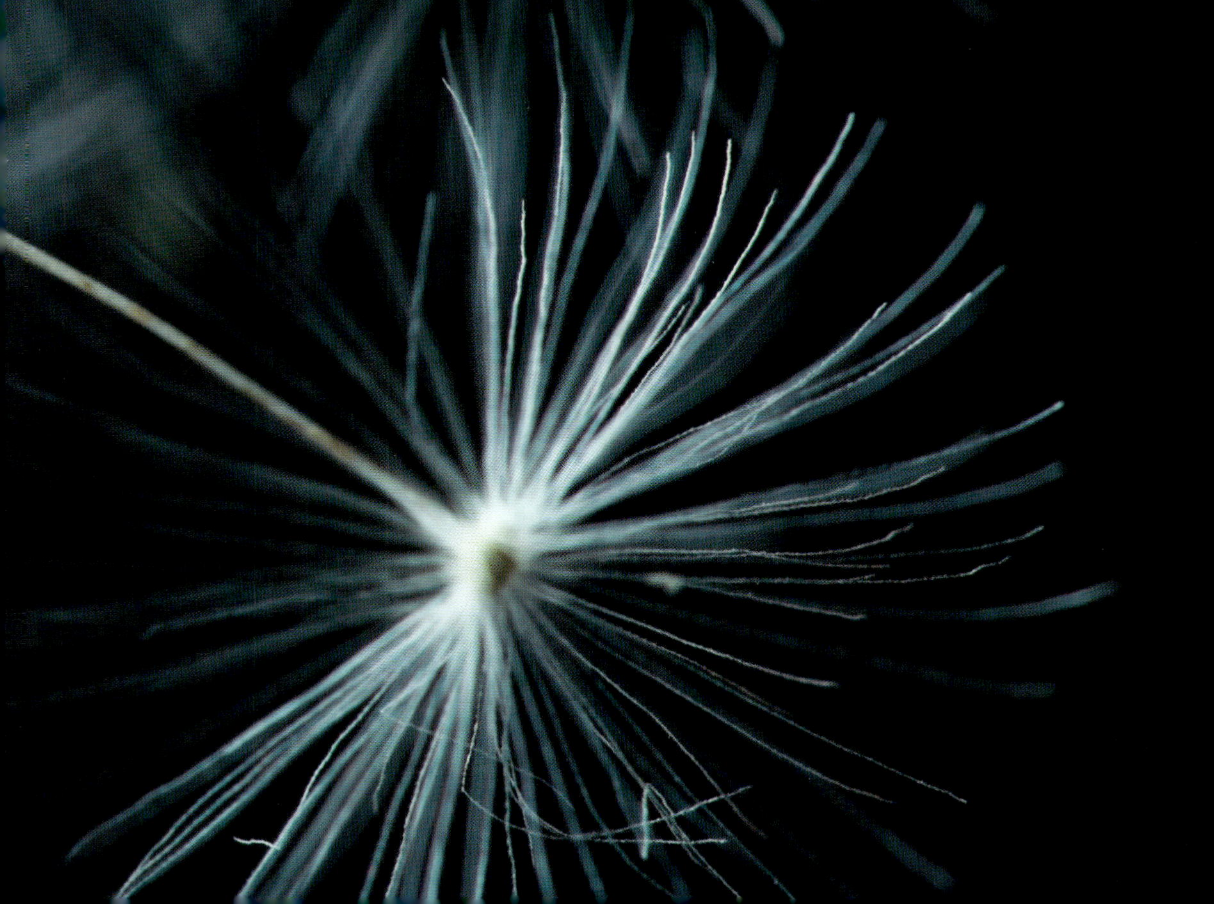

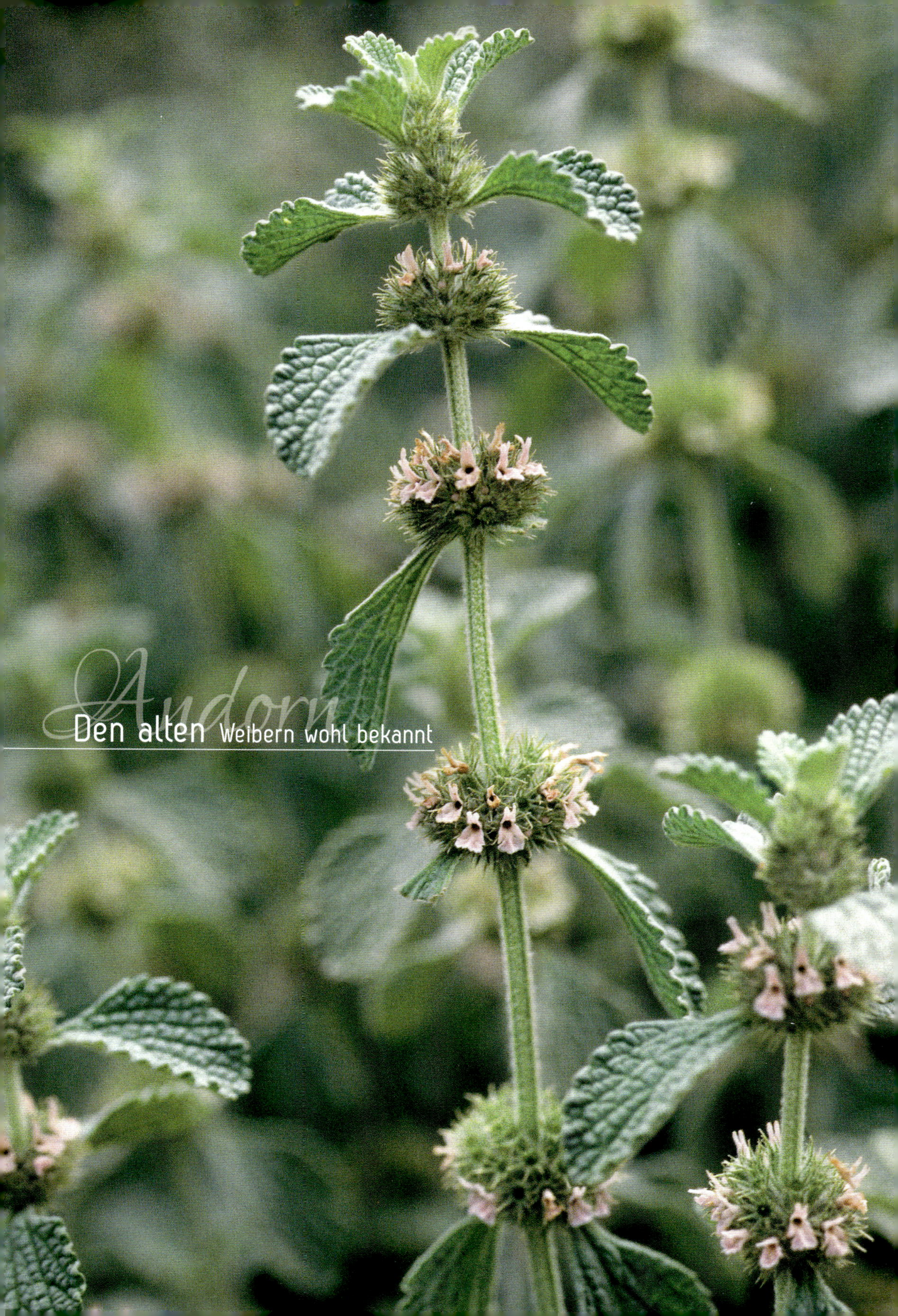

Andorn

Den alten Weibern wohl bekannt

Andorn

Marrubium vulgare

Alte Weiber, Antoni Kraut, Brustkraut, Gemeiner Andorn, Gotteshilfe, Helfkraut, Mariennessel, Mutterkraut, Weißer Dorant, Weißleuchtkraut

Das ursprünglich in Südeuropa beheimatete Lippenblütengewächs ist eine Pionierpflanze, die mäßig trockene Böden sowie magere Wiesen oder Schutthalden begrünt. Zu Heilzwecken werden heute wegen des Sammelverbots Kulturen in Südosteuropa und Marokko angebaut. Obwohl das kräftige Bittermittel als Heilpflanze heute nicht mehr den Stellenwert wie in früheren Zeiten hat, wird der Andorn doch noch als volksmedizinisches Mittel gebraucht.

HEILENDE WIRKUNG

Andornkraut enthält ätherische Öle, Gerb- und Bitterstoffe (Marurbiin), Flavonoide und Mineralien. Es eignet sich daher als Schleimlöser bei Husten und Erkältung und ist hilfreich bei leichten Verdauungsstörungen wie Blähungen und vorübergehender Appetitlosigkeit. Seine Bitterstoffe aktivieren die Leber und optimieren daher die Verdauungsleistung, zudem verstärken sie etwas die Ausscheidung über die Nieren. Durch den Gerbstoffgehalt ist Andorn ein wirksames Mittel bei leichten bis mittelschweren Durchfällen. Äußere Anwendungen eignen sich bei Hautausschlägen und zur besseren Wundheilung.

Neuere Untersuchungen zeigen, dass Andorn antibakterielle Eigenschaften besitzt. So ist belegt, dass das Wachstum bestimmter Streptokokken (*Streptococcus pneumoniae*) durch Andorn gehemmt wird. Diese sind Aus löser von Nasennebenhöhlen-, Hals- und Ohr- bis hin zu Lungenentzündungen.

Eigenschaften: verdauungs- und appetitanregend, schleimlösend, auswurffördernd, magenstärkend, etwas harntreibend, wundschließend, entzündungshemmend, antibakteriell, schleimhautstärkend
Sammeln und Konservieren: Die Art ist gefährdet und steht unter Naturschutz. Deshalb nur das Kraut von Kulturbeständen schneiden. Zum Trocknen entweder bündeln und in den Schatten legen oder auf Papier und Gittern auslegen. Danach von den Stängelanteilen streifen und in gut schließenden Gefäßen aufbewahren.
Optimale Erntezeit: Die oberen Triebe bei Aufblühen der Blüte in den Monaten Juni bis August während der zunehmenden Mondphase ernten. In alten Texten wird manchmal der „Johannisandorn“ als der für medizinische Zwecke am besten geeignete erklärt.

VON ARZNEI BIS ZAUBEREI

Andorn wird in den alten Schriften manchmal mit dem geheimnisvollen Dorant (auch Orant) gleichgesetzt, einer zauberkräftigen Pflanze, die sich nicht mit Sicherheit bestimmen lässt. Diese wurde von den Hexen als Schutzkraut sowie als Kraut für den Gegenzauber verwendet. „Orant, den alten Weibern wohl bekannt“, lautet deshalb ein überlieferter Spruch. Wegen seiner schützenden Wirkung kam Dorant auch in den Kräuterbuschn, der heute noch in einigen Gegenden am 15. August zu Mariä Himmelfahrt gebunden, von der Kirche geweiht und anschließend im Herrgottswinkel aufgehängt wird.

Kräuterbuschn Rudiment aus vorchristlichen Zeiten

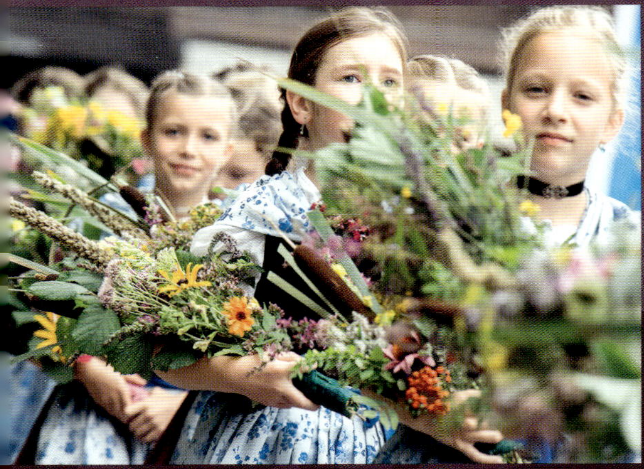

Das Sammeln bestimmter Pflanzen zu magischen oder heilenden Zwecken ist vermutlich so alt wie die Menschheit selbst. Das belegen Funde an Grabstätten, Kultplätzen und Wohnstätten, die bis in die Jungsteinzeit datiert werden.

Pflanzen wie auch Naturphänomene galten als beseelt und die Menschen kommunizierten mit Pflanzengeistern ebenso wie mit Göttern und Elementarwesen. Im Zuge der Christianisierung wurden zwar viele heidnische Rituale verboten, doch der Aber- und Geisterglaube war nicht leicht auszurotten. Einige dieser heidnischen Feste wurden deshalb ab dem 7. bis 10. Jahrhundert Heiligen der katholischen Kirche unterstellt. Vor allem im Allgäu, der Oberpfalz und in den Alpenländern sind bis heute noch mehrere dieser alten Bräuche lebendig.

Eines der wichtigsten Kräuterfeste findet schon seit ewigen Zeiten am 15. August statt. Es geht auf das keltische Fest „Lugnasad" zurück, das mit ausgiebigen Festmahlen zur Vorbereitung auf die Erntezeit gefeiert wurde. Im Mittelpunkt standen das Sammeln und Segnen von Kräutern, welches von Frauen durchgeführt wurde. Heute heißt dieser Tag Mariä Himmelfahrt, in manchen Gegenden wird das Fest der Kräuterweihe auch als Würzweih oder Büschelfrauentag bezeichnet. An diesem Tag wurden die Kräuter zu sogenannten Kräuterbuschn zusammengefasst.

Je nach Region setzt sich die Anzahl der Kräuter des Kräuterbuschns aus den magischen Zahlen Sieben oder Neun zusammen. Der kleine Strauß sollte gegen Krankheit, Unheil, Zauberei und Hagelschlag schützen. Bis heute dient er zur Abwehr von Gefahr von Haus und Hof. Gerne wird er als Blitzschutz unterm Dach oder im Herrgottswinkel aufgehängt. Viele der Kräuter werden auch zu Räucherungen in den Raunächten zwischen Weihnachten und Dreikönig gebraucht.

Ursprünglich kamen nur heimische Heil- und Gewürzpflanzen wie Andorn, Odermennig, Alant, Beifuß, Eisenkraut, Königskerze, Frauenmantel, Schafgarbe, Johanniskraut, Baldrian, Holunder oder Rainfarn in den Kräuterbuschn. Als in den ersten Klostergärten auch Salbei, Rosmarin, Thymian, Lavendel oder verschiedene Minzen blühten, kamen mediterrane Kräuter hinzu. Es ist aus medizinischer Sicht durchaus sinnvoll, Kräuter mit ätherischen Ölen an den heißen Tagen im August zu sammeln, da sie dann besonders heilkräftig sind.

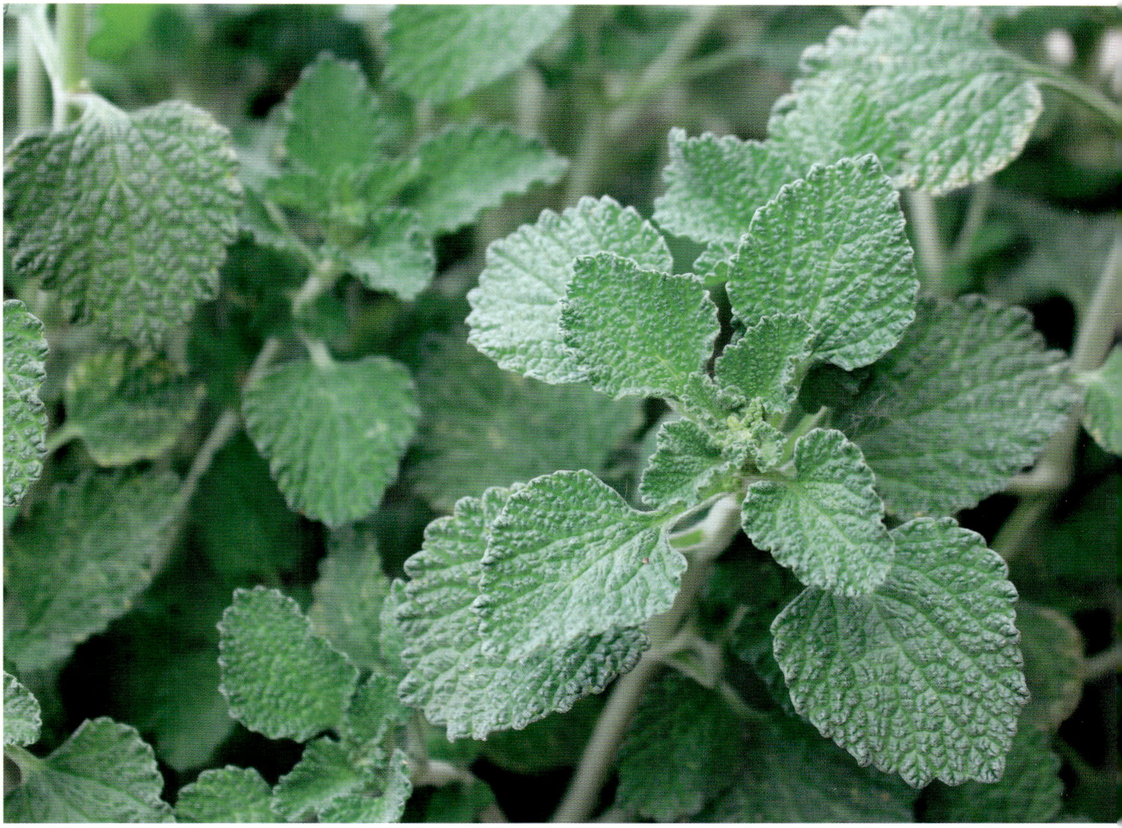

Seit der Antike wird der Gewöhnliche oder Weiße Andorn als Heilpflanze genutzt und zählte bis weit ins Mittelalter zu den bekanntesten Arzneikräutern.

Einst stand Andorn in hohem Ansehen. Deshalb kultivierten und sammelten ihn bereits die alten Ägypter, die Griechen und Römer. Sein Volksname „Gotteshilfe" deutet auf eine (aber-)gläubische Verbindung und die Verwendung als zauberbrechendes Mittel hin. Doch nur wenn er zu bestimmten Zeiten gepflückt wurde, konnte er seine magischen Kräfte entfalten. Vorzugsweise sollte er demnach in der Johannisnacht oder generell nachts zwischen 11 und 12 Uhr auf einem Friedhof gepflückt werden, damit er vor bösen Geistern schützt. Auch Zwerge, Elfen, Nixen und Feen lieben das Kräutlein mit den weißen Blüten. Andorn soll zudem die Kraft des weißen Blitzes in sich tragen, der sich im weißen Blütenkranz der Pflanze zeigt. Deshalb hat man ihn mit Donar, dem beliebtesten Gott der Bauern, in Verbindung gebracht. Das Pflanzenwesen Andorn sollte vor dem gefürchteten Blitzeinschlag schützen. Doch Dorant hat noch mehr Zauberkräfte. Denn selbst verzauberte Hunde, die nicht mehr bellen konnten, beräucherten die weisen Frauen mit „Dorant", damit die bösen Geister verschwinden.

Paracelsus, der bekannte, dass er sein Kräuterwissen hauptsächlich den weisen Frauen sowie Schäfern und Badern verdanke, bezeichnete Andorn als „Arzt der Lunge". Und auch der

Benediktinermönch Walahfrid Strabo versprach eine Milderung der Beklemmung in der Brust, wenn man sich zwänge, den Tee möglichst heiß von der Feuerstelle zu nehmen und zu schlürfen. Und sollte die feindselige Stiefmutter dir einen Gifttrunk untergeschoben haben, dann verscheucht Andorn die drohenden Gefahren, versichert der heilkundige Mönch. Abkochungen des ganzen Krauts oder der Samen wurden bei den Klostermedizinern den Schwindsüchtigen (Tuberkulosekranken) und bei schwerem Atem verabreicht.

Auch die Hebammen und weisen Frauen gebrauchten häufig Andorn, weshalb er auch Mutterkraut genannt wird. Den Frauen stand Andorn bei, um eine ausbleibende oder zu spärliche Menstruation in Fluss zu bringen, die Geburt zu beschleunigen oder die Nachgeburt auszutreiben; bei den Wöchnerinnen sollte er die bösen Geister fernhalten, die schon mal Fieber oder anderes Unheil brachten. Ebenso soll in die Wiege gelegtes Dorantkraut das Vertauschen der Neugeborenen verhindern, für die man häufiger böse Zwerge verantwortlich machte. Und bei geschwollenen Brüsten verrührte man zerstoßenes Andornkraut in altem Schmalz und bereitete daraus einen Umschlag.

VON DER WIESE AUF DEN TELLER

Mit den leicht bitter bis würzig schmeckenden Blättern und Triebspitzen können Sie Salate oder Rohkostplatten würzen. Zudem werden durch die Bitterstoffe fette Braten vom Schwein oder fettes Geflügel wie Ente und Gans leichter verdaulich. Bis heute gehört Andorn zu den fünf bitteren Kräutern, die traditionell beim jüdischen Passah-Fest verwendet werden. In den USA und in England gibt es auch Andorn-Hustenbonbons zu kaufen, die in der restlichen Welt eher unbekannt sind. Und einige mischen ihn auch als Ersatz für Hopfen ins Bier, das dann jedoch ungewöhnlich bitter schmeckt.

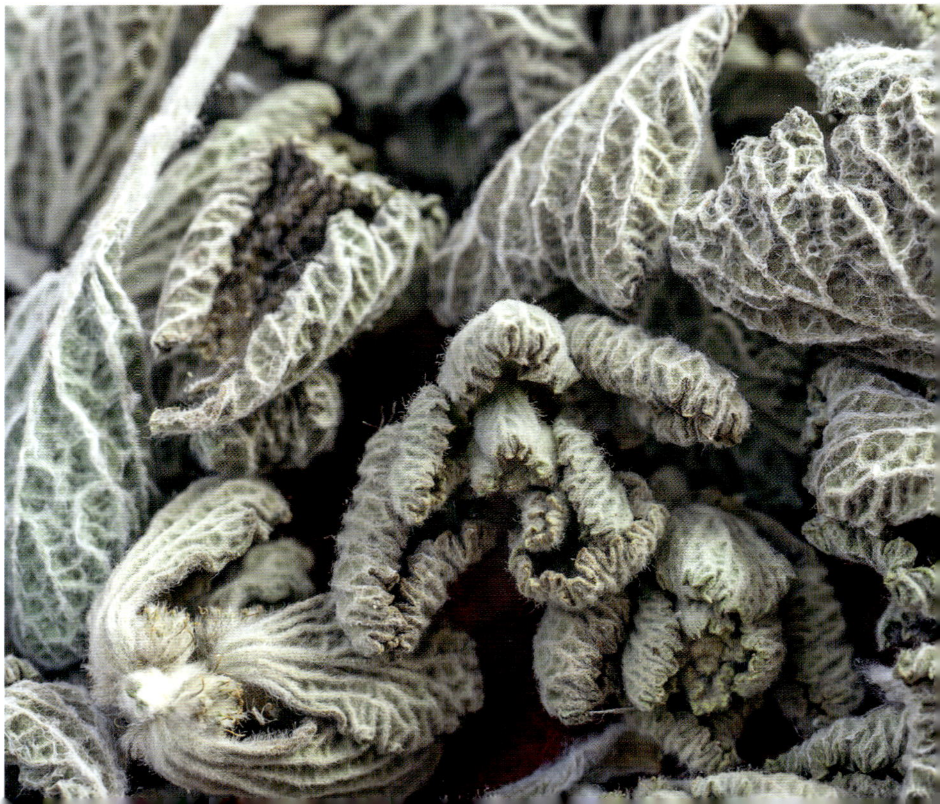

Getrocknetes Andornkraut eignet sich zum Herstellen von Arzneien.

REZEPTE AUS KÜCHE UND HEILKUNDE

ANDORN-RAHMSUPPE NACH HILDEGARD

zum Genuss und bei leichteren Entzündungen im Mund- und Rachenraum oder chronischen Infekten der Atemwege

- 1 EL Andornkraut in 1 Tasse kaltes Wasser geben, 3 Minuten köcheln lassen, danach absieben. Zu dem warmen Sud 1–2 EL Butter oder Sahne und anschließend 250 ml Süßwein hinzufügen. Erneut 2 Minuten köcheln lassen. Davon einmal täglich über einen Zeitraum von 1 Woche 1 Gläschen trinken.

ANDORNTEE (INNERE ANWENDUNG)

zur Anregung der Leber- und Gallentätigkeit, zur Stärkung des Magens, zur Förderung des Auswurfs bei Schleim in der Lunge und bei leichteren Durchfällen

- 2 gehäufte TL Andornkraut mit 250 ml heißem Wasser übergießen, 5–10 Minuten ziehen lassen, danach abseihen. Davon bis zu 3 Tassen täglich trinken. Zur Appetit- und Gallensaftanregung den Tee vor den Mahlzeiten einnehmen.

ANDORNTEE (ÄUSSERE ANWENDUNG)

als Umschlag zur besseren Wundheilung und bei Hautausschlägen

- Den Tee wie oben beschrieben zubereiten. Ein ausgekochtes Leinentuch mit dem Tee tränken und auf die Wunden oder Hautstellen legen.

ANDORNTINKTUR

als stärker und schneller wirkende Alternative zum Tee

- 1 Handvoll Andornkraut klein schneiden, in ein Schraubglas geben und mit Doppelkorn übergießen. Täglich das Glas wenden und 2–3 Wochen ausziehen lassen. Danach abfiltrieren und in Braunglasfläschchen umfüllen. Täglich dreimal 10 Tropfen verdünnt mit etwas Wasser einnehmen.

ANDORN-KRÄUTERWEIN NACH HILDEGARD VON BINGEN

modifiziertes Rezept, bei Erkältungskrankheiten

- Je 30 g Fenchel- und Dillsamen mit 10 g Andornkraut mischen. Die Gewürze und das Kraut mit 1 l Weißwein etwa 5 Minuten kochen, danach durch ein Tuch abseihen. Den Kräuterwein in eine Flasche füllen und davon bei Husten morgens und abends 1 Likörgläschen trinken.

ANDORN-ÖLAUSZUG

zum Einreiben bei schlecht heilenden Wunden

- 1 gehäuften EL Andornkraut mit ½ l Olivenöl extra vergine übergießen und gut 2 Wochen auf der sonnigen Fensterbank ausziehen lassen. Dann das Kraut absieben. Das Öl zwischen den Händen verreiben und vorsichtig im Uhrzeigersinn auf den Wunden verteilen.

Bitte beachten! Bei bestimmungsgemäßer Anwendung sind keine Risiken bekannt. Jedoch nicht mehr als 4,5 g Kraut als Tagesdosis verwenden. Lediglich bei Herzerkrankungen ist Vorsicht geboten, denn einige Untersuchungen legen den Verdacht nahe, dass höhere Dosierungen Herzrhythmusstörungen auslösen können.

Baldrian

Die Hex' kann nicht, wie sie will

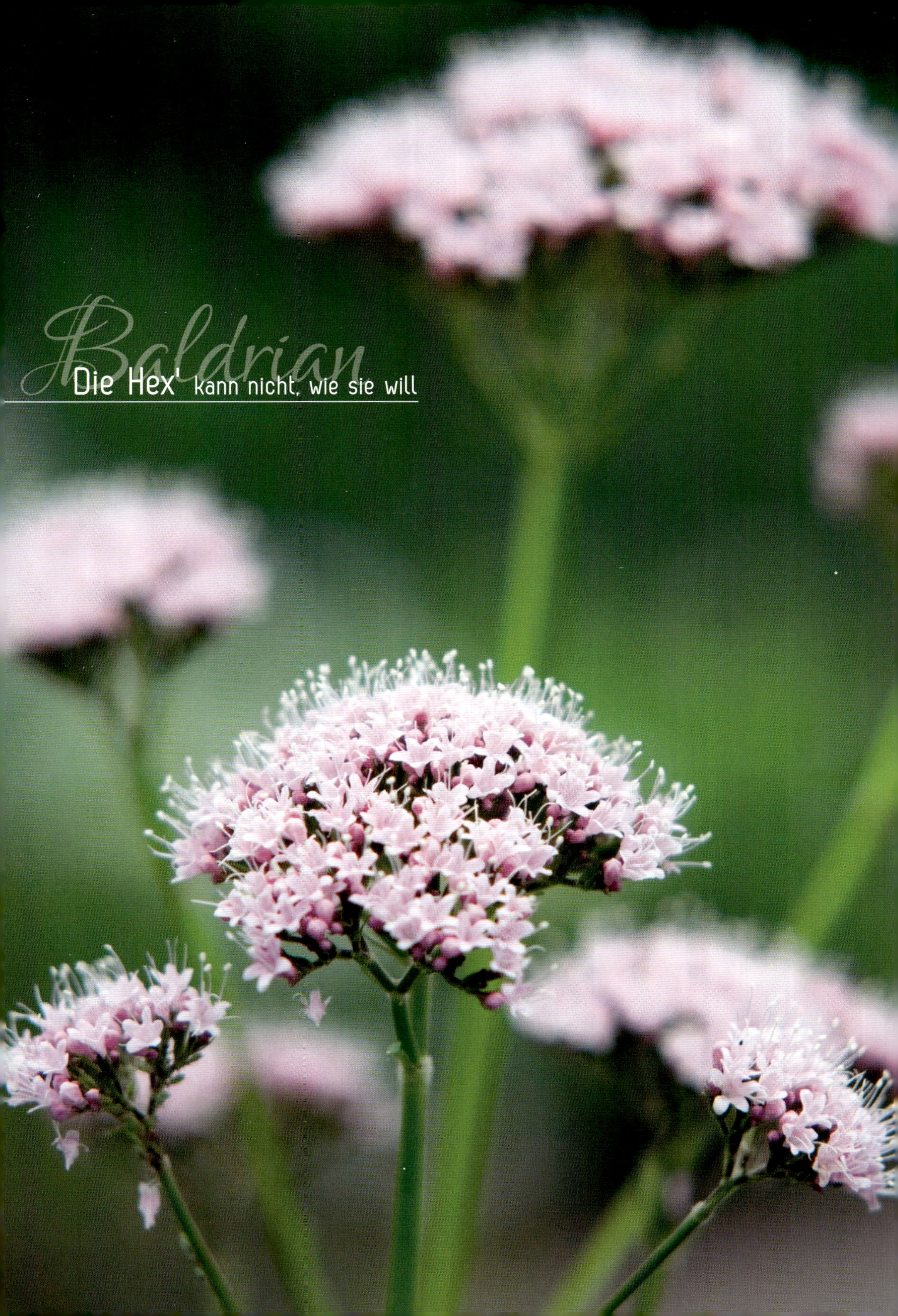

Baldrian

Valeriana officinalis

Balderbusch, Dreifuß, Elfenkraut, Hexenkraut, Katzenkraut, Mondwurz, Stinkwurz, Theriakwurzel, Wielandswurz

Auf vielen feuchten Flecken der Erde reckt Baldrian im Frühsommer seine Blüten in die Höhe. Er wächst beispielsweise an Fluss- und Bachufern oder auf feuchten Wiesen. Sein natürliches Verbreitungsgebiet erstreckt sich von Europa bis Asien.

HEILENDE WIRKUNG

Der Echte Baldrian zählt zu den ältesten Heilpflanzen und galt in früheren Zeiten als „Allheilmittel des kleinen Mannes“. Heute ist uns Baldrian vor allem als Beruhigungs- und Einschlafhilfe bekannt, wozu er sich allerdings erst ab dem 18. Jahrhundert etabliert hat. Heilkundige wissen, dass der walzenförmige Wurzelstock bei Schlafstörungen, Nervosität, Angstzuständen, Stress und Herzklopfen hilft. Auch bei Leistungs- und Konzentrationsschwäche ist er wirksam.

Die vielen Studien konnten jedoch noch nicht einen isolierten Hauptwirkstoff dafür ausfindig machen. Vermutlich ist das Zusammenspiel von ätherischen Ölen mit Valeranon, Valerensäure, Flavonoiden und geringen Mengen an Alkaloiden für die Wirkung verantwortlich. Inzwischen weiß man, dass das getrocknete Kraut und auch Tinkturen weniger effektiv sind als Tabletten und Dragees aus der Apotheke.

Eigenschaften: schlaffördernd, beruhigend, nervenstärkend, angst- und krampflösend
Sammeln und Konservieren: Unterirdische Teile (von Wurzel, Rhizom und Ausläufern) zwei- bis dreijähriger Pflanzen waschen, zerkleinern und mehrere Tage unter 40 °C trocknen. Während die frische Wurzel geruchlos ist, entwickelt sich durch die Trocknung der intensive und typische Baldriangeruch.
Optimale Erntezeit: Die Wurzel ab September während der abnehmenden Mondphase graben, am besten in den frühen Morgenstunden, dann ist der Wirkstoffgehalt am höchsten, da die Temperaturen noch niedrig sind. Die Blüten für beruhigende Tees oder für Speisen im Sommer sammeln.

VON ARZNEI BIS ZAUBEREI

Schon Hertha, in germanischen Sagen die weibliche Verkörperung der Mutter Erde, soll einen beruhigenden Baldrianstängel als Gerte benutzt haben, wenn sie auf ihrem mit Hopfenranken gezäumten Edelhirsch ritt. Auch Wieland, Schmied, Zauberer und kundiger Arzt der germanischen Heldensage, liebte Baldrian, weshalb die Pflanze in alten Verzeichnissen als „Wielandswurz“ auftaucht. Die nordischen Völker hängten die stark aromatisch riechenden Baldrianbüschel über die Tür – sie glaubten, dass selbst der Teufel, böse Hexen und Dämonen den starken Geruch nicht ertragen können und von

Nestelknüpfen und Schlossschließen

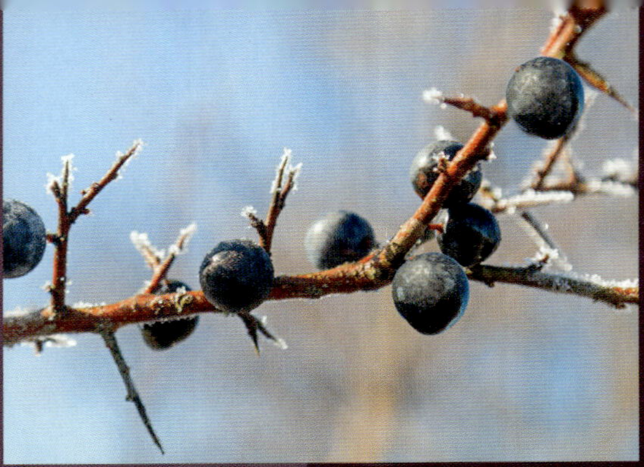

Mit dornigem Gestrüpp wurde gezaubert.

Zu den mit Todesstrafe verhängten Delikten gehörte im Mittelalter neben der Empfängnisverhütung das Impotentmachen und die Kastration. Das Knüpfen von Knoten oder Nesteln (mittelhochdeutsch *nestel* = Riemen, Bandschleife; *nesteln* = binden, schnüren) ist seit der Antike ein abergläubischer Brauch, um einer männlichen Zielperson Impotenz anzuzaubern. Im Mittelalter war er noch weit verbreitet. Drei Knoten sollten es sein und dreimal wurden beschwörende Verse gemurmelt. Einige gebrauchten für den Zauber die Spitzen des Schlehdorns, woraus sie Nägel machten und damit in den Urin des Opfers einstachen. Wieder andere setzten eine Kröte in einem Topf unter das Bett oder legten eine gekrümmte Feder vom Schwanz eines Enterichs in das Bett. Besonders gefürchtet war das Nestelknüpfen während der kirchlichen Trauungszeremonie, welche man mit Weihwasserversprengungen abzuwehren versuchte.

Die gleiche Wirkung wie das Nestelknüpfen sollte auf Neuvermählte das „Schlossschließen" haben. Dabei drückte die Hexe, während bei der Trauung der Segen gesprochen wurde, ein Schloss zu und warf es ins Wasser. Die Auffindung des weggeworfenen Schlosses hob allerdings den Zauber auf.

ihm vertrieben werden. Und wer Baldrian bei sich trug, galt als unempfindlich gegen den Hexenzauber und geschützt vor dem Teufel.

Baldrian war ein Verbündeter der guten Menschen, da sich ein in der Stube aufgehängtes Büschel sogleich bewegen würde, sobald eine Hexe oder ein Hexer den Raum betritt. „Baldrian, Dost und Dill, die Hex' kann nicht, wie sie will", hieß es landläufig. Manch abergläubische Bauersfrau wand sich in der Walpurgisnacht einen Kranz aus Baldrian und Gundermann um die Stirn, denn damit könne man die Hexen fliegen sehen, sagte man. Und auch wenn die Bäuerin Schwierigkeiten bei der Butterherstellung hatte, flocht sie einen Kranz aus Baldrian und goss den „verhexten" Rahm hindurch. Im Erzgebirgischen badeten die heilkundigen Frauen das Neugeborene in Baldrian, um alle seuchenartigen Krankheiten zeit seines Lebens von ihm fernzuhalten.

In alten Zeiten galt das „Hexenkraut", wie Baldrian auch genannt wird, als Liebesmittel, um die Freundschaft und Zuneigung zwischen Mann und Frau zu stärken. Dazu solle man die Wurzel in Wein einnehmen oder Baldrian im Mund zerkauen und die Auserwählte küssen, denn dann werde sie sich gleich dem Mann in Liebe zuwenden. Auch Katzen versetzt der cha-

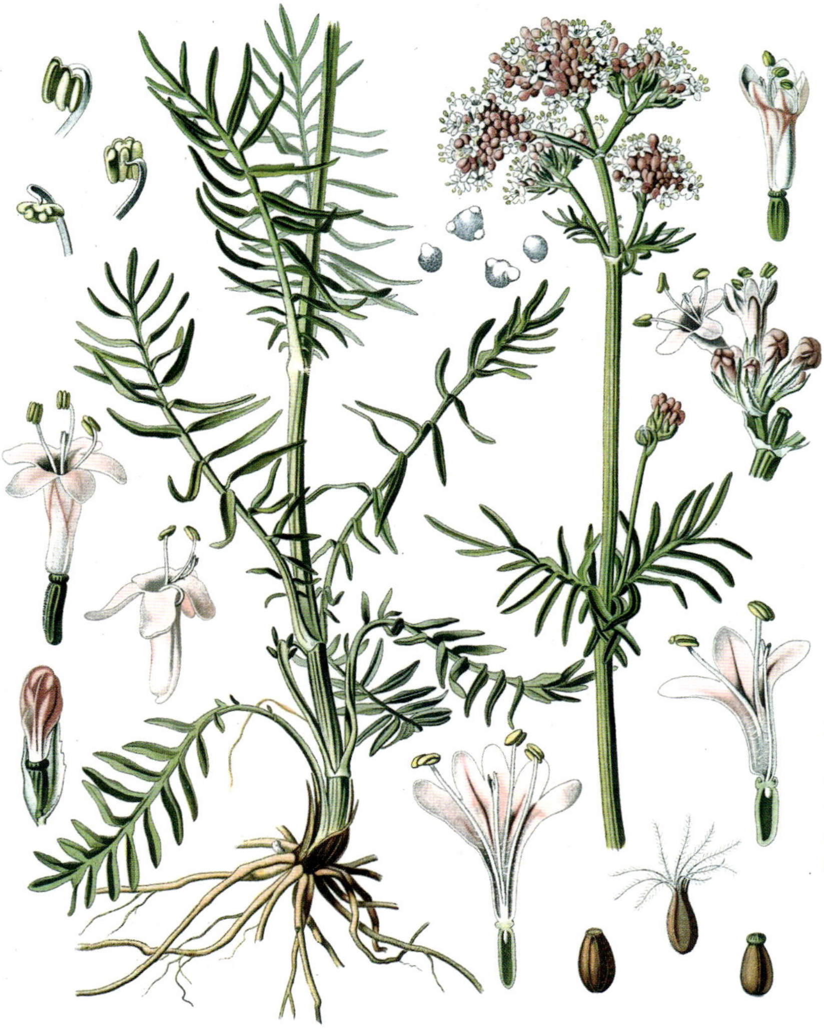

Baldrian. Blüte, Blatt, Wurzel und Frucht. Wegen des unangenehmen Geruchs der getrockneten Wurzel war Baldrian als Hexenkraut geradezu prädestiniert.

rakteristische Geruch in einen Taumel der Glückseligkeit. Die Brautleute in Schweden trugen das Kraut bei sich, um zu verhindern, dass Elfen oder Hexen den Bräutigam durch Nestelknüpfen (siehe Kasten) mit Impotenz schlagen.

Während griechische Ärzte Baldrian als Bestandteil von Gegengiften und gegen das Seitenstechen gebrauchten sowie um die Menstruation zu fördern, war die heilkundige Nonne Hildegard von Bingen von seiner Gichtwirkung überzeugt. Später, also im 16. und 17. Jahrhundert, war Baldrian fast ein Allheilmittel, denn auch Kopfschmerz, Husten, Feigwarzen, Wund- und Stichverletzungen, die Epilepsie sowie Würmer bei Kindern wurden mit Baldrian behandelt. Auf die allheilende Wirkung deutet auch der lateinische Gattungsname *Valeriana* hin. *Valere* bedeutet stark, gesund.

Ein um den Hals getragenes Amulett aus der Wurzel galt als Sympathiemittel (siehe Seite 116) bei entzündeten Augen. Auch in Pestzeiten erinnerte man sich an die Zauberkraft des Baldrians. Die Seuche kostete einst Millionen Menschen das Leben. „Esst Bimellen und Baldrian. So geht euch die Pest nicht an", hieß es in Oberfranken. Noch heute bindet man Baldrian zu Mariä Himmelfahrt in den Kräuterbuschn (siehe Seite

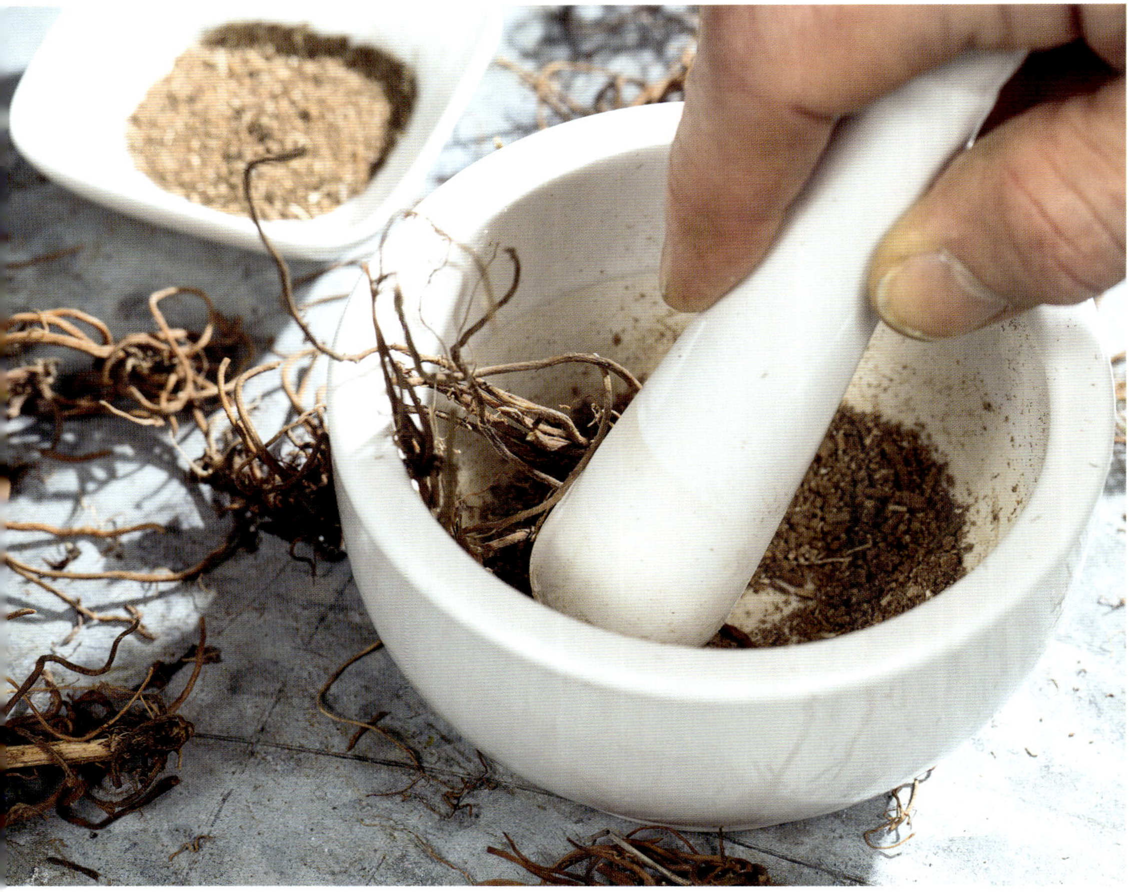

Der Gebrauch von zerstoßener Baldrianwurzel versprach Freundschaft und aphrodisische Kräfte.

26), ein vorchristliches Kräuteropfer zum Schutz vor bösen Mächten. Kräuterhexen wissen, dass die verräucherte Wurzel die Intuition stärkt, ein hilfreicher Begleiter bei Traumreisen ist und hellseherische Kräfte verleiht.

VON DER WIESE AUF DEN TELLER

Die Blätter des Baldrians sind essbar. Frisch im Austrieb, also von April bis Mai, sind sie am schmackhaftesten. Mit zunehmendem Alter, also hin zur Blütezeit, schmecken sie weniger gut. Klein gehackt sind sie geeignet für Hackkräutermischungen, den Kräuterquark oder Eierspeisen.

Die faserige Wurzel schmeckt leicht bitter. Ein Verzehr in zu hoher Dosierung kann leicht narkotisch wirken wie auch die Herztätigkeit verlangsamen. Deshalb empfehlen viele Experten, sie nur in kleinster Dosierung mit zu anderem Gemüse zu geben.

Ungiftig sind dagegen die weißlichen bis rosafarbenen Blüten, die in Schokoladen oder zu Sirup verarbeitet werden können.

REZEPTE AUS KÜCHE UND HEILKUNDE

VALERIANE

ein konzentrationsförderndes Getränk aus Baldrianblüten

- 1 Handvoll Baldrianblüten und einige Zitronenscheiben mit Wasser übergießen und 2–3 Stunden in eine Glaskaraffe einlegen, anschließend abseihen.
- Das Getränk erfrischt und fördert die Konzentrationsfähigkeit, weshalb es bei geistig anstrengender Arbeit hilfreich sein kann.

ALTES REZEPT, UM DIE FREUNDSCHAFT ZWISCHEN MANN UND FRAU ZU STÄRKEN

Wiltu gute freundschaft machen under manne und under weibe, so nym valerinam und stoss die czu pulver und gib ins zu trincken in wein.

Frei übersetzt: Wenn die Freundschaft zwischen Mann und Frau gestärkt werden soll, dann gib Baldrianpulver in Wein.

- Anm.: Kleine Mengen, d.h. eine Prise des Wurzelpulvers, sind unschädlich und enthemmen möglicherweise, während größere Mengen wohl eher zu Schläfrigkeit führen.

Bitte beachten! Baldrianzubereitungen sind in der Regel gut verträglich. In sehr seltenen Fällen können Verdauungsbeschwerden und Überempfindlichkeitsreaktionen auftreten. Für Schwangere, Stillende und bei Kindern unter 12 Jahren liegen noch keine ausreichenden Ergebnisse zur Unbedenklichkeit vor. Hohe Dosierungen können die Verkehrstüchtigkeit oder das Bedienen von Maschinen beeinträchtigen.

BALDRIANTEE AUS DER WURZEL

bei Unruhe, Nervosität und Schlafstörungen

- 1 gehäuften TL Baldrianwurzelstücke mit 1 Tasse siedendem Wasser übergießen, 10–15 Minuten ziehen lassen, anschließend abseihen. Davon 2–3 Tassen täglich trinken.

MONDSCHEIN-BALDRIANTINKTUR

als Einschlafhilfe

- Wurzelteile vom Baldrian gut säubern, klein schneiden und in ein ausgekochtes Schraubglas geben. 1 Teil Wurzeln mit 5 Teilen hochprozentigem Alkohol übergießen und den Ansatz nachts nach draußen stellen, so dass das Mondlicht darauf scheinen kann. Während des Tages ist es jedoch notwendig, das Glas drinnen ins Dunkle zu stellen.
- Das Ganze einen vollen Mondzyklus, also 29 Tage, wiederholen. Erst dann die Tinktur absieben und in Braunglasflaschen umfüllen.
- Um die lunaren Kräfte zu nutzen, ½ TL der Tinktur gelöst in warmem Wasser ½–1 Stunde vor dem Zubettgehen einnehmen.

VOLLBAD

als mildes Beruhigungsmittel

- 2 Handvoll zerkleinerte Baldrianwurzeln mit 2 l siedendem Wasser übergießen und 15 Minuten ausziehen lassen.
- Anschließend die Wurzelteile absieben und den Sud dem Vollbad zugeben.
- Die Badetemperatur beträgt 34–37 °C bei 10–20 Minuten Badezeit.

Bärwurz

Bärenstarke Theriakwurzel

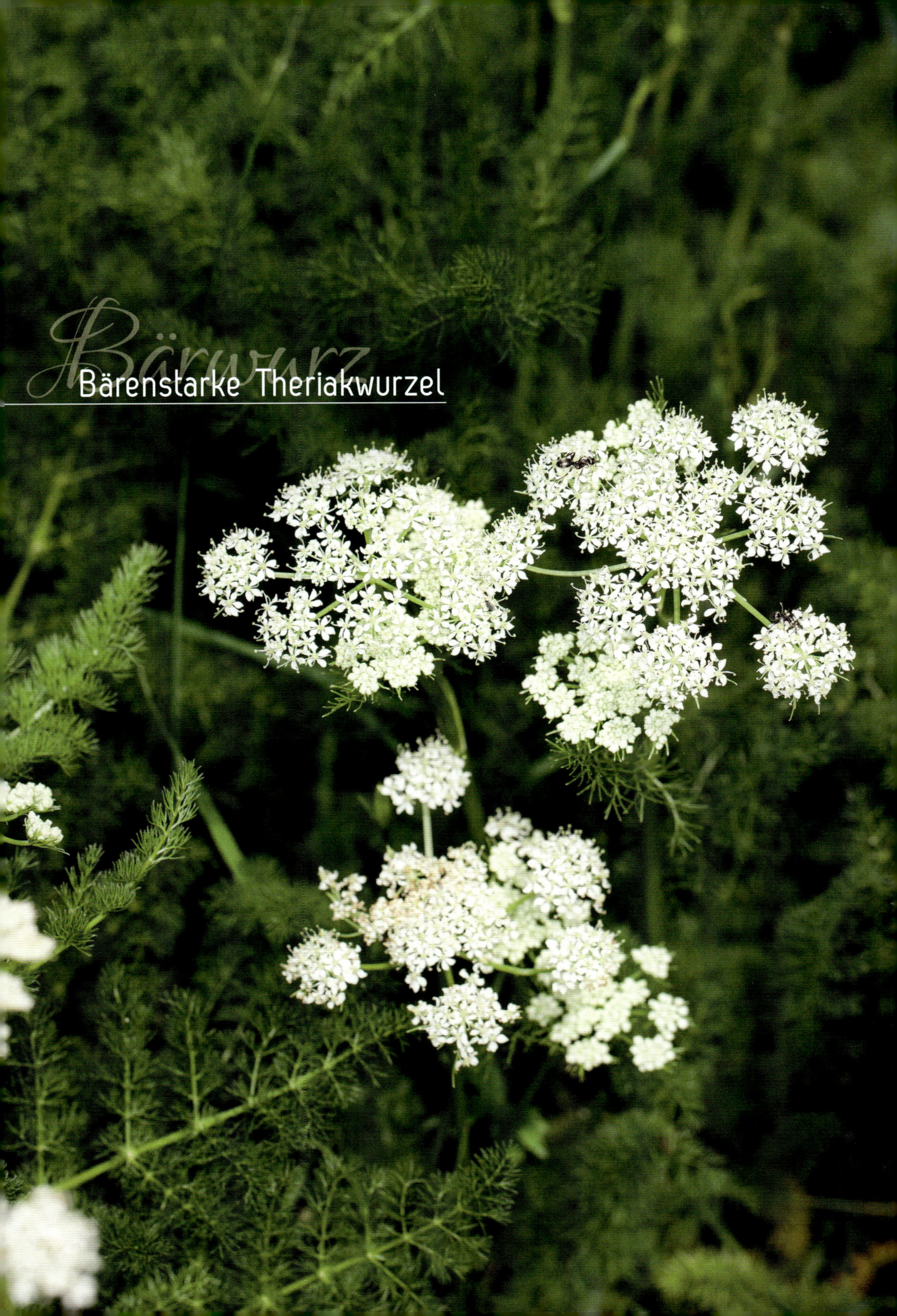

Bärwurz

Meum athamanticum

Bärendill, Bärenfenchel, Bärkümmel, Bärmutterkrut, Dillblattwurz, Mutterwurz, Wilder Dill, Wilder Fenchel

Auf den mageren Gebirgswiesen in West- und Mitteleuropa gedeiht das langlebige und winterharte Gewürzkraut besonders prächtig. Das Kraut des feingliedrigen Doldengewächses wird in manchen Regionen für die Herstellung von Kräuterkäse gebraucht. In den Alpenländern und im Bayerischen Wald destilliert man aus der Wurzel des „Urbayern" einen Bitterschnaps, der sich nicht nur durch seinen würzigen Geschmack, sondern vor allem durch seine wohltuende Wirkung auf die Verdauung auszeichnet.

HEILENDE WIRKUNG

Als Arzneipflanze ist die Bärwurz fast in Vergessenheit geraten. Dabei enthalten Wurzel und Früchte heilwirksame Stoffe wie ätherische Öle, die für den würzigen Geschmack und Geruch der Pflanze verantwortlich sind, sowie fette Öle, Monoterpene, verschiedene Kaffeesäurederviate und Phthalide (*Ligustilid*), Zucker, Harz und Stärke. Hauptsächlich wird die Bärwurz bei Verdauungsstörungen sowie Leber- und Gallenleiden gebraucht, da sie den Appetit fördert, die Verdauungssäfte fließen lässt und zudem entbläht. Waschungen mit einem Tee aus Bärwurzkraut lindern Hautkrankheiten.

Eigenschaften: verdauungs- und appetitanregend, magenstärkend, krampflösend, erwärmend, etwas harntreibend, milchbildend, migränewirksam
Sammeln und Konservieren: Die Wildvorkommen sind selten und Bärwurz sollte deshalb nicht aus der Natur entnommen werden. Sie gedeiht jedoch gut im Garten in sonnigen bis halbschattigen Lagen. Ideal ist es, die Wurzel erst nach 5 Jahren zu ernten. Dann ist sie etwa daumendick und zwischen 20 und 30 cm lang. Vorsichtig graben, um sie nicht zu verletzen, gut reinigen und schonend im Schatten trocknen.
Optimale Erntezeit: Die Wurzel nach der Fruchtreife bei abnehmendem Mond im Zeichen Stier, Jungfrau oder Steinbock graben. Samen zur Reife ab August bei zunehmendem Mond im Zeichen Widder, Löwe oder Schütze, das frische Laub vor der Blüte am besten bei abnehmendem Mond im Zeichen Krebs, Skorpion, Fische ernten.

VON ARZNEI BIS ZAUBEREI

Geheimnisvolles, Legendäres und Magisches wird der Bärwurz nachgesagt. Lange Zeit galt die Bärwurz, wie viele andere stark riechende Pflanzen auch, als dämonenabwehrendes und hexenfeindliches Mittel. „Wenn das Vieh behext ist, nimm Dorant, Garteil, Kreuzrauten, roten Knoblauch, Bärwurz, Wiederthon (Goldhaar, *Adiantum aureum*), Quendel, diese Stück zusammen gepülvert und dem Vieh auf Brot zu essen gegeben, auf Walpurgisabend, so kann kein Vieh bezaubert werden" hieß es einst in Schlesien.

Theriak Antikes Universalheilmittel

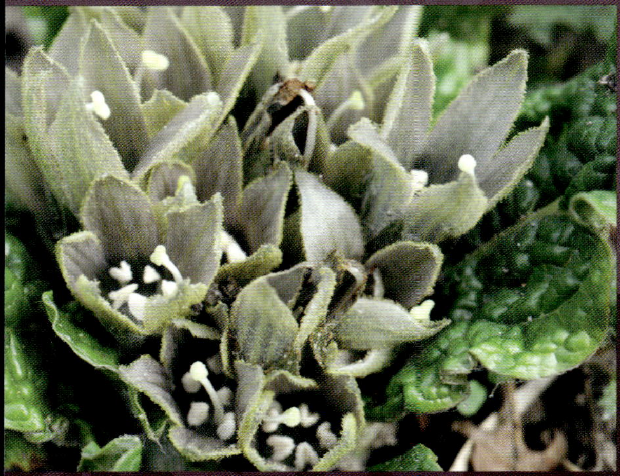

Die Wurzel der Alraune war Bestandteil des Theriak.

Theriak, die „Himmelsarznei", versprach im Mittelalter Heilung gegen alle denkbaren Krankheiten von der Lebensschwäche bis hin zur Pest.

Theriak hat eine sehr alte Geschichte, denn er wurde schon im Altertum entwickelt als Antidot gegen den Biss giftiger Tiere und als Universalheilmittel gegen alle möglichen Krankheiten und Gebrechen. Daher taucht er in vielen medizinischen Schriften wie die des Dioskurides und des Galen auf. Die Vorschrift zur Bereitung geht auf Andromachus, den Leibarzt von Kaiser Nero (38–68 n. Chr.), zurück.

Ursprünglich enthielt Theriak um die 50 Zutaten, bis einige Rezepte im späten Mittelalter bis zu 600 verschiedene Substanzen listeten. Es waren neben zahlreichen Kräutern auch schwer aufzutreibende oder gefährliche Ingredienzien darin, darunter auch Opium, Vipernfleisch und Mumia, das aus mumifizierten Leichen gewonnen wurde. Natürlich suchte man nach günstigen Alternativen, weshalb Mumia häufiger durch das billigere Menschenschmalz (auch Armesünderfett genannt) ersetzt wurde, das man in früheren Zeiten beim Henker erstand. Wein, Bärwurz, Angelika-, Alraun- und Baldrianwurzel, Meerzwiebel, Zitwerwurzel (Curcuma), Zimt, Myrrhe und gereinigter Honig waren weitere beliebte Zutaten.

Theriak verkauften im Mittelalter oft fahrende Händler, meist schwarz gekleidete Leute, die als Giftköche und „Alraunwieger" bekannt waren. Quacksalber, das fahrende Volk und Hexen wurden jedoch oft als Einheit gesehen. Die Jahrmarkt-Doktoren erfuhren einerseits großen Zuspruch, andererseits wurden sie auch mit großem Misstrauen verfolgt. Im 18. Jahrhundert gab es vonseiten der aufgeklärten Ärzte heftige Angriffe gegen den Theriak, dessen Rezeptur um das Jahr 1800 stark vereinfacht wurde. Die modernen Theriak-Rezepte haben mit den alten Mischungen nicht mehr viel gemein.

Kräuter, die den Wortteil „bär" tragen, wurden über die Jahrhunderte auch mit dem Bären in Verbindung gebracht. Der kraftvolle Bär übertrug quasi den Pflanzen seine Kräfte und Regenerationskraft. Auch als „Gebär-" und volkstümliche Abtreibungspflanze hatte die Bärwurz ihren festen Platz. Darauf deutet auch ihr Volksname Mutterwurz hin. Sie wurde bei schwacher oder ausbleibender Regelblutung gebraucht, um den Blutfluss anzuregen, und stillenden Müttern verhalf sie zu einer ausreichenden Milchproduktion. Selbst den Kühen im Stall schob man getrocknetes Bärwurzkraut mit in den Heuballen, damit sie mehr Milch gaben.

Im Mittelalter war die Bärwurz eine wichtige Heilpflanze und Bestandteil von Theriak – dem Wundertrank des Mittelalters (siehe links). Der Renaissancebotaniker und Arzt Hieronymus Bock notierte in seinem Kräuterbuch: „Die Bärwurz ist fürtrefflich gut wider die Gifft, eröffnet Nieren und Blasen, dempffet die Bläst, und stillet derhalben das Magen-, Leib- und Mutterweh, so von Winden entsprungen". Einige kennen noch die Verwendung des „Bärenfenchels" bei Vergiftungen, Nierenleiden und wenn es im Leib zwickte. Hildegard von Bingen berichtet, dass Bärwurzpulver die Gicht beseitigt und grüner Bärwurz in Essig eingelegt die Gelbsucht heilt. Sie hat uns ein Rezept (siehe Seite 41) zur Behandlung der Migräne überliefert. Weitere Anwendungsgebiete waren Umschläge, die aus dem frischen Laub zubereitet wurden, um Hautkrankheiten und Gichtschmerzen zu lindern.

VON DER WIESE AUF DEN TELLER

Den zerriebenen Blättern entströmt ein würziges Aroma, das an Fenchel und Sellerie erinnert. Sie können es deftigen Suppen, Eintöpfen, Aufläufen, Kartoffelgerichten, dem Quark, der Butter, Eierspeisen oder Gewürzmischungen zugeben. Um das Laub zu konservieren, trocknen Sie es am besten in Salz, denn es behält auch nach dem Trocknen noch sein Aroma. Ab Mitte August reifen die Früchte. Getrocknet und gemörsert sind sie eine kräftige Würze für deftige Eintöpfe oder Braten.

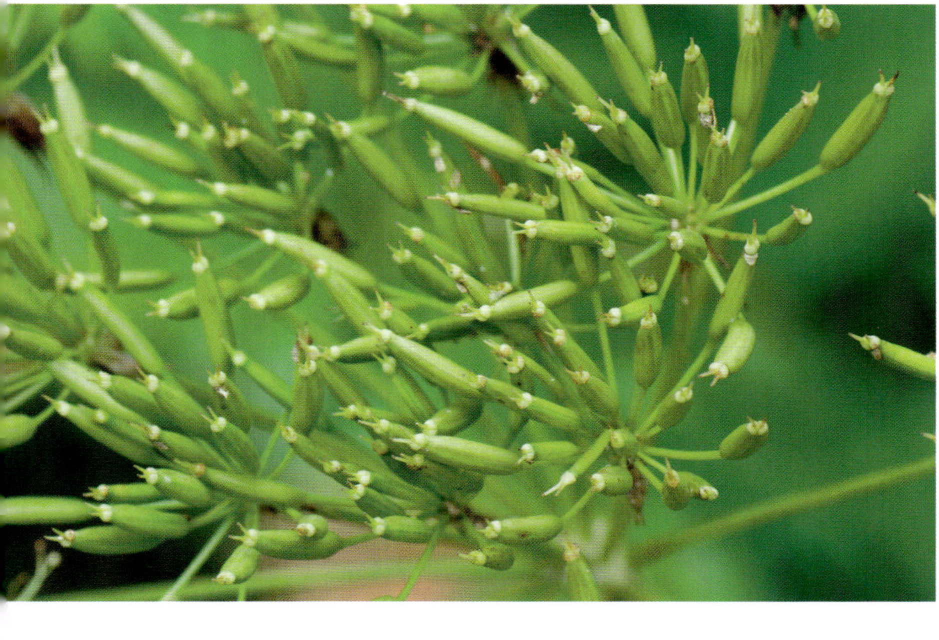

Reifende Früchte. Reif sind sie eine kräftige Würze in der Küche und zugleich Arznei.

REZEPTE AUS KÜCHE UND HEILKUNDE

BÄRWURZSALZ

Das Wildkraut ist kräftig im Geschmack und begeistert Hobby- und Spitzenköche

- Die im Frühjahr geernteten Blätter trocknen und mit der doppelten Menge an Meersalz mischen. Die leicht herbe Mischung ergibt ein Gewürz zum Abschmecken von deftigen Suppen, Eintöpfen, Frischkäse oder Gewürzbroten.

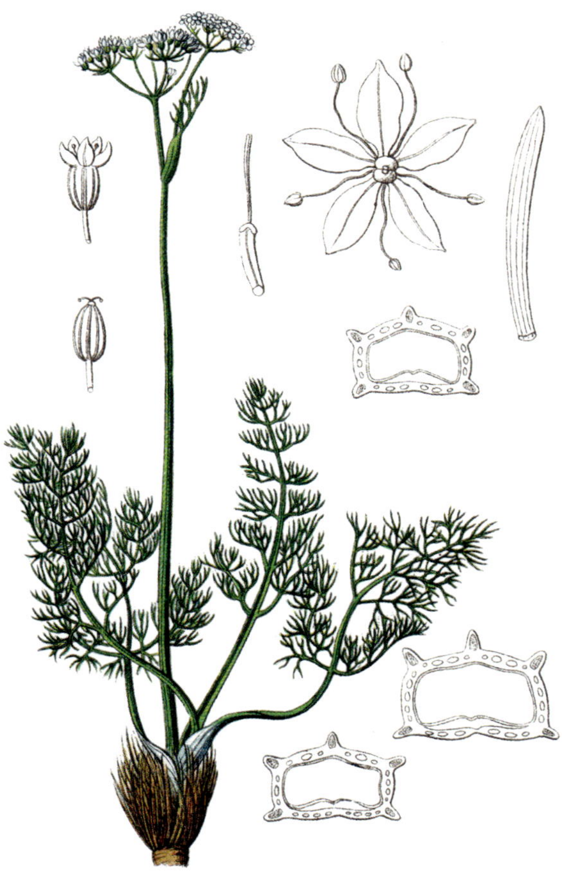

Die Bärwurz erinnert im Aussehen an Anis, ist jedoch bitterer.

BÄRWURZSUPPE FÜR 2 PERSONEN

Gaumenfreude aus der Hexenküche

- 1 große Stange Lauch in feine Ringe schneiden. 2 mittelgroße mehlig kochende Kartoffeln schälen und würfeln. Lauch und Kartoffeln in 1 EL zerlassener Butter anschwitzen, mit 500 ml Gemüse- oder Fleischbrühe und ½ Becher Sahne auffüllen, weichkochen und mit dem Stabmixer pürieren.
- Reichlich Bärwurzgrün von den Stielen befreien. Das Grün mit einem scharfen Messer fein wiegen und in die Suppe geben. Mit Salz, Pfeffer und Muskat abschmecken; sofort servieren.

VERDAUUNGSANREGENDER BÄRWURZSCHNAPS

nach einer deftigen Mahlzeit

- 1 Handvoll gewaschene Bärwurzwurzeln in kleine Stücke schneiden und 1 EL Anisfrüchte mörsern. Die Würzmittel in eine 0,5-Liter-Flasche füllen und mit Doppelkorn auffüllen. Die Flasche verschließen und mehrere Wochen auf der sonnigen Fensterbank ziehen lassen. Anschließend die festen Bestandteile durch ein Leinentuch abfiltern und die Flüssigkeit in eine dunkle Flasche abfüllen. Davon ein halbes Schnapsglas nach einem opulenten Essen genießen.

Bitte beachten! Die Bärwurz nicht in der Schwangerschaft oder bei Lichtempfindlichkeit anwenden.

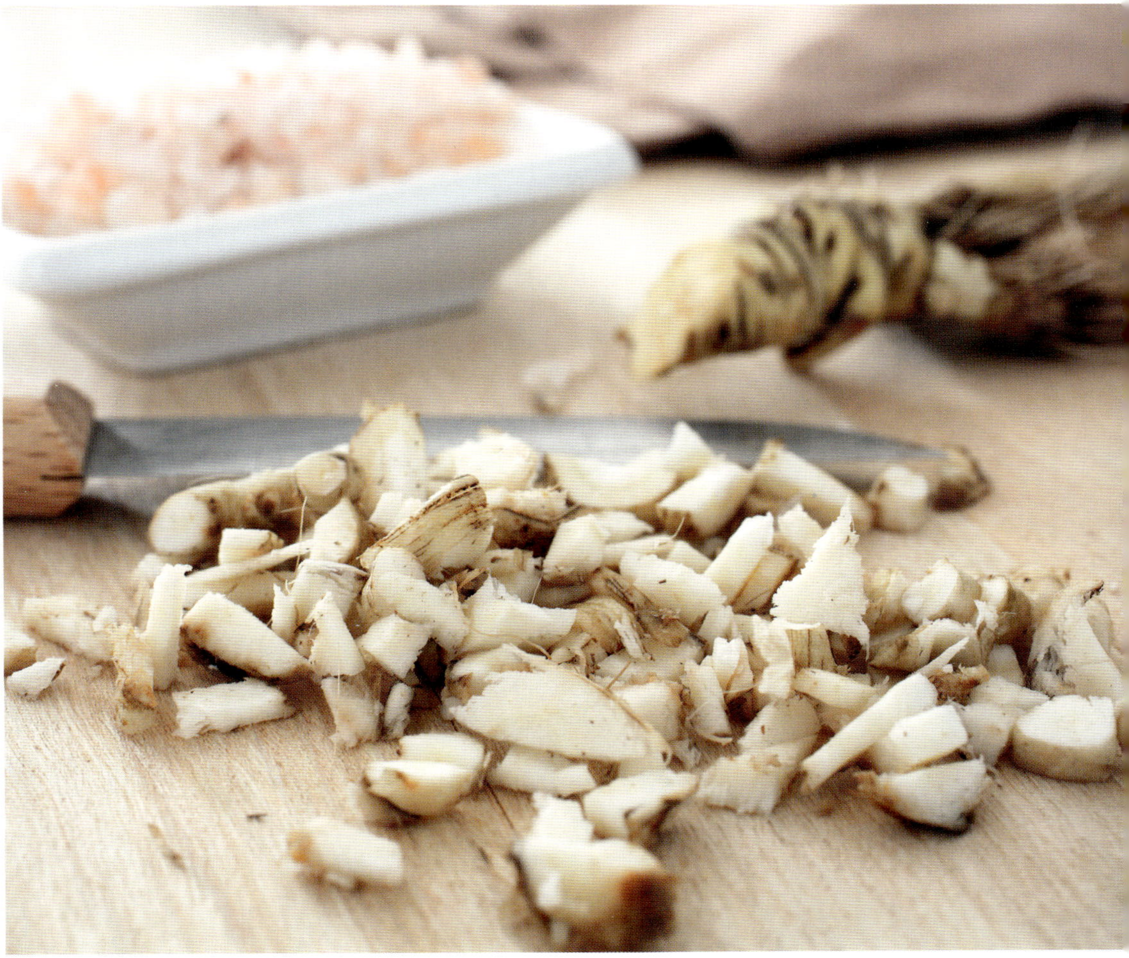

Aus den Wurzelstücken der Bärwurz lässt sich ein Digestif zubereiten.

BÄRWURZ-BIRNENHONIG NACH HILDEGARD VON BINGEN

bei halbseitigem Kopfschmerz

- In der Apotheke ein Pulvergemisch aus 35 g Bärwurzpulver, 28 g Galgantpulver, 22 g Süßholzpulver und 15 g Bohnenkrautpulver mischen lassen.
- 8 Birnen auseinanderschneiden und das Kerngehäuse entfernen. Dann die Birnen in Wasser kochen und zu Brei (ohne Kochwasser) zerstampfen. Die Gewürzmischung aus der Apotheke unter den Birnenbrei mischen. Noch 8 EL Honig hinzufügen und gründlich mixen. Den Brei in ein abgekochtes Schraubglas geben und kühl aufbewahren. Davon täglich morgens 1 TL, nach dem Mittagsmahl 2 TL und vor dem Schlafengehen 3 TL einnehmen.

Beifuß

Uraltes Ritual- und Weiberkraut

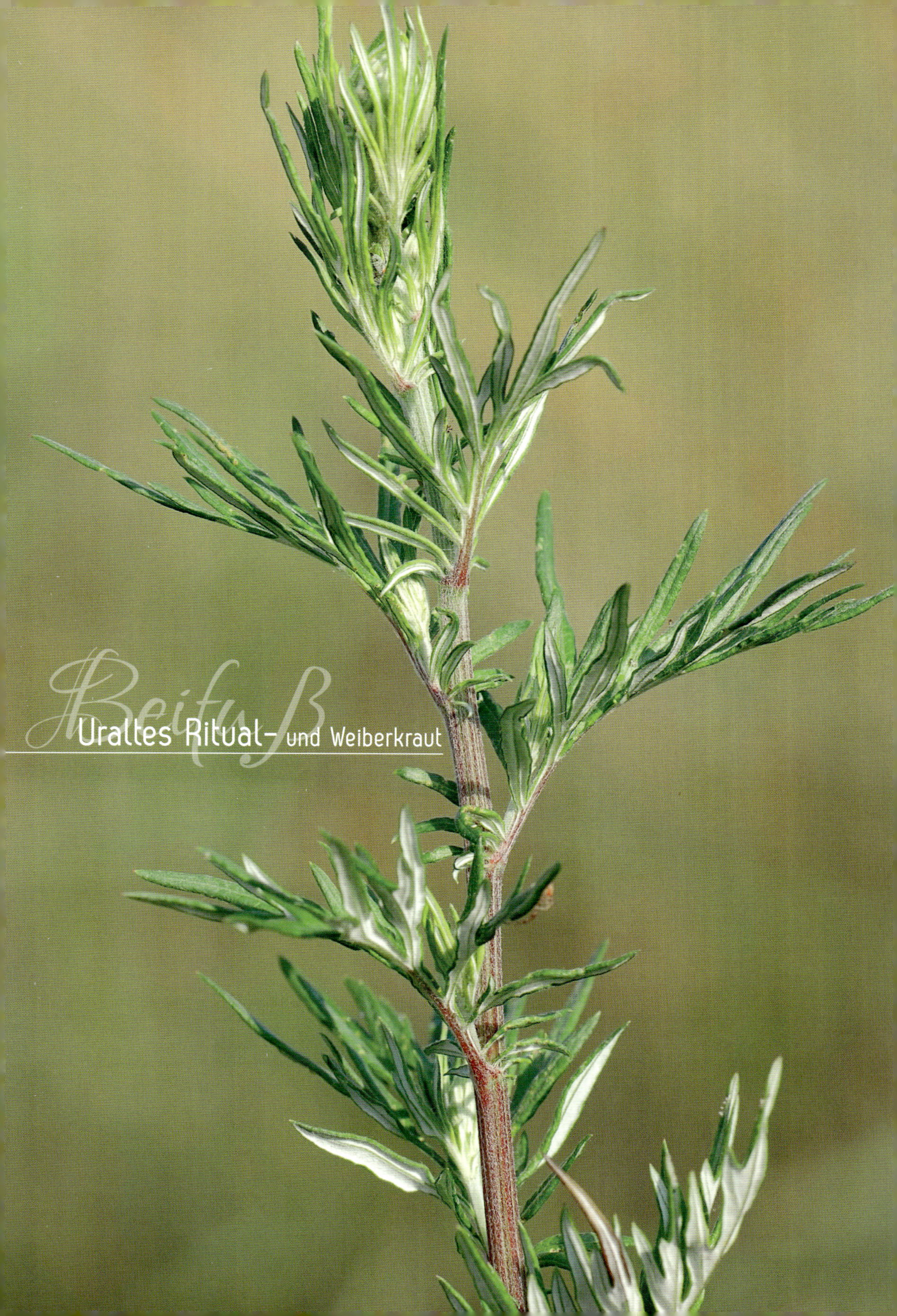

Beifuß

Artemisia vulgaris

Besenkraut, Gänsekraut, Gewürzbeifuß, Gürtlerkraut, Johannisgürtel, Mugwurz, Sonnwendgürtel, Weibergürtel

Gemeiner Beifuß ist eine uralte Heilpflanze, die aber heute kaum noch therapeutisch genutzt wird. Er wächst auf der ganzen nördlichen Erdhalbkugel bevorzugt an Wegrändern, Böschungen und auf Brachland.

Eigenschaften: appetit- und verdauungsanregend, galle- und harntreibend, krampflösend, blutreinigend, antimikrobiell, menstruationsfördernd, geburtserleichternd
Sammeln und Konservieren: Das Kraut an trockenen Tagen schneiden, bündeln, an der Luft trocknen, die Blätter abstreifen und in dunklen Gefäßen aufbewahren.
Optimale Erntezeit: Als „rechter" und damit heilwirksamster Zeitpunkt für die Ernte gilt der Johannistag sowie die Tage rund um die Sommersonnenwende bei zunehmendem Mond.

HEILENDE WIRKUNG

Mit seinen ätherischen Ölen, Bitterstoffen, Flavonoiden, Vitaminen, Mineralien und östrogenähnlichen Substanzen ist Beifuß ein wahres Frauenkraut, wenn es gilt, Krämpfe im Bauchraum zu lindern oder eine spärliche Menstruation anzuregen. Seine Bitterstoffe machen ihn zu einem probaten Mittel bei Verdauungsstörungen und zur Magensaftanregung. Sie stärken die Leberfunktion und sorgen für einen vermehrten Gallefluss.

Bis heute hat sich der Brauch erhalten, das intensiv duftende Kraut in den Raunächten zu verräuchern. Dies soll die Bewohner und das Vieh vor Krankheit und den dunklen Mächten schützen, das Haus vom Ballast des vergangenen Jahres reinigen, damit Platz werde für Neues. Die Räucherung ist auch während des Jahres hilfreich, wenn der Mut zur Veränderung fehlt und Altes losgelassen werden soll.

VON ARZNEI BIS ZAUBEREI

Erinnere du dich, Beifuß (mucgwyrt), was du verkündest,
was du anordnetest in feierlicher Kundgebung.
Una heißest du, das älteste der Kräuter;
du hast Macht gegen 3 und gegen 30,
du hast Macht gegen Gift und gegen Ansteckung,
du hast Macht gegen das Übel, das über das Land hinfährt.

(aus dem „Neunkräutersegen")

Von der Steinzeit bis ins ausgehende Mittelalter zählte der bittere und graue Beifuß zu den wichtigsten Ritualpflanzen und zu den hoch gepriesenen Heil- und Zauberkräutern. Bei den Druiden und Kelten war der Beifuß eines der neun heiligen Kräuter gegen Unheil, Gift und bösen Zauber, wie Sie dem obigen Auszug aus dem angelsächsischen Neunkräutersegen entnehmen können.

Einst war er auch der Artemis geweiht, der griechischen Göttin der Frauen und Kinder und Helferin bei der Geburt. Volkstümliche Namen wie Sonnwendgürtel, Johannisgürtel, Mugwurz (= Machtwurz) oder Schutzkraut weisen auf seine kultische und magische Bedeutung hin. Beispielsweise hat man die verhexte Milch, die sich nicht buttern ließ, oder beschriene Eier, die fruchtlos bebrütet wurden, durch den Schlag eines Beifußstängels entzaubert.

Wer Beifuß im Haus hat, dem kann der Teufel nichts anhaben, so hieß es, und nicht selten fegte man mit aus Beifuß gefertigte Besen nicht nur den sichtbaren Schmutz und Unrat hinaus. In Südtirol heißt Beifuß heute noch Besenkraut und wird mit dem Hexenbesen in Verbindung gebracht.

Zum Schutz vor Feuersgefahr, dem Teufel und den bösen Geistern nagelte man einst sogar Beifußwurzeln an das Haus. Auch bei Wahrsagern war Beifuß beliebt. Sie reinigten nicht nur damit ihre Glaskugeln, sondern nutzten den herben Pflanzenduft für Räucherungen, um die Fähigkeit zum Hellsehen und Wahrsagen zu steigern. Und wer Beifuß im Zeichen der Jungfrau grub, glaubte sich damit nicht nur vor Ermüdung, sondern auch gegen Hunde- und Schlangenbisse zu schützen.

Vor allem zählte Beifuß bei den kräutersammelnden Weibern zu den bedeutenden Johanniskräutern und „gynäkologischen Allheilmitteln“. Zum Sonnwendfest trugen sie Beifuß am Oberschenkel oder an den Gürtel geschnallt oder gleich einen Gürtel, der aus der Pflanze geflochten wurde. Am Ende des Festes warfen sie die Kränze ins Feuer, um den Zauber zu verstärken. Dies sollte vor allem den Unterleib vor Krankheit schützen, die ersehnte Schwangerschaft herbeiführen wie auch die Keuschheit bewahren oder eine ungewollte Schwangerschaft verhindern. „Abergläubische Leute machen Kränze daraus und gürten sie um den Leib, werfen sie danach unter besonderen Reimen und Sprüchen in die Johannisfeuer auf St. Johannsen des heiligen Täufers Tag und vermeinen damit all ihres Unglücks entledigt zu werden“, heißt es in einem alten Kräuterbuch.

Deutlicher wird Leonhardt Fuchs, der niederschrieb, dass Beifuß auch zu Abtreibungszwecken oder zum Austreiben eines toten Kindes gebraucht wurde: „Die kreueter gesotten seind seer dienstlich den weibern zu dampff

Beifuß hat schon lange einen festen Platz in den Kräuterbüchern.

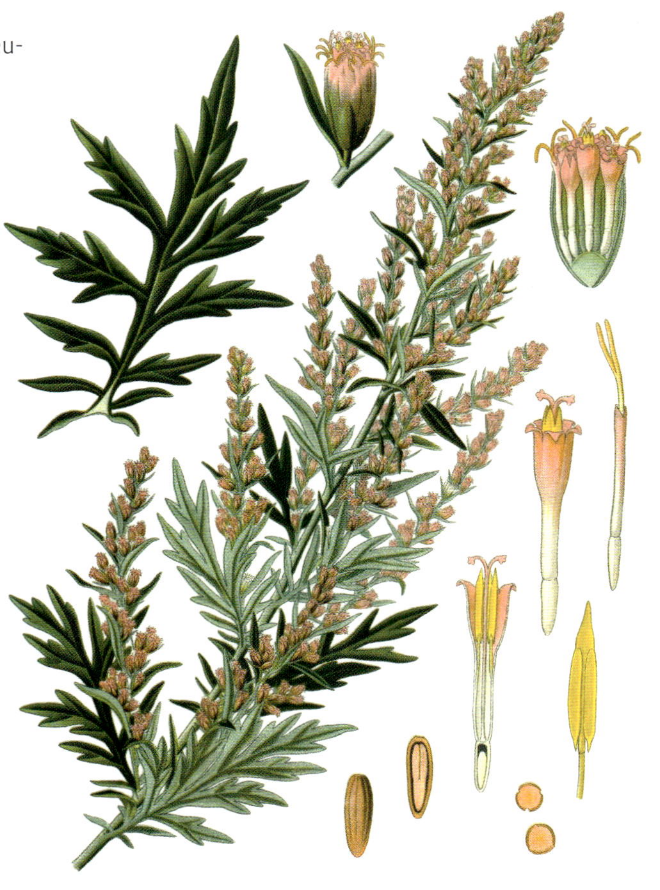

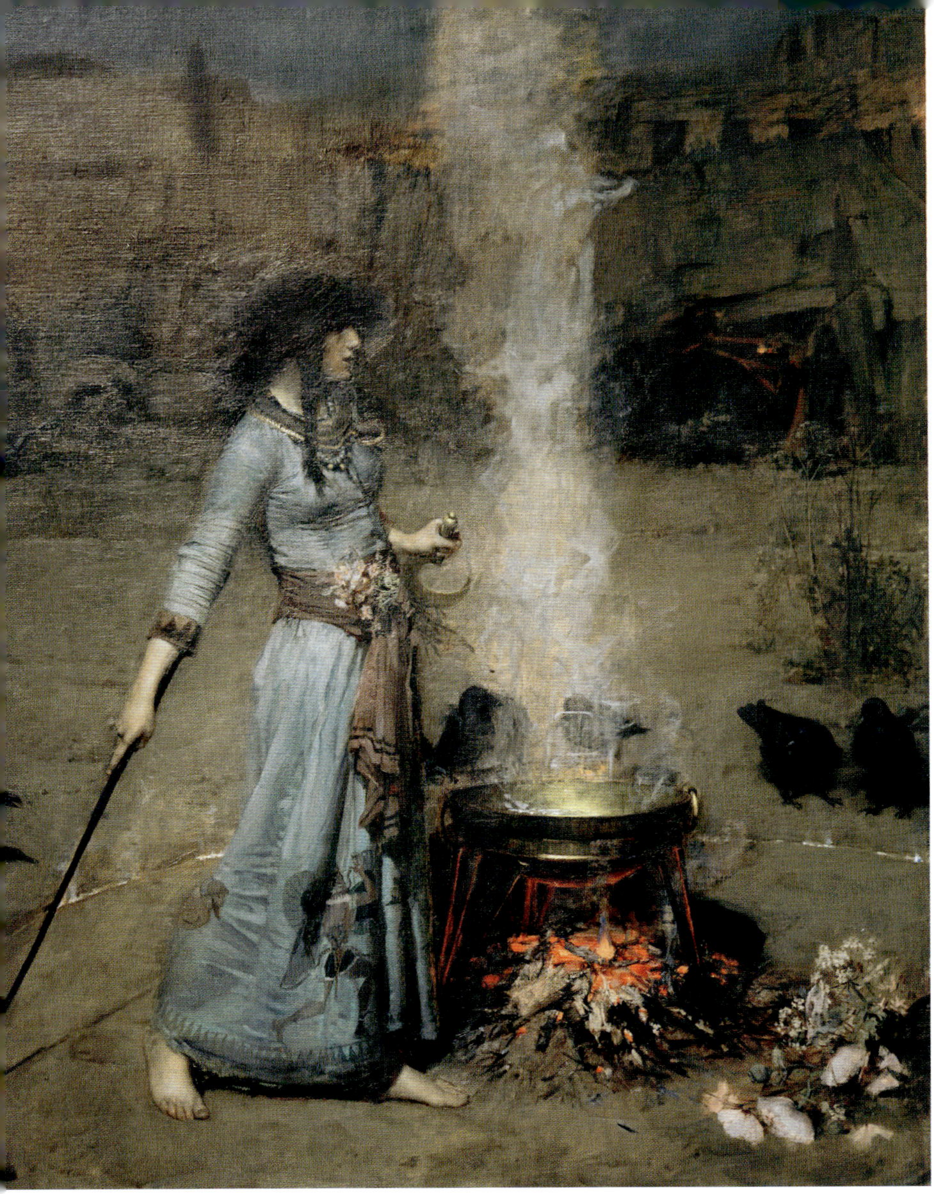

Waterhouse, John William 1849–1917. „The Magic Circle" (Der magische Kreis), 1886.

oder schweysbädern, dann sie ... treiben aus das bürdlin und die todten frucht." Beifuß zählte auch zu den göttlichen Hebammenkräutern. Die weisen Frauen drückten den Gebärenden ein Büschel Beifuß in die linke Hand, damit Artemis, die Beschützerin der Mütter, anwesend war, oder legten das Büschel bei Kindsnöten auf den Nabel der Frau. Als Abwehrzauber gegen das Nestelknüpfen (siehe Seite 32) war Beifuß auch beliebt.

VON DER WIESE AUF DEN TELLER

Beifuß ist als Würzkraut für die Weihnachtsgans bekannt. Auch andere fetthaltige Gerichte wie Ente, Aal oder Schweinefleisch macht das herb-würzige Kraut bekömmlicher. Außerdem passt etwas Kraut gut zur Kartoffel- oder Bohnensuppe oder zu Pilzgerichten. Da Beifuß intensiv schmeckt und bitter ist, sollten Sie ihn vorsichtig dosieren. Am besten einen kleinen Zweig mit in den Topf geben und vor dem Servieren wieder herausnehmen.

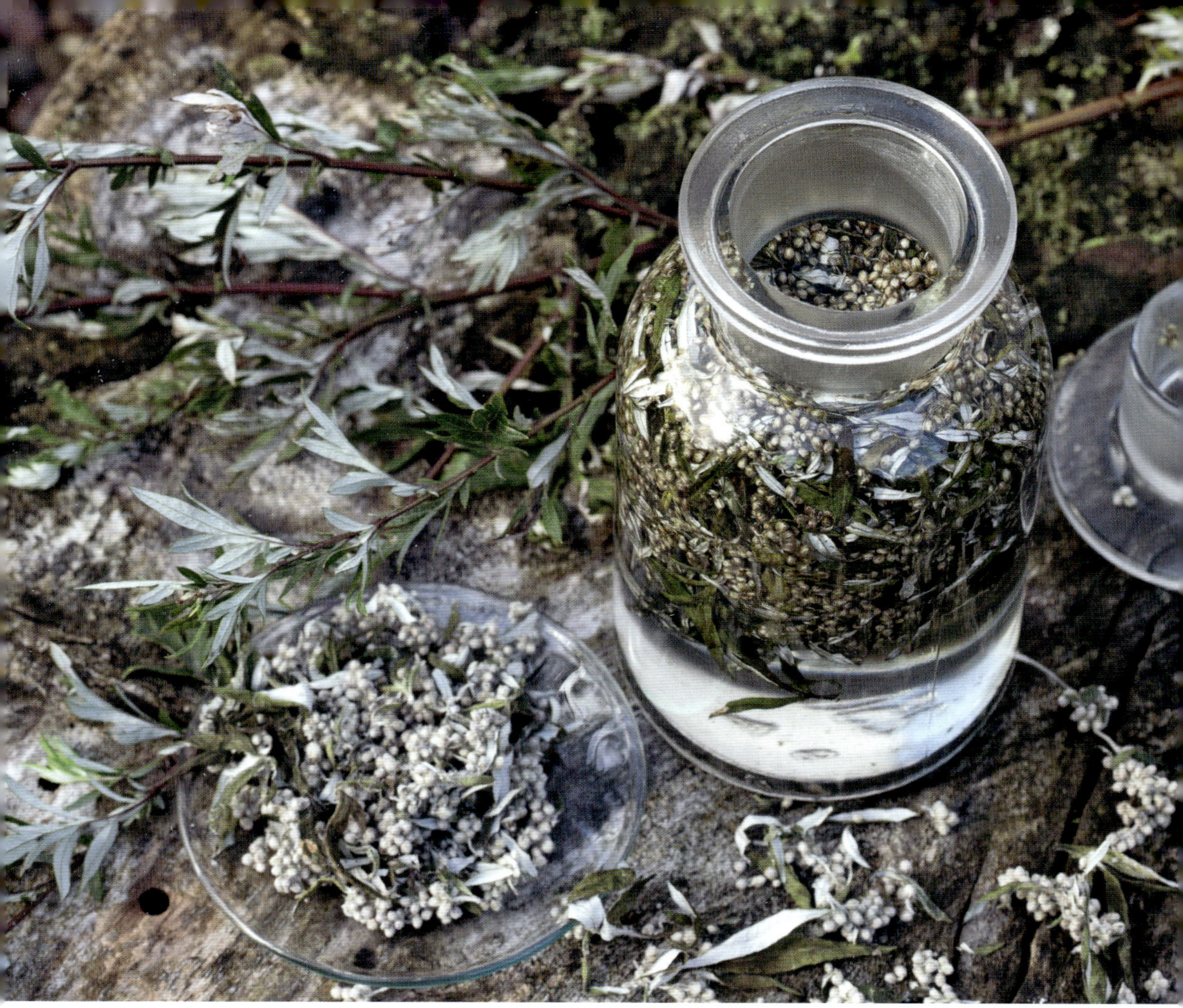

Beifußtinktur. Eine wirksame Arznei, die das Becken durchblutet.

REZEPTE AUS KÜCHE UND HEILKUNDE

GEBRATENE ENTE (AUS EINEM ALTEN KOCHBUCH)

um das fette Geflügel besser zu verdauen

- Die vorbereitete Ente innen und außen mit einer Mischung aus Salz und Pfeffer einreiben und mit einem Zweiglein Beifuß in eine Bratreine legen.
- Mit einer Tasse kochendem Wasser übergießen und unter häufigem Beschöpfen etwa 1 Stunde fertig braten.

BEIFUSSAPERITIV

zur Anregung des Appetits

- In 1 l trockenen Weißwein 3 kleine Beifußstängel, 1 Zweig Zitronenmelisse sowie 1 Pfefferminzblatt geben und das Gemisch 1 Tag ziehen lassen. Dann die Kräuter abseihen. Nun den Wein in eine dunkle Flasche umfüllen und kühl aufbewahren.
- 1 Likörgläschen davon vor dem Essen trinken.

BEIFUSSTEE

um eine spärliche Menstruation anzuregen und um den Bauchraum zu wärmen

- 1 TL des getrockneten Beifußkrauts mit 1 Tasse siedendem Wasser übergießen, 10 Minuten zugedeckt ziehen lassen, dann abseihen. Die Teekur nicht mehr als 3, maximal 4 Wochen anwenden und nicht mehr als 3 Tassen täglich davon trinken.

BEIFUSSTINKTUR

bei Frauenleiden und zur Verdauungsanregung

- Für die Tinktur 10 g getrocknetes Beifußkraut mit 100 ml 40%igem Korn in einem ausgekochten Marmeladeglas ansetzen und 14 Tage durchziehen lassen.
- Dann abseihen und in dunklen Fläschchen mit Pipette aufbewahren. Etikett und Abfülldatum nicht vergessen und binnen eines Jahres aufbrauchen.
- Die Standarddosis der Tinktur ist dreimal täglich 10–20 Tropfen (bei zarten und zierlichen Frauen genügen oft 5 Tropfen) gelöst in etwas Wasser.

WÄRMENDER BEIFUSSBALSAM

zum Einreiben auf den Unterbauch bei spärlicher und schmerzhafter Menstruation oder um die sexuelle Lust zu steigern

- Die Triebspitzen der Beifußpflanze zerkleinern, in ein ausgekochtes Schraubglas füllen und mit gutem Olivenöl auffüllen. Alles etwa 2 Wochen ausziehen lassen, dann das Kraut durch einen Filter abtrennen und nochmals ausdrücken.
- Das so gewonnene Beifußöl abmessen, in einem Töpfchen erhitzen und 10 % Bienenwachs darin schmelzen lassen. Das Ganze gut mrühren und den noch flüssigen Balsam in kleine Döschen abfüllen.

BEIFUSSRÄUCHERUNG

in den Raunächten oder an den Wendepunkten des Lebens (Wechsel des Arbeitsplatzes und Wohnortes, bei Trennung oder der Geburt eines Kindes)

- Das getrocknete Beifußkraut erst kurz vor dem Verräuchern zerkleinern (entweder zwischen den Fingern oder in einem Mörser), denn dann duftet es am besten. In ein feuerfestes Gefäß etwa 3 cm Sand einfüllen. Dadurch überhitzt sich das Gefäß nicht und der Räucherbrand erhält Zug. Dann die Räucherkohle anzünden und warten, bis sie durchgeglüht ist und einen weißen Ascheüberzug hat. Anschließend das Kraut in die Vertiefung der Räucherkohle legen. Der aufsteigende Duft hat eine entspannende und reinigende Wirkung.

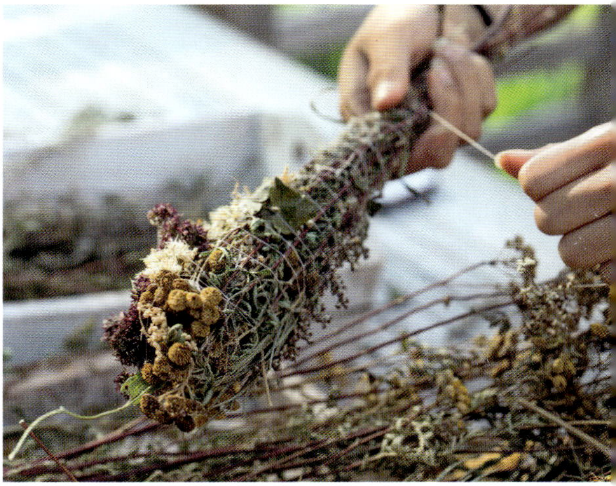

Beifuß ist in Kräuterbüscheln zum Räuchern ein fester Bestandteil.

Bitte beachten! Manchmal machen Beifußpollen im Sommer den Heuschnupfenkranken das Leben schwer. Vorsicht bei der Anwendung ist auch geboten bei einer Neigung zu starker Regelblutung, während der Schwangerschaft und bei Bluthochdruck.

Raunächte Zeit der Innenschau

Zwischen Weihnachten und Dreikönig sollen besondere Dinge passieren. Rituale und Bräuche gibt es seit Ewigkeiten in dieser heiligen Zeit.

Geheimnisvoll, dunkel, kalt und rau sind die zwölf Tage und Nächte zwischen Weihnachten und Dreikönig. Allerlei Brauchtum, Orakel, Magie und Aberglaube ranken sich um diese Zeit. Die Raunächte beginnen am Heiligen Abend um 24 Uhr und enden am 5. Januar, Schlag 24 Uhr – wobei es regional abweichende Varianten gibt. Unseren Vorfahren war diese Zeit heilig und sie waren überzeugt, dass uns die geistige Welt und die Seelen unserer Ahnen besonders nahe sind. Die Schleier zwischen dem Diesseits und dem Jenseits sind deutlich durchlässiger, besondere Dinge gehen vor und nicht nur die guten Geister haben Ausgang. Um die bösen Geister zu besänftigen, stellte man Brot, Gebäck und Milch vor die Tür, verrichtete kaum noch Arbeiten und man hängte keine Wäsche mehr auf. Denn es war gut möglich, dass sich einer der Geister in den Stoffen verfing und dann im Haus sein Unwesen trieb oder gar ein weißes Leinentuch als Leichentuch verwendete.

Für die Altvorderen war es die Zeit, um Rückschau auf das alte Jahr zu halten und um in die Zukunft zu blicken. Es wurde viel orakelt, denn sie sahen in jeder Raunacht einen Monat im Jahr. Die erste steht für den Januar, die zweite für den Februar und so weiter. Sie beobachteten das Wetter, ob gestritten wurde oder es friedlich zuging, es Kranke im Haus und Stall gab, wie das Essen schmeckte, und auch in den Träumen offenbarten sich die zwölf kommenden Monate.

Das Wort „Raunacht" leitet sich von mittelhochdeutschen Wort „ruch" ab, was nicht nur haarig, sondern auch wild bedeutet. Aber auch von Rauch, was auf die Räucherungen in dieser

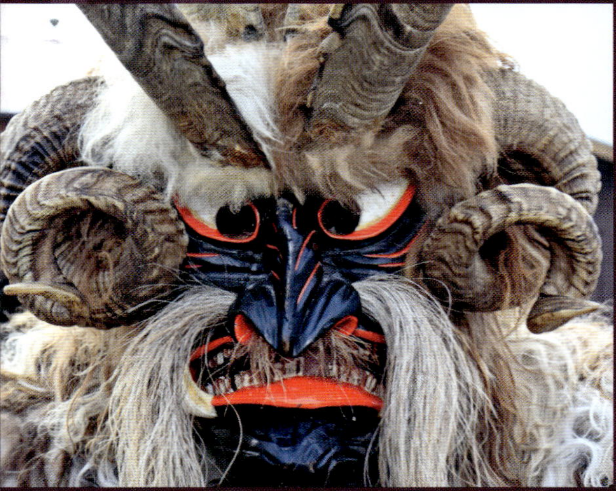

Furchterregende Masken schmücken die Perchtenläufe.

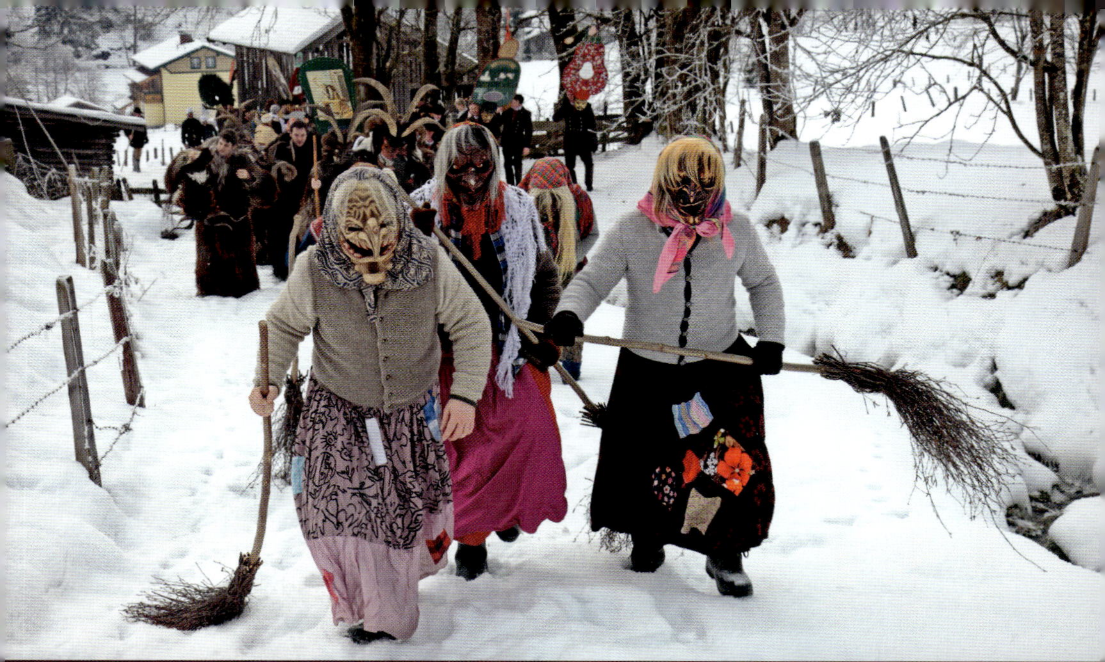

Goldegger Perchtenzug mit Hexen. Frau Percht und die Hexen kehren mit ihren Besen alles Böse zusammen und zünden es an, damit das Gute Platz hat.

Zeit hinweist. Die Tradition des Räucherns hat sich vor allem in der ländlichen Gegend bis in die heutige Zeit erhalten. Die Räucherrituale dienen dazu, um Haus und Hof vom Ballast des alten Jahres zu reinigen und böse Geister und Dämonen zu vertreiben.

Je nach Region werden für die Räucherung vorzugsweise bestimmte Harze und Kräuter verwendet. Es sind jene Kräuter und Harze, die entweder stark mit der Sonne verbunden sind oder für Schutz stehen, denn es liegt der uralte Glaube zugrunde, dass die in den Pflanzen lebenden Geister durch das Feuer aus ihrer sterblichen Hülle befreit werden und so bestimmte Geschehnisse herbeiführen können. Vor allem sind dies Wacholder (Baum des Lebens), Tannen-, Kiefern- oder Fichtenharz (Schutz gegen negative Einflüsse), Beifuß (tief reinigend, bringt das Neue), Alant (bringt Kraft und Sonne ins Haus), Salbei (vertreibt negative und unerwünschte Energie), Engelwurz (Lichtpflanze des Nordens), Wermut (wärmt und macht Mut) sowie die heiligen Gaben Myrrhe und Weihrauch.

Die letzte Raunacht endet am 5. Januar um 24 Uhr. Spätestens jetzt erscheint die helle Frau Percht, die auch als Perchta, Bertha oder Perscht bekannt ist und mit der Märchengestalt Frau Holle gleichgesetzt wird. Sie trägt alle Aspekte der Hexe in sich, ist die Hüterin der Nacht und der Kälte und zugleich Lichtbringerin – also sowohl eine gute als auch böse Gestalt. An vielen Orten in Bayern und Österreich werden bis heute lärmende Perchtenläufe mit furchterregenden Masken abgehalten. Die wilde Jagd der Perchten soll das Gute stärken und dem Bösen entgegentreten, indem sie Glück, Gesundheit und Segen für Feld, Haus und Hof bringen und Krankheit, Schaden, Missernten und den Tod vertreiben.

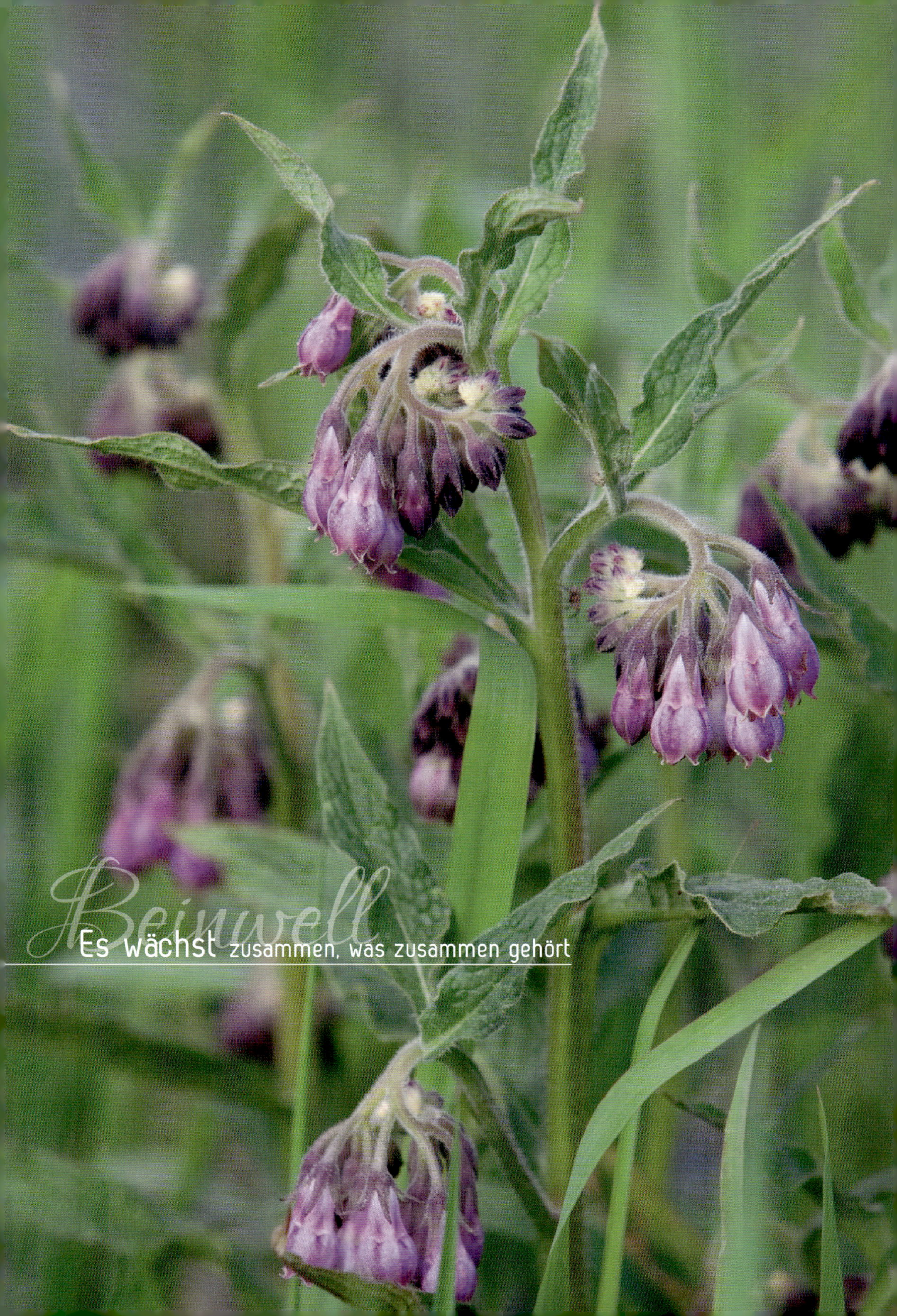

Beinwell
Es wächst zusammen, was zusammen gehört

Beinwell

Symphytum officinale

Beinheil, Consolida, Komfrey, Milchwurz, Schadheil, Schmerzwurz, Schwarzwurz, Soldatenwurzel, Wallwurz, Wundallheil

Das mehrjährige Raublatt- beziehungsweise Borretschgewächs wächst gern auf feuchtem Grund wie etwa in Gräben, feuchten Wiesen oder am Ufer eines Teiches. Beinwell ist in Europa und Asien bis nach Sibirien heimisch. Er entwickelt eine dicke, saftige und rübenförmige Pfahlwurzel.

HEILENDE WIRKUNG

Echter Beinwell wurde in alten Zeiten oft gebraucht, denn Zubereitungen fördern den Heilungsprozess bei Knochenbrüchen, Knochenhautreizung, Gelenkentzündungen, Quetschungen und Blutergüssen. Die Kräuterweiber und Wundärzte wussten: „Mit Beinwell wächst zusammen, was zusammen gehört". Klinische Studien belegen das Wirkspektrum, weshalb moderne Beinwellsalben bei Schmerzen und Schwellungen der Gelenke, bei Verstauchungen, Prellungen und Zerrungen sowie schlecht heilenden Narben, Frostbeulen oder gar Phantomschmerzen nach Amputationen gebraucht werden.

Vor allem die Wurzel enthält Pyrrolizidin-Alkaloide, weshalb der „Knochenheiler" heute nur noch für äußere Anwendungen empfohlen wird. Allantoin ist vermutlich der Hauptwirkstoff, der die Beschleunigung des Zellaufbaus, der Zellbildung oder Zellregeneration bewirkt. Daneben finden sich noch Gerbstoffe, Schleimstoffe, Sterole, Phenolkarbonsäuren, B-Vitamine, Kieselsäure sowie entzündungshemmende Glykopeptide.

Eigenschaften: wundheilend, gewebebildend, schmerzstillend, abschwellend, entzündungswidrig, blutstillend
Sammeln und Konservieren: Die Wurzelstöcke graben, mit kaltem Wasser waschen und der Länge nach spalten. Auf Schnüre fädeln und im Schatten trocknen. In Porzellan- oder Glasgefäßen lagern und vor Feuchtigkeit schützen.
Optimale Erntezeit: Die Wurzel vorzugsweise im Spätherbst bei abnehmendem Mond im Zeichen Steinbock ernten. Das Kraut zur Blütezeit im Mai/Juni bei zunehmendem Mond pflücken.

VON ARZNEI BIS ZAUBEREI

Wenngleich Beinwell als „der Knochenheiler" schlechthin in die Medizingeschichte einging, gab es auch noch andere Verwendungsarten. So berichtet der griechische Arzt Pedanios Dioskurides, dass Beinwell gegen den starken Blutfluss bei Frauen, bei inneren Verletzungen wie auch bei Husten mit Blutspucken gebraucht wurde.

Die Pflanze ist bei uns auch vor allem durch die Schriften der Hildegard von Bingen bekannt. Die Heilerin und Mystikerin mit der spirituellen Kraft zählte die „Consolida" wie sie den Beinwell nannte, neben Günsel und Gänseblümchen zu den berühmten Wundkräutern. Hebammen wussten, dass mit Beinwellsalben oder -einreibungen Brustdrüsenentzündungen, die sich häufig bei stillenden Müttern entwickeln, schneller abklingen.

Der deutsche Mediziner und Botaniker Leonardt Fuchs schrieb im 16. Jahrhundert zur „Wallwurz“ in sein Kräuterbuch: „In Summa / Wallwurz ist nützlich zu allerley wunden und beinbrüchen / darum sie bey den wundärzten in großen ehren sol gehalten werden“. Auch verordnete er die in Wein gesottene Wallwurzel bei Durchfall und Lungenerkrankungen.

Auch als Zauberkraut wurde Beinwell gebraucht. Mancherorts galt die Anweisung, bei Hernien (Brüchen in der Bauchwand): Nimm den Stuhl des Bruchleidenden, grabe gegen die Morgensonne am besten an der Ostecke des Hauses ein Loch, lege dort den Stuhl hinein und pflanze im Namen des Vaters, des Sohnes und des heiligen Geistes ein Beinwellwurzelstückchen darauf. Sobald die Wurzel treibt, wird der Bruch verschwinden.

Moderne Hellsichtige sehen in gelb blühendem Beinwell eine Heilwirkung bei der Behandlung von Strahlenschäden.

VON DER WIESE AUF DEN TELLER

In alten Zeiten wurde die Wurzel geröstet, vermahlen und als Kaffeesurrogat genossen. In Ostpreußen bereitete man sogar Pfannkuchen, bestehend aus Beinwell, Mehl und Honig, zu, die Lungenkranken und Schwindsüchtigen gereicht wurden. Für Salate, Smoothies und als Zugabe zu Eierspeisen können Sie die Blätter und Blüten nutzen. Der Verzehr kleiner Mengen ist vermutlich ungefährlich. Doch liegt die Entscheidung zur Verwendung bei Ihnen.

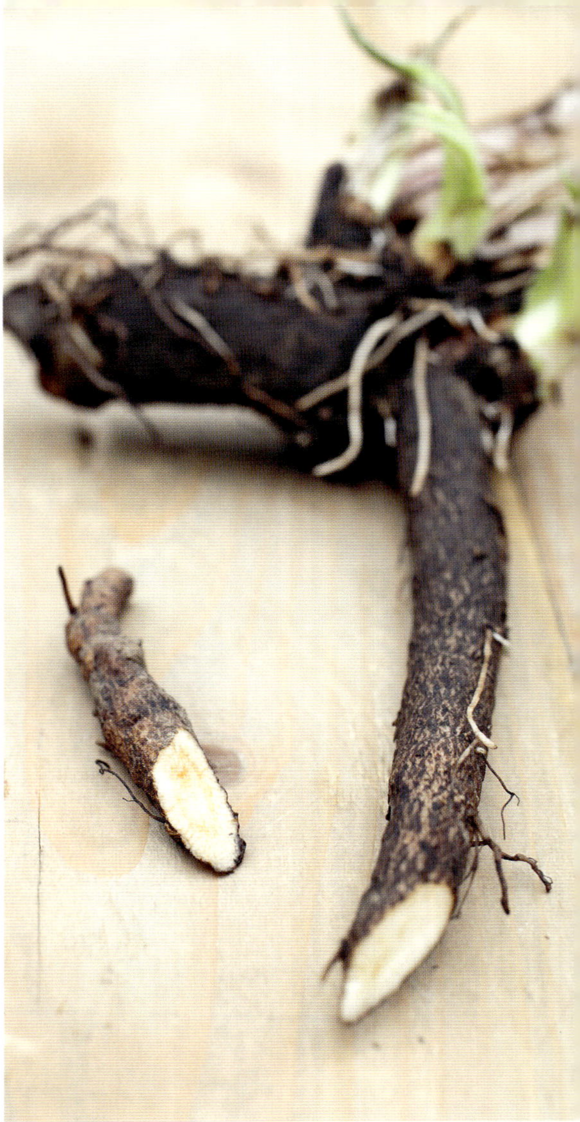

Beinwellwurzel. Der große Knochenheiler vergangener Tage.

Bitte beachten! Beinwell enthält Pyrrolizidinalkaloide, die sich in Versuchsreihen als leber- und erbgutschädigend erwiesen haben. Auf mageren Böden, kurz vor der Blüte und in den Wurzeln beherbergt die Pflanze den größten Gehalt dieser Alkaloide. Daher gilt heute die Empfehlung, Beinwell nur für äußere Anwendungen zu gebrauchen und die Anwendung auf 4–6 Wochen zu begrenzen. Moderne Beinwellfertigpräparate sind in der Regel von den Alkaloiden befreit, weshalb hier das Anwendungsrisiko entfällt. Die innere Anwendung von Beinwell ist vor allem für Schwangere, Stillende und Kinder nicht geeignet.

REZEPTE AUS KÜCHE UND HEILKUNDE

BEINWELL-ROULADE

als kulinarische Variante

- Einige schöne Blätter sammeln. Die Stiele abschneiden, die Blätter kurz in Salzwasser blanchieren und auf einem Geschirrtuch ausbreiten.
- 1 kleine Zwiebel in der Pfanne anschwitzen, dazu 2–4 klein gehackte Beinwellblätter geben und anschließend mit Ziegenfrischkäse oder Hüttenkäse vermengen. Die Masse mit Salz und Pfeffer abschmecken und auf die noch unzerteilten Beinwellblätter verteilen.
- Anschließend die Blätter wie eine Roulade rollen, evtl. in Klarsichtfolie wickeln und im Kühlschrank 2–3 Stunden kalt stellen, bevor sie serviert werden.

BADEZUSATZ MIT BEINWELLBLÄTTERN

bei Durchblutungsstörungen, zur Begleittherapie bei Bandscheibenschäden, Krampfadern und Knochenbrüchen

- 2–3 Handvoll frische oder getrocknete Beinwellblätter über Nacht in 3 l kaltem Wasser ansetzen. Am nächsten Tag bis zum Sieden erhitzen und die abgeseihte Flüssigkeit dem Badewasser zugeben.

BEINWELLÖL

zur Regeneration von Knorpel und Knochen

- 1 Handvoll gesäuberte und geschnittene Beinwellwurzeln in ein Töpfchen geben und mit 250 ml nativem Olivenöl übergießen. Das Ölgemisch erhitzen, bis es siedet, und etwa 15 Minuten auf kleiner Flamme köcheln lassen. Anschließend in ein Schraubglas füllen und einige Tage auf der sonnigen Fensterbank ziehen lassen. Die festen Bestandteile absieben und das so gewonnene Öl in eine dunkle Flasche füllen.
- Mehrmals täglich die verletzten Stellen damit einreiben.

BEINWELLSALBE, SELBST GEMACHT

als Alternative zum Öl

- 20 g frische oder 10 g getrocknete Beinwellwurzeln waschen, säubern und in kleine Stücke schneiden. 200 ml Olivenöl in einem Töpfchen erhitzen, die Wurzelstücke dazugeben und alles bis etwa 70 °C erwärmen. Nach 30 Minuten unter Rühren die Wurzel stücke durch ein Leinentuch abseihen. Anschließend das Tuch gut auspressen.
- Nun 20 g Bienenwachs in dem warmen Ölgemisch zum Schmelzen bringen. Den Topf vom Herd nehmen und so lange rühren, bis die Mischung halbfest geworden ist.
- In ein Salbendöschen füllen und beschriften. Kühl gelagert ist die Salbe bis zu 1 Jahr haltbar.

BEINWELL-UMSCHLAG

zur Förderung der Granulation (bei Wundheilungsstörungen der Haut)

- 3–4 EL getrocknete Beinwellwurzeln fein reiben, mit etwas heißem Wasser übergießen und so lange rühren, bis ein dicker Brei entsteht. Anschließend das Gemisch auf ein Tuch streichen und damit die verletzte Stelle bedecken. Etwa ½ Stunde liegen lassen.
- Bei der Anwendung darauf achten, dass es nicht zu einer überschießenden Granulation (= körnige Oberflächenstruktur) kommt.

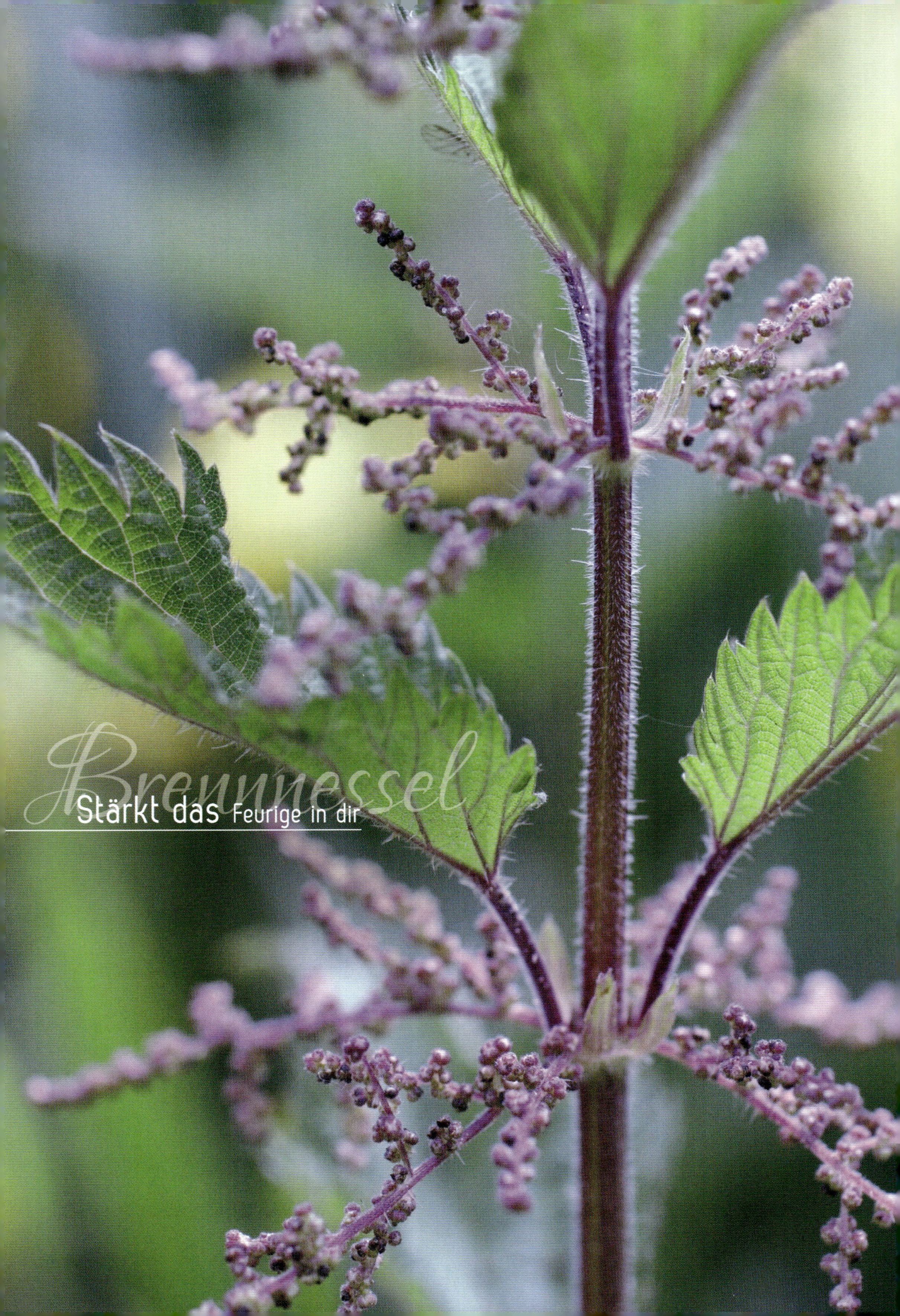

Brennnessel

Stärkt das Feurige in dir

Brennnessel

Urtica dioica

Brennettel, Donnernettel, Haarnessel, Hanfnessel, Sennessel

Die Große Brennnessel gedeiht fast überall. Sie finden sie am Bachufer, am Wald- und Wegesrand und besonders auf stickstoffreichen Böden neben Scheunen und Komposthaufen.

HEILENDE WIRKUNG

Das Wirkspektrum der Brennnessel ist groß. Sie reinigt von Schlackenstoffen und Säuren und sie hilft den Nieren und der Blase bei der Abwasserentsorgung. Nebenbei liefert sie Vitamine (Provitamin A, Vitamin C und K), Mineralien wie Kalium, Kalzium sowie gut verwertbares Eisen und Chlorophyll für die Blutbildung. Kraut und Saft sind ein Heilmittel bei Ermüdungs- und Erschöpfungszuständen. Auch Rheumapatienten profitieren von den entzündungshemmenden und schmerzlindernden Eigenschaften.

Junge stillende Mütter wissen, dass die Nessel die Milchbildung steigert. Ein Absud auf die Kopfhaut aufgetragen fördert den Haarwuchs. Die Wurzel ist ein Heilmittel für den Mann, denn sie greift in den Hormonhaushalt der Prostata ein und sorgt bei gutartiger Prostatahyperplasie für weniger „Müssen müssen“ und einen gleichbleibend starken Harnstrahl. Der eiweißreiche Samen der Brennnessel ist ein Aufbaumittel, das vor allem ältere Herren zu schätzen wissen, weil es die Gesundheit und die Potenz erhält.

Eigenschaften: harntreibend, entgiftend, blutbildend, blutreinigend, stoffwechselanregend, milchbildend
Sammeln und Konservieren: Die ganze Pflanze oberhalb des Bodens abschneiden, bündeln und kopfüber im Halbschatten trocknen. Anschließend die Blätter von den Stängeln abstreifen und in Glasgefäßen aufbewahren.
Optimale Erntezeit: Junge Blätter von März bis Oktober pflücken. Idealer Zeitpunkt ist der zunehmende Mond im Zeichen Widder. Die Wurzel von Frühjahr bis Herbst bei abnehmendem Mond im Zeichen Skorpion graben. Früchte zur Reife ab Mariä Himmelfahrt (15. August) abstreifen.

VON ARZNEI BIS ZAUBEREI

Da Brennnesseln wie Feuer brennen, liegt der Vergleich mit der brennenden Liebe nahe. Schon früh wurden sie deshalb von den Hexen zur Geißelung auf den Bauchraum und die Oberschenkel verwendet, um eine sexuelle Erregung zu erreichen. Die „Urtication“, also das Auspeitschen von schmerzenden Regionen des Körpers, war aber auch ein beliebtes Mittel zur Behebung rheumatischer Schmerzen und bei Hexenschuss.

Von der erotischen Wirkung, insbesondere des Brennnessel-Samens, berichtet auch Otto Brunfels in seinem Kräuterbuch: „Der Same in süssem wein getruncken reytzet zu unkeuscheyt und tut uff die macht“ (Vagina). Bei Männern sollte der Verzehr der Samen die Manneskraft steigern. Auch das Harnen auf die Nesseln sollte die Wollust bringen, und zudem glaubte man, damit testen zu können, ob die Zukünftige noch Jungfrau war: Man ließ sie auf die Nesseln urinieren. Verdorrten diese anschließend, hatte sie die Jungfrauenprobe nicht bestanden. Und so wundert es auch nicht, dass die Nessel als Krankheitsdiagnostikum herangezogen wurde. Dazu legte man die Pflanze in den Harn des Patienten. Blieb sie über Nacht grün, so erwartete man die Genesung, verdorrte sie jedoch, gab es keine Hoffnung mehr.

Als klassisches Hexenkraut hat die Brennnessel auch eine schaurige Verbindung mit den Hexen. So kleidete man mancherorts verurteilte Hexen auf ihrem Weg zum Scheiterhaufen mit schmerzenden Nesselhemden, um sie darauf vorzubereiten, welch abscheuliche Qualen sie gleich erleiden werden.

Selbstverständlich hatte ein so machtvolles Heilkraut auch in der Sympathiemedizin ihren Platz: Schüttelte es die Menschen mit Wechselfieber, sollten diese 3 Tage vor oder nach Sonnenaufgang zu einer Brennnesselstaude gehen und folgende Worte sprechen: „Guten Morgen / guten Abend, liebe Alte, ich bring das Heiße und das Kalte (Fieber), mir soll es vergehen, du sollst es bekommen“. Mit diesem Ritual versuchte man, das Fieber auf die Staude zu übertragen. Gestoßene Nesselblätter wurden auch in der Geburtshilfe gebraucht. Auf den Bauch der werdenden Mutter gelegt sollten diese die Geburt beschleunigen. Und in Wein gesotten sollten Nesselwurzeln den Nierenstein austrei-

Kraut und Wurzel sind ein Heilmittel für die Frau und den Mann.

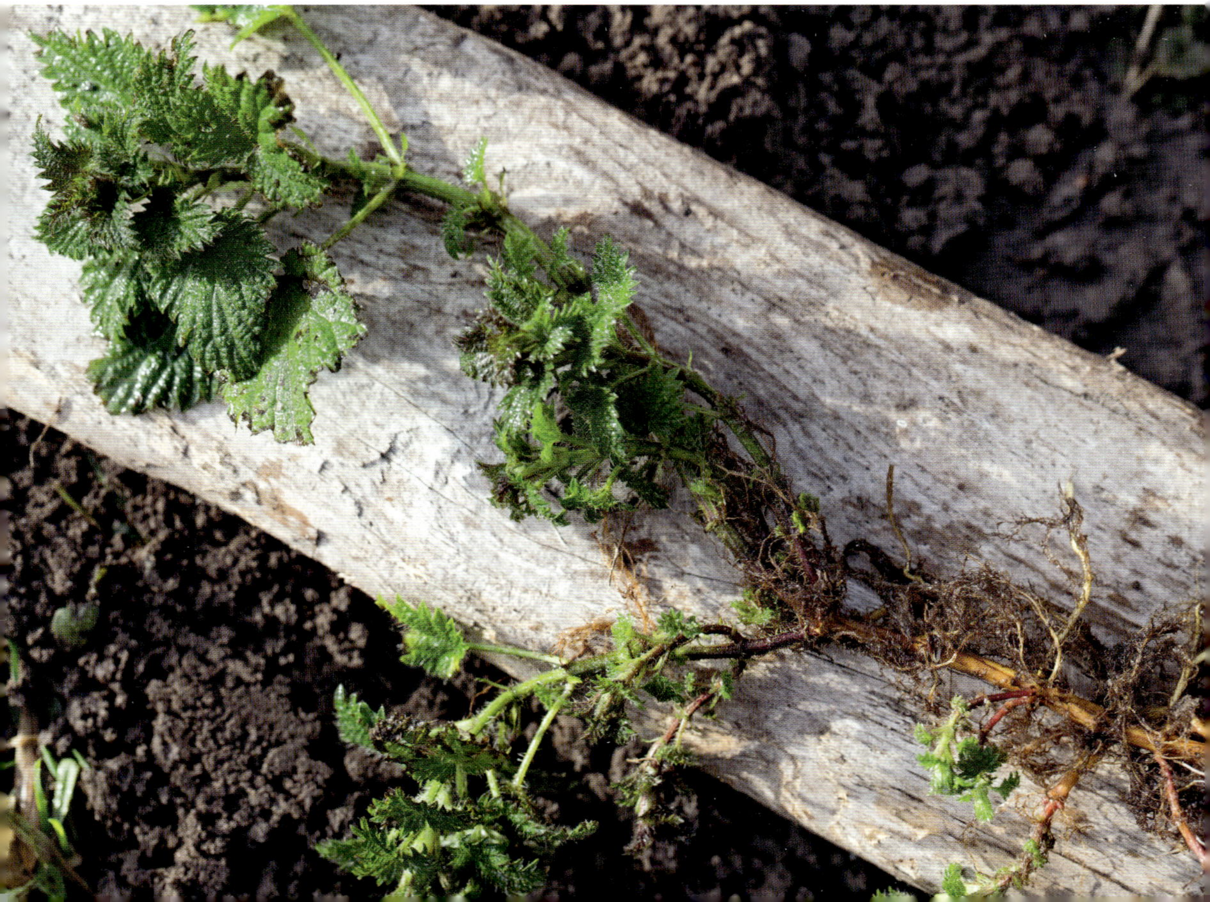

ben, während die Samen bei Blasensteinen wirksamer seien, versichert uns Lonicerus, Arzt und Botaniker des 16. Jahrhunderts.

Im Stallzauber schützt die Nessel als anti-dämonisches Mittel das Vieh vor Erkrankungen der Hufe, indem der Bauer drei Nesseln durch die Klauen strich und dabei folgenden Spruch sagte: „Dies ist för den Ochs, die andere för den Fuß, die dritte ist die heilen muss".

Und nebenbei war man überzeugt, dass es zwischen der brennenden Pflanze und dem Gewitter mit Blitz und Donner einen Zusammenhang gibt. In einigen Gegenden wurde ein Strauß mit „Donnernesseln" übers Hausdach gelegt, um den Blitzschlag abzuwehren und dem Blitz gleichzeitig den Weg zu den Erdgeistern zu zeigen. Mancherorts glaubte man auch, dass eine auffällige Nesselstaude auf einen ungesühnten Mord hinweise, der an dieser Stelle begangen wurde. Erst wenn der Mörder entlarvt und bestraft ist, verschwindet sie.

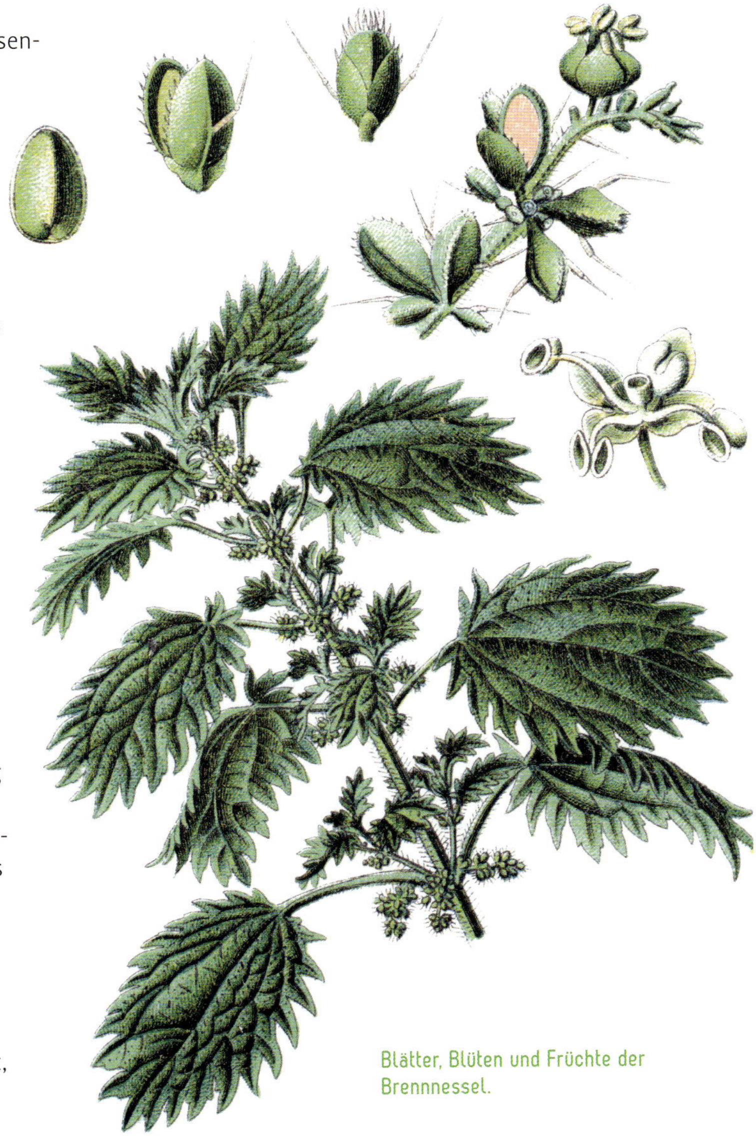

Blätter, Blüten und Früchte der Brennnessel.

VON DER WIESE AUF DEN TELLER

Als essbare Frühlingspflanze ist die Brennnessel eine Kultspeise, die Gesundheit und Kraft verleihen soll und für das ganze Jahr die Krankheit fernhält. So sind Nesseln neben anderen Frühjahrskräutern Bestandteil der Gründonnerstagssuppe. Darüber hinaus können Sie die Blätter auch für Eierspeisen, als Würzkraut und Grundlage für Gemüsesäfte nutzen. Im Frühherbst beginnt die Sammelzeit für die Brennnesselfrüchte. Sie stärken das Immunsystem, wirken blutreinigend und belebend für Mann und Frau. Am besten täglich 1 TL in den Quark oder den Joghurt, übers Müsli, den Salat oder das Gemüse streuen.

REZEPTE AUS KÜCHE UND HEILKUNDE

BRENNNESSEL-CREMESUPPE

eine Spezialität der Frühjahrsküche

- 800 ml Gemüsebrühe zubereiten. 3 rote Zwiebeln fein hacken und in zerlassener Butter etwa 5 Minuten anschwitzen. Eine mehlige Kartoffel schälen, klein würfeln und mit etwas Brühe hinzugeben, das Ganze zugedeckt etwa 10–15 Minuten köcheln lassen. Nun 400 g junge, gewaschene und fein gewiegte Brennnesselblätter hineingeben und mit der restlichen Brühe auffüllen. Mit Salz und Pfeffer würzen und die Suppe mit dem Pürierstab fein mixen.
- Anschließend 3 Scheiben Brot zerteilen und als Croutons in der Pfanne anbraten bis sie goldbraun und knusprig sind. Die Suppe auf die Teller verteilen und mit einigen Croutons und einem Klecks Crème fraîche garnieren.

REZEPT FÜR EINE TINKTUR VOM BLATT

Brennnessel-Tinktur vom Blatt um wasserlösliche Toxine auszuschwemmen

- 1 Teil grob gehackte frische Blätter mit 5 Teilen hochprozentigem Alkohol (Korn, Wodka) übergießen und zwei Wochen unter täglichem Wenden ausziehen lassen.
- Das Gemisch täglich schütteln. Dann das Kraut durch einen Filter sieben und die Tinktur in Braunglasflaschen füllen.
- Beschriften nicht vergessen. Bis zu dreimal täglich 25-50 Tropfen verdünnt in etwas Wasser einnehmen.

BRENNNESSELKRAUT-TEE

zur Reinigung von Nieren und Blase, bei rheumatischen Beschwerden, bei Gicht, chronischen Hautleiden, zur Milchbildung

- 2 TL Kraut mit 250 ml heißem Wasser übergießen, 10 Minuten ziehen lassen, dann abseihen. Kurmäßig (über 6–8 Wochen) 2–3 Tassen täglich von dem Tee trinken.

BRENNNESSELWURZEL-TEE

für den Mann bei gutartiger Prostatavergrößerung und Miktionsbeschwerden

- 1 gehäuften TL zerkleinerte Wurzeln mit 250 ml kaltem Wasser übergießen, zum Sieden bringen, kurz aufkochen, 10 Minuten ziehen lassen, dann abseihen. Von dem Tee 2–3 Tassen täglich trinken.

URTIKATION

Heroische Brennnesselkur bei rheumatischen Erkrankungen

- Bei rheumatischen Erkrankungen können Sie es unseren Altvorderen gleichtun und die betroffenen Stellen mit frischen Brennnesseln schlagen.
- Die daraufhin entstehenden roten Quaddeln fördern lokal die Durchblutung und somit können eingelagerte Stoffwechselendprodukte besser abfließen.
- Zum Ausschwemmen viel Wasser (am besten aus artesischen Quellen) trinken.

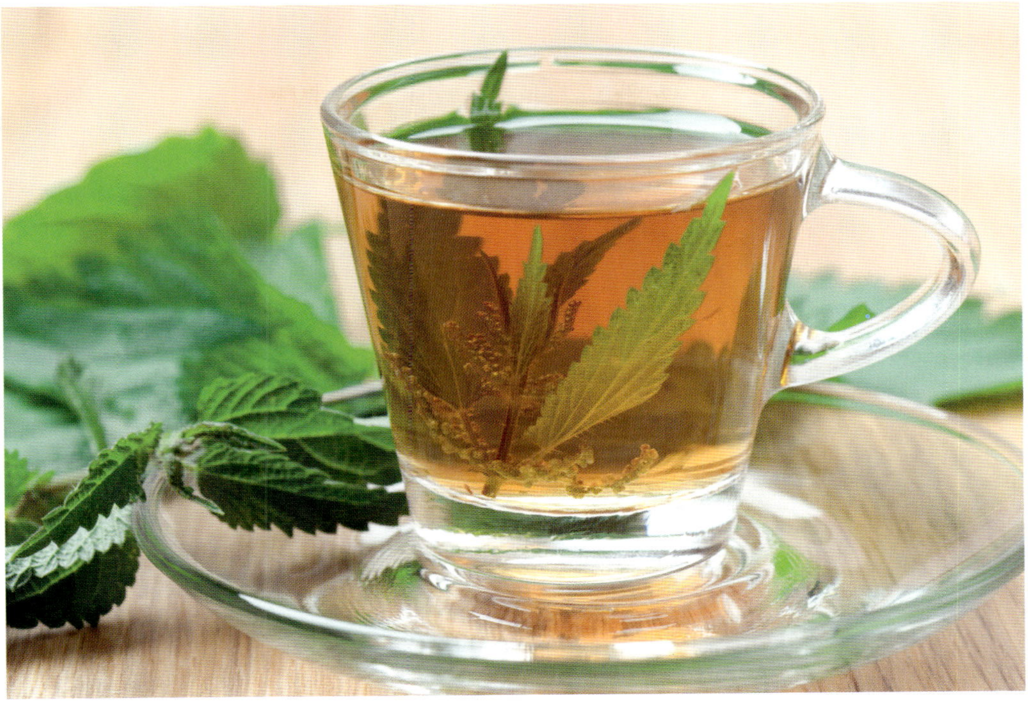

Der Tee hilft den Nieren und der Blase und befreit von wasserlöslichem Unrat.

BRENNNESSELFRÜCHTE

zur Stärkung bei Impotenz und allgemeiner Schwäche

- Täglich 1–2 TL frische oder getrocknete Samen über Salate oder das Butterbrot streuen.

BRENNNESSEL-HAARWASSER

unterstützt den Haarwuchs und die Durchblutung des Haarbodens

- 2 Handvoll fein geschnittene Blätter mit ½ l Wasser und ½ l Essig kurz aufkochen. Je 1 TL Honig und Salz hinzufügen, gut umrühren und zum Haarewaschen verwenden. Sehr helles Haar kann jedoch etwas nachdunkeln.

NESSELSAFT VOM BLATT

zum Entschlacken und Entgiften und zur Anregung der Eisenbildung

- Die Blätter von 2 Handvoll Nesseln mit etwas Wasser in den Mixer geben und alles pürieren. 2–3 EL in ein Glas geben und mit gutem Mineralwasser auffüllen. Kurmäßig über 4 Wochen 1 Glas davon trinken.
- Wegen der Gefahr einer Keimbelastung die Mischung täglich neu zubereiten.

Bitte beachten! Allergiker sollten Zubereitungen aus der Brennnessel mit Vorsicht genießen, da die Drüsenhaare Histamine enthalten, die auch bei allergischen Reaktionen freigesetzt werden.

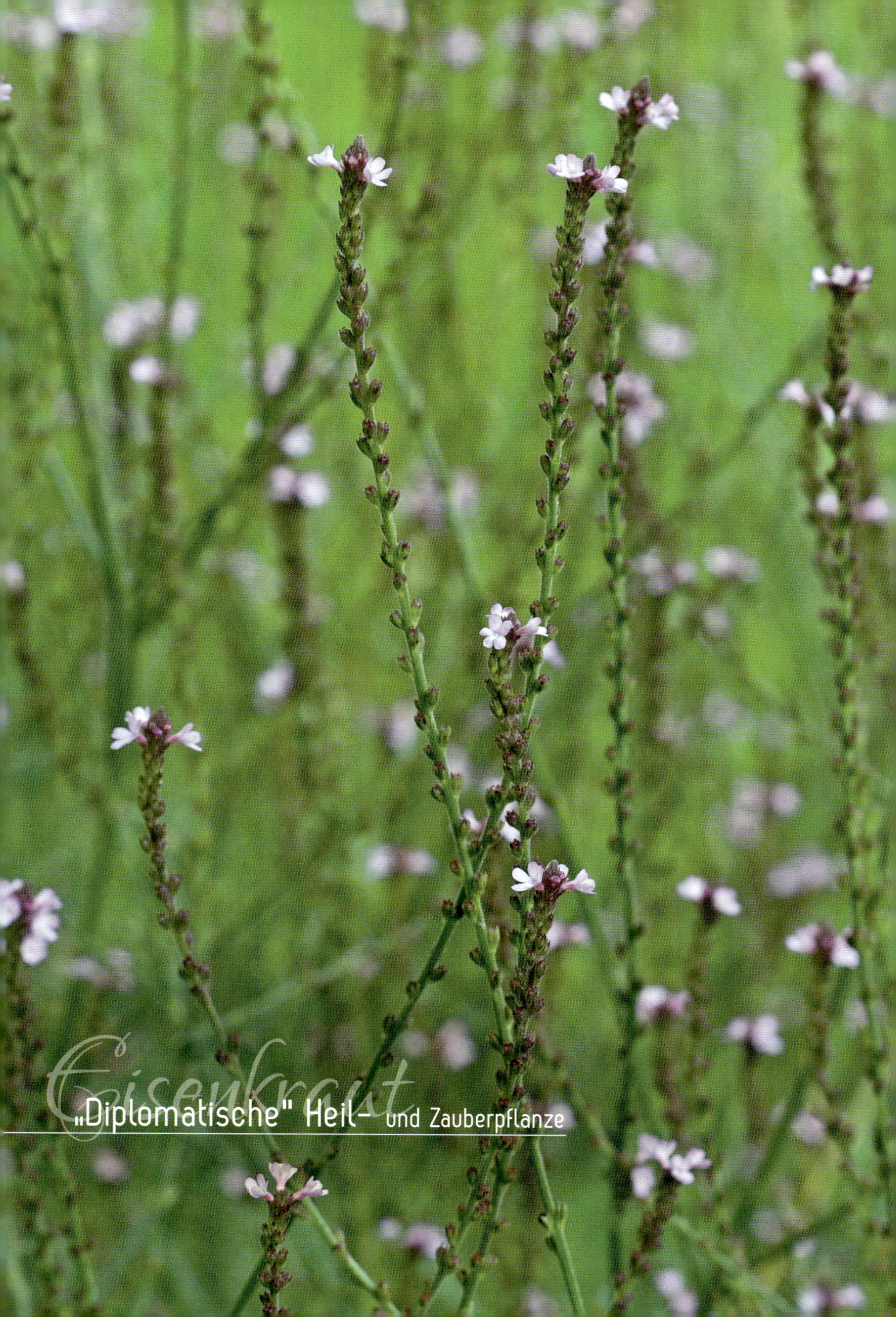

Eisenkraut

„Diplomatische" Heil- und Zauberpflanze

Eisenkraut

Verbena officinalis

Diplomatenkraut, Druidenkraut, Eisenbart, Heiligkraut, Isiskraut, Sagenkraut, Träne der Isis, Venusader

Eigenschaften: entzündungshemmend, magen- und nervenstärkend, milchbildend, fruchtbarkeitssteigernd, wehenanregend, antimikrobiell
Sammeln und Konservieren: Die oberirdischen Teile der blühenden Pflanze ernten und im Schatten trocknen.
Optimale Erntezeit: Ab der Sommersonnenwende bei zunehmendem Mond im Zeichen Stier oder Skorpion.

Die wenig bekannte Ruderalpflanze mit den zarten, hellrosafarbenen Blüten siedelt sich gern auf Unkrautfluren, Schuttplätzen und Ödland an. Sie mag sonnige, windgeschützte Plätze und blüht den ganzen Sommer hindurch.

HEILENDE WIRKUNG

Einst war Echtes Eisenkraut eine wertvolle Heilpflanze. Heute schätzen sie nur noch Volksheilkundler, die ihre Wirkung kennen: Das unscheinbare Gewächs stärkt den Appetit und die Verdauung, stoppt leichten Durchfall, kuriert Erkältungskrankheiten und grippale Infekte und kann bei Kopfschmerzen und nervösen Magenbeschwerden hilfreich sein sowie bei Übererregung und Prüfungsangst. Ihre Domäne ist jedoch die Frauenheilkunde. Dort wird Eisenkraut gebraucht bei unregelmäßiger Periode, zur Fruchtbarkeitssteigerung und Geburtserleichterung bis hin zur Förderung der Milchbildung bei Stillenden.

An Heilstoffen wurden Gerb- und Bitterstoffe, Flavonoide, etwas ätherisches Öl, Iridoidglykoside (Verbenalin), Kieselsäure und Beta-Sitosterol – also hormonähnliche Substanzen – identifiziert, weshalb dieses große Wirkspektrum auch plausibel ist. Doch auch in der Kosmetik ist man auf die Pflanze aufmerksam geworden und nutzt die wohltuende Wirkung zur Straffung und Belebung der Haut.

VON ARZNEI BIS ZAUBEREI

Eisenkraut ist eine altbekannte Heil- und Zauberpflanze. Sie wird mit der ägyptischen Geburts- und Totengöttin Isis assoziiert und hatte im alten Rom große Bedeutung. Ihr römischer Name *Verbena* bedeutet heiliger Zweig mit einer ursprünglichen Bedeutung von „Stab“ oder „Zauberstab“. Man brauchte Eisenkraut für Kränze, um die Häuser zu säubern, steckte es um das Feld, um dem Unwetter vorzubeugen, oder mischte es in Liebestränke – wohl um die Liebe so heiß wie glühendes Eisen zu machen. So wundert es auch nicht, dass in der Nähe des Kapitols einst ein Eisenkrautfeld gewachsen sein soll. Auch die keltischen Stämme kannten das heilsame Kraut. Plinius berichtet, dass die Gallier damit wahren Unsinn betrieben, es zum Wahrsagen und Prophezeihen benutzten und es schlichtweg als Allheilmittel betrachteten.

Natürlich gab es Sammelvorschriften. So konnte es seine magischen Kräfte nur dann entfalten, wenn es beim Aufgang des Sirius (= Hundsstern) gesammelt wurde. Es durfte

Geheimnisvolle

Räucherungen

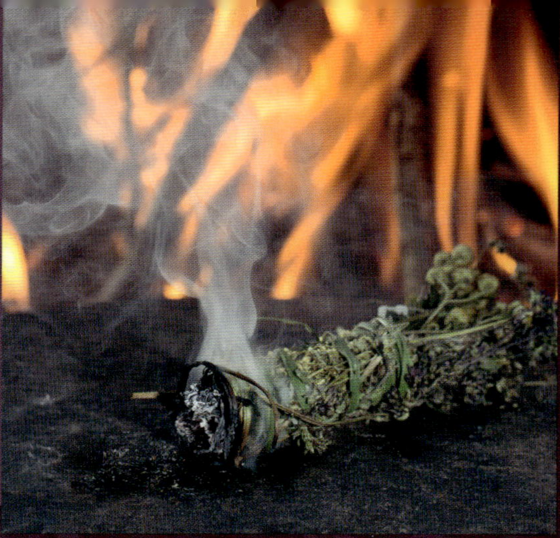

Glimmende Kräuterbüschel sind eine Alternative zur Räucherung über Kohle.

Magische Räucherungen gehören vermutlich zu den ältesten rituellen Praktiken der Menschheit. So sah man im Rauch, also der Kraft des Feuers und der Luft, schon immer den Atem der Götter. In allen alten Hochkulturen war ein reichhaltiges Wissen über die verschiedenen Wirkungsweisen des Rauchs vorhanden. Der magische Rauch sollte nicht nur den Kontakt mit dem Göttlichen herstellen, sondern er wird bis heute gebraucht zur atmosphärischen Reinigung, zum Schutz, zur Harmonisierung, zum Anfachen der Liebeskraft, um krankmachende Energien fernzuhalten, zur Desinfektion sowie zur Haltbarmachung von Lebensmitteln.

Dafür werden hochwertige Harze, Kräuter, Wurzeln oder Blüten verwendet. Nicht nur die katholische Kirche entzündet gern Weihrauch, um Gott zu ehren. Auch die Hexen ehrten ihre Götter und Göttinnen mit Räucherungen – durchaus mit Weihrauch, sofern sie an das kostbare Gut gelangten.

also weder Mond noch Sonne scheinen und man musste der Erde ein Dankopfer bringen. Mit Eisen sollte man zunächst einen Kreis um die Pflanze ziehen, sie anschließend mit der linken Hand graben und nur mit dieser emporheben. Blätter, Stängel und Wurzel mussten anschließend getrennt im Schatten getrocknet werden.

Mit Verbene erklärte man den Krieg oder beendete ihn und in der ganzen Alten Welt galt sie als heilig. Zerstoßenes Eisenkraut wurde als Pflaster aufgelegt, um die durch Eisen verursachten Wunden zu heilen. Auch in Verbindung mit der Schmiede, dem Ort, wo Eisen geschmolzen wurde, sah man es. So heißt es beispielsweise bei Leonhart Fuchs: „Eisenkraut oder Eisenhart ist darumb also genent worden, das man das eisen darmit hertet". Im Mittelalter wurde Eisenkraut fast allen Heil- und Liebestränken beigemengt, getreu dem Motto „viel hilft viel". In Wales kennt man es unter der Bezeichnung Devil's Bane, demzufolge verwendete man es zum Bannen von Teufeln und Hexen.

Noch heute wird das Kraut hier und da über Hauseingänge gehängt oder bei Neubezügen zum Schutz und zur Reinigung verräuchert. Und es findet bei vielen Räucherritualen Verwendung: Mut und Selbstvertrauen soll es geben, materiellen Erfolg bringen und vor negativen Einflüssen schützen. Als magisches Kraut dient das „Diplomatenkraut" zur Aurastärkung

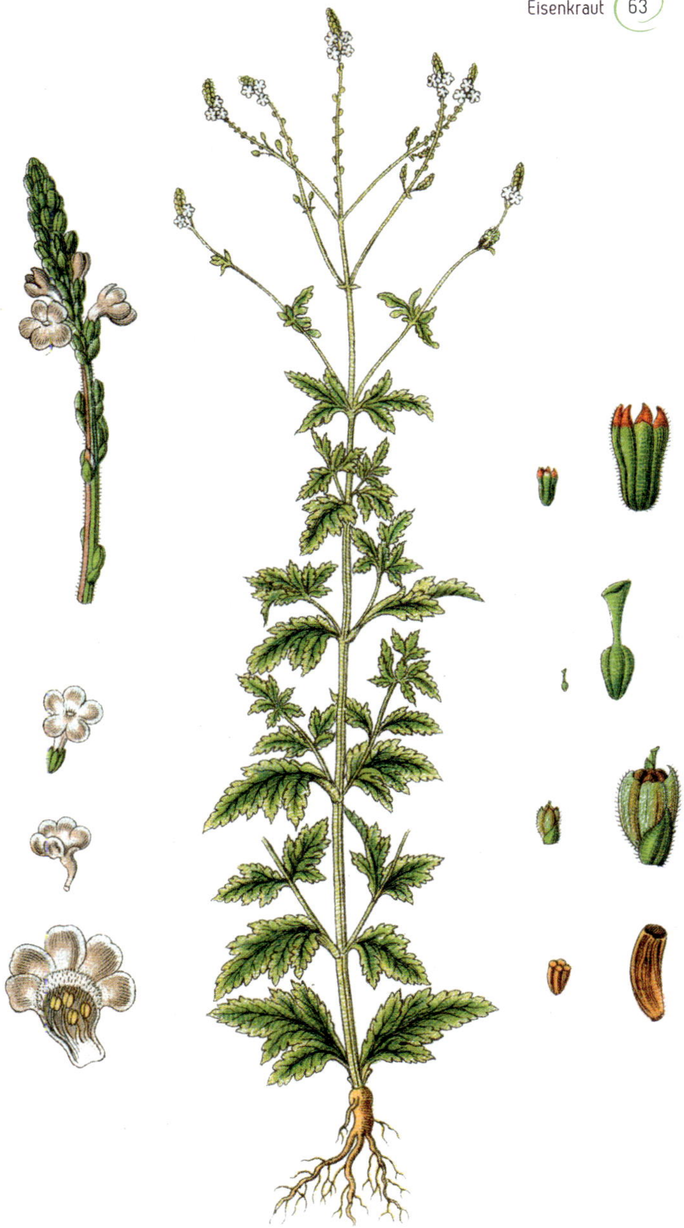

Eisenkraut – unscheinbar und doch stark heilkräftig.

in jeder Lebenslage und soll diplomatische Fähigkeiten vermittelten und Behördengänge erleichtern. Zur Zeit der Hexen schrieb man dem Eisenkraut eine fast uneingeschränkte Macht über viele Krankheiten zu. Und bei jenen die sich mit Eisenkraut bestrichen, sollten sich alle Wünsche erfüllen. Wünschte man sich beispielsweise gescheite und lernbegierige Kinder, so gab man ihnen die Pflanze zu essen.

Alte Namen wie Träne der Isis, Venusader, Junoträne oder Kraut der Gnade belegen die Bedeutung der Pflanze in der Frauenheilkunde. Häufig wurde damit auch geräuchert. In einem mit Wasser gefüllten Kessel gaben die Frauen Kräuter wie Eisenkraut und brachten es zum Kochen. Auf diesen setzten sich die Frauen, damit der aufsteigende Dampf in die Scham eindringen konnte. Dieses Ritual wurde bei Unfruchtbarkeit zur besseren Aufnahme des männlichen Samens oder bei „verstopfter" Gebärmutter zum Abfließen des Blutes angewandt.

VON DER WIESE AUF DEN TELLER

Die bitter-zitrusaromatischen Pflanzenteile können Sie als Salatbeigabe verwenden oder Kräuterkartoffeln, dem Kräuterquark oder dem Frischkäse beimengen. Die herbwürzigen Blüten werden als essbare Dekoration über Salate, Rohkostspeisen oder Desserts gestreut.

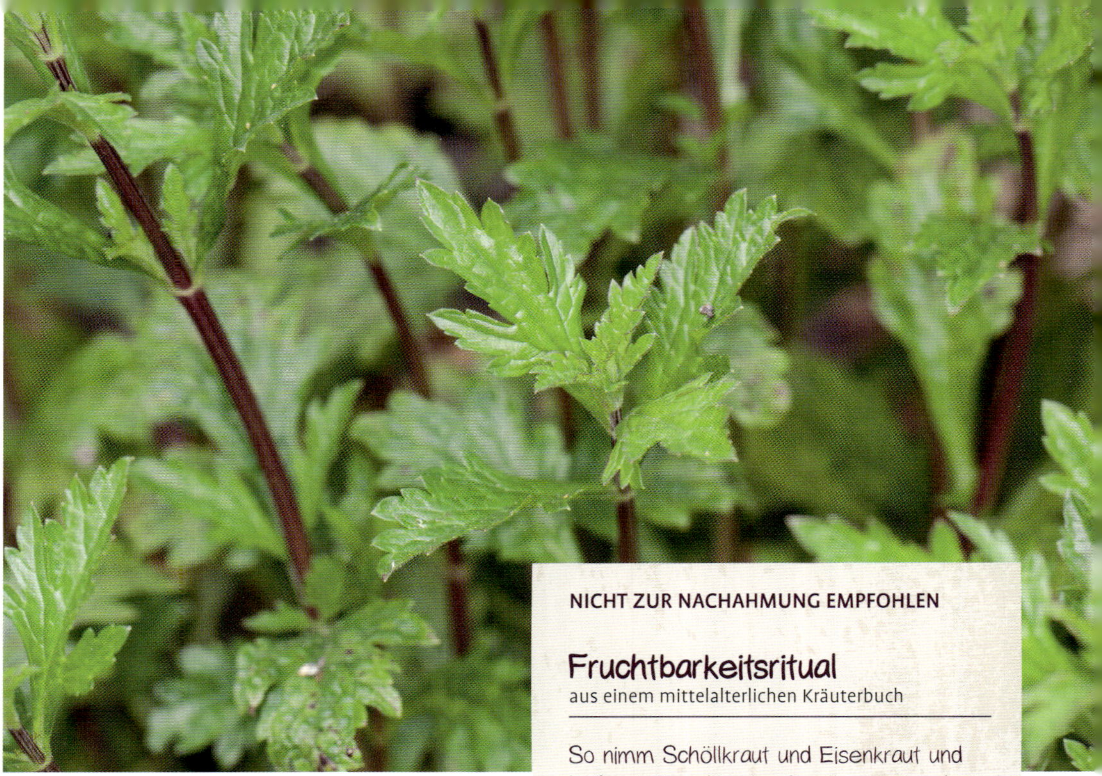

Nicht nur Diplomaten – auch Frauen schätzten die heilkräftigen Stoffe des unscheinbaren Kräutleins.

NICHT ZUR NACHAHMUNG EMPFOHLEN

Fruchtbarkeitsritual

aus einem mittelalterlichen Kräuterbuch

So nimm Schöllkraut und Eisenkraut und Haferstroh und koche die alle miteinander in einem Kessel mit Wasser und mache damit ein Schweißbad in einem Fass oder einem Badezuber. Und wenn die Frau das Bad verlassen hat, nimm weißen Weihrauch und weißen römischen Kümmel und wirf die zwei auf eine Glut und setze die Frau darüber, damit der Rauch in die Scheide dringen kann. Und leg sie danach so erwärmt zu einem Mann ins Bett, und sie wird fruchtbar sein.

(Quelle: Kruse, 1999)

REZEPTE AUS KÜCHE UND HEILKUNDE

EISENKRAUTTEE

pflanzliches Hausmittel bei Erkältungskrankheiten, zur Verdauungsanregung und bei Beschwerden im Magen-Darm-Trakt

- 2 gehäufte TL des Krauts mit 250 ml heißem Wasser übergießen, 5–10 Minuten ziehen lassen, abseihen und in kleinen Schlucken trinken.
- Der Tee hat sich vor allem bei Magen-Darm-Beschwerden wie Appetitlosigkeit, Verdauungsstörungen und leichtem Durchfall bewährt. Nebenbei stellt sich innere Ruhe und ein Gefühl von Gelassenheit ein, das sich auch auf andere überträgt.

EISENKRAUTLÖSUNG

zum Gurgeln oder als Wundheilmittel

- Einen starken Eisenkrauttee zubereiten. Dazu 4 TL mit 250 ml heißem Wasser übergießen und ziehen lassen. Nach 10 Minuten ist die Gurgellösung fertig und kann abgeseiht werden.
- Mehrmals täglich damit die Mundhöhle spülen beziehungsweise damit Wunden reinigen. Um eine Keimbelastung zu vermeiden, die Lösung täglich neu ansetzen.

EISENKRAUTTINKTUR (INNERE ANWENDUNG)

bei Frauenleiden (dazu gehören die Anregung der Wehentätigkeit bei Gebärenden, die Zyklusregulierung sowie Wechseljahresbeschwerden)

- 1 Handvoll blühendes Eisenkraut in ein verschließbares Glas geben und mit hochprozentigem Alkohol übergießen. Die Tinktur sollte an einem kühlen, dunklen Ort mindestens 2, besser jedoch 4 Wochen ausziehen. Den Auszug durch ein Leinentuch abfiltern, den Rückstand kräftig auspressen und die gewonnene Flüssigkeit in Braunglasflaschen mit Tropfpipette umfüllen.
- Bei chronischen Beschwerden zwei- bis dreimal täglich bis zu 10 Tropfen, bei akuten Beschwerden (dazu gehört die Anregung der Wehentätigkeit, jedoch sollte dies nur unter Aufsicht einer Hebamme geschehen) bis zu viermal pro Stunde 10 Tropfen in etwas lauwarmem Wasser gelöst einnehmen.

EISENKRAUTTINKTUR (ÄUSSERLICHE ANWENDUNG)

als straffendes Gesichtswasser

- Die Tinktur wie oben beschrieben zubereiten. Sie kann als belebende Erfrischung für das Gesicht verwendet werden. Gleichzeitig führt dies zu einer strafferen Haut. Es genügt ½ TL, der mit einem Glas Wasser vermengt wird. Anschließend das Gesicht damit waschen.

EISENKRAUTTINKTUR (ENERGETISCHE ANWENDUNG)

für diplomatische Zwecke, bei mündlichen Prüfungen und Behördengängen

- Die Tinktur wie oben beschrieben zubereiten. Mehrere Tropfen davon auf ein Taschentuch tröpfeln (oder getrocknetes Kraut in ein Tuch wickeln) und in die Innentaschen der Jacke stopfen.

Bitte beachten! Nebenwirkungen sind nicht bekannt. Wegen der wehenanregenden Eigenschaft ist bei Schwangerschaft Vorsicht geboten.

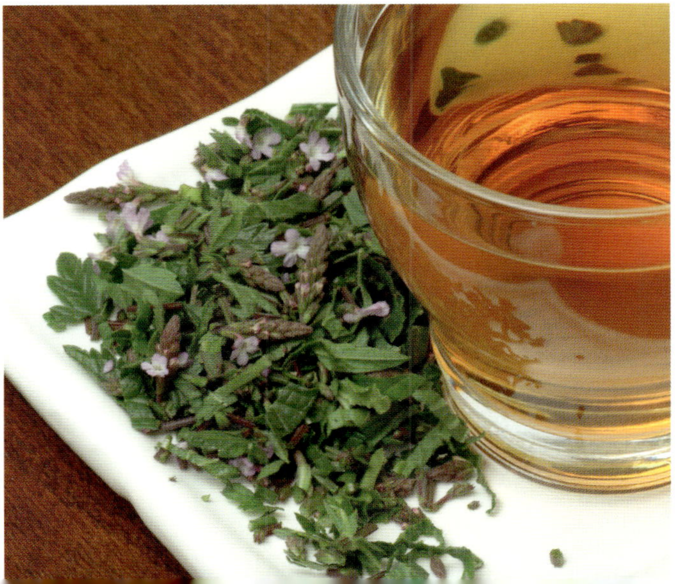

Blüte und Blatt werden für verschiedene Zubereitungen gebraucht.

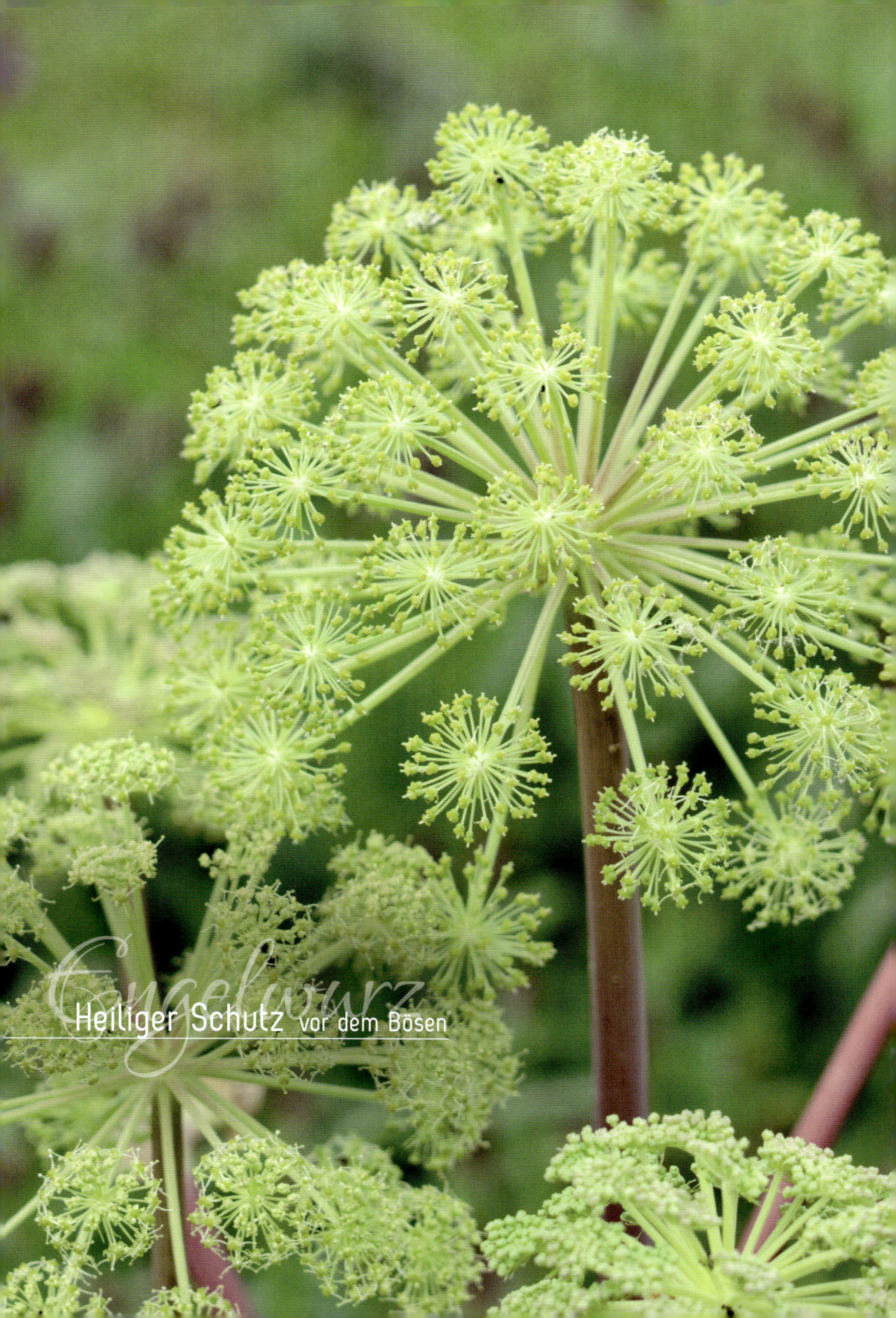

Engelwurz

Heiliger Schutz vor dem Bösen

Engelwurz

Angelica archangelica

Angelika, Angstwurz, Brustwurz, Erzengelwurz, Glückenwurzel, Heiliggeistwurzel, Magenwurz, Liebeswurz, Theriakwurzel, Zahnwurzel, Zauberwurz

Skandinavien, Island, die Färöer-Inseln und Grönland mit dem rauen und feuchten Klima ist die Heimat der Echten Engelwurz. Von dort übersiedelte sie nach Schottland und England. Überlieferungen zufolge brachten die Wikinger im 10. Jahrhundert die Angelika nach Mitteleuropa. Bevorzugte Standorte der imposanten Pflanze sind nährstoffreiche Flussufer, Gräben oder Weidengebüsch.

HEILENDE WIRKUNG

Angelika oder Engelwurz zählt zu den aromatischen Bitterpflanzen und enthält neben Bitterstoffen Gerbstoffe, ätherisches Öl, Furanocumarine, Sitosterol, Harze und Zucker. Hauptanwendungsgebiete sind die Förderung der Verdauung, die Steigerung des Appetits und das Treiben von Blähungen, weshalb sie Magen und Darm entkrampft sowie Schmerzen wie auch Völlegefühl lindert. Angelika ist in der alternativen Frauenheilkunde ein bekanntes Mittel um Frigidität, Impotenz und Unfruchtbarkeit zu behandeln oder um krampfhaften Regelbeschwerden vorzubeugen bzw. eine zu spärliche Menstruation in Fluss zu bringen. Selbst bei Männern scheint die kraftvolle Wurzel wirksam zu sein, beispielsweise um die Spermienproduktion zu steigern oder die Potenz zu fördern.

Eigenschaften: verdauungs- und appetitanregend, galletreibend, krampflösend, auswurffördernd, menstruationsanregend, fruchtbarkeitssteigernd, harntreibend, angstlösend und nervenstärkend
Sammeln und Konservieren: Die Wurzel zweijähriger Pflanzen graben, gründlich waschen, der Länge nach spalten und in einem warmen Raum oder im Backofen bei Temperaturen unter 50 °C trocknen. Bewahren Sie die getrocknete Wurzel in einem verschließbaren Gefäß, um einen Befall mit kleinen „Drogenkäfern" zu verhindern. Es besteht Verwechslungsgefahr mit dem stark giften Wasserschierling, deshalb sollten Sie die Pflanze genau kennen.
Optimale Erntezeit: Die Wurzel im Frühjahr (März, April) und im Herbst (September, Oktober) während der abnehmenden Mondphase graben. Die Früchte werden kurz vor dem Abfallen im Spätsommer und Herbst geerntet.

VON ARZNEI BIS ZAUBEREI

Wohl wegen ihrer außergewöhnlichen Heil- und Schutzkräfte bekam sie den ehrenvollen Namen Engelwurz. Der heilige Erzengel Michael persönlich habe nach Meinung der alten Gelehrten den Menschen die heilsame Wurzel offenbart. Man sagt, die Engelwurz blüht am 29. September, dem Tag des Erzengels Michael. Vom Glauben an diese Legende zeugt noch heute der botanische Name der Pflanze. *Angelica* kommt aus dem Lateinischen: *Angelus* bedeutet Engel,

Magische Zahlen

Bestimmte Zahlen besitzen eine hohe Bedeutung in der Magie. Die Zahl Drei ist seit alten Zeiten bei fast allen Kulturen und Völkern heilig, während die Sieben als göttlich gesetzt gilt.

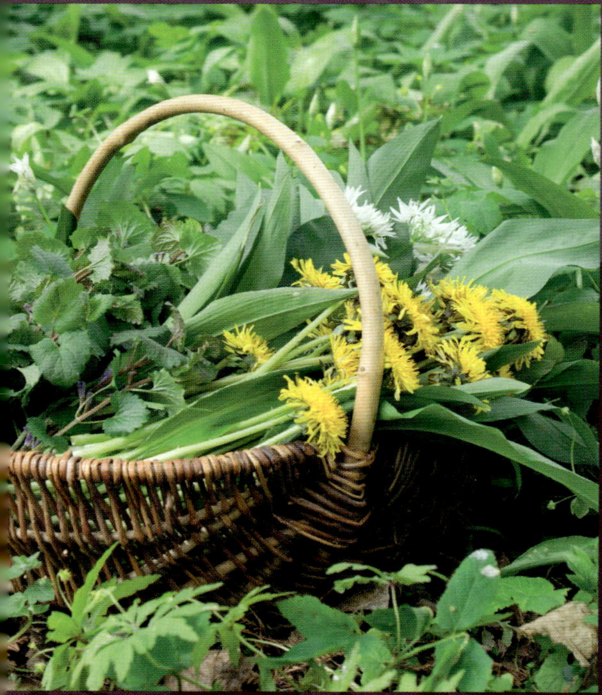

Für Rituale und Kultspeisen braucht es oft eine bestimmte Anzahl an Kräutern.

Noch heute wird dreimal auf Holz geklopft, dreimal dem Schauspieler symbolisch über die Schulter gespuckt und „Toi, toi, toi" gewünscht. Aus der Bibelgeschichte wissen wir, dass die drei Weisen aus dem Morgenland drei heilige Gaben bringen, drei Tage dauerte es bis zur Auferstehung und die Christen ehren Gott Vater, den Sohn und den heiligen Geist. Die Drei steht für Vergangenheit, Gegenwart und Zukunft wie auch für Körper, Geist und Seele. Dreimal täglich wird häufig die Medizin eingenommen, dreimal drei Kräuter gehören in die Gründonnerstagssuppe und in den Kräuterbuschn. Auch im Hexentum hat die Drei eine besondere Bedeutung und oft wiederholten sie an drei aufeinanderfolgenden Tagen ihre Zaubersprüche und im Dreivierteltakt sprachen sie ihre Heilgebete.

Auch die **Sieben** hat oft eine magische und geheimnisvolle Bedeutung. Wir sprechen von sieben Weltwundern, kennen sieben Wochentage, wähnen uns manchmal im siebten Himmel, wir wissen, dass der Mensch alle sieben Jahre einen neuen Lebensabschnitt betritt, sieben Kräuter gehören in die Frankfurter grüne Soße und sieben oder 77 Kräuter kommen in den Weihbuschn. In der hebräischen Sprache haben die Wörter „sieben" und „Vollendung, Perfektion" den gleichen Wortstamm, und auch das babylonische Zeichen „sieben" stand für „Fülle, Ganzheit, Überfluss". Damit ist sie die Zahl der Großen Mutter, die zuständig ist für die Fruchtbarkeit.

archangelus Erzengel. Hexen, die Vermittlerinnen zwischen den Welten, wussten natürlich um die besonderen Kräfte dieser Pflanze, weshalb sie damit auch räucherten, um in Kontakt mit der Engelwelt zu bleiben.

Die Engelwurz wurde auch zum Symbol der Dreifaltigkeit: Sie hat dreigeteilte Blätter, bis zum Aufblühen dauert es meist drei Jahre und drei Hüllblätter bedecken die Blütenknospe. Die Zahl Drei gilt als magische Zahl.

Manchmal ist es schwer, in alten Schriften die Engelwurz von der Wald-Engelwurz zu unterscheiden: Beide Pflanzen sind sagenumwoben. So steht in den Überlieferungen, dass sie selbst dem „Würgeengel der Pest gewaltig widersteht“, der so viele Menschen dahinraffte. Um sich vor Ansteckung zu schützen, kauten während der Pestepidemien Ärzte auf der Angelikawurzel herum oder sie hängten sie sich um den Hals. Auch war Angelika schon immer ein bedeutsamer Bestandteil von Lebenselixieren wie dem Theriak (siehe Seite 38), der im Mittelalter als Wunder- und Allheilmittel galt. Bis heute ist sie im Schwedenbitter und Melissengeist eine unverzichtbare Ingredienz.

Gegen Vergiftungen, Würmer und die angezauberten Geschwüre sollte die kraftvolle Pflanze helfen, aus welchen bei Heilung dann „alte Fetzen, Werch, Fliegen, verkohlte Dochte usw. hervorkommen“. Als Pflanze des Gegenzaubers verjagt sie alle Hexen, Druden, Geister und Kobolde und hilft gegen den Hexenschuss. Zudem ist, wer sie bei sich trägt, vor allen bösen Einflüssen geschützt. „Etliche Leute sind beredet (= verflucht) / wo sie diese Wurzel bey ihnen tragen / soll ihnen keine Zauberey oder böß Gespenst schaden mögen / und alle Fantaseyen und böse erschröckliche Träum und Nachtgespenst hinwegtreiben“, schreibt Tabernaemontanus, einer der Kräuterväter der Renaissance.

Die Hexen verwendeten Engelwurz für mittelalterliche Verjüngungstränke und gegen die Impotenz, die oft angezaubert zu sein schien. In der Heimat der Engelwurz, bei den skandinavischen Lappen, ging sogar der Glaube um, der Teufel persönlich gebe ihnen erwärmende und aufrührende Verse ein, wenn sie sich mit Engelwurz bekränzten.

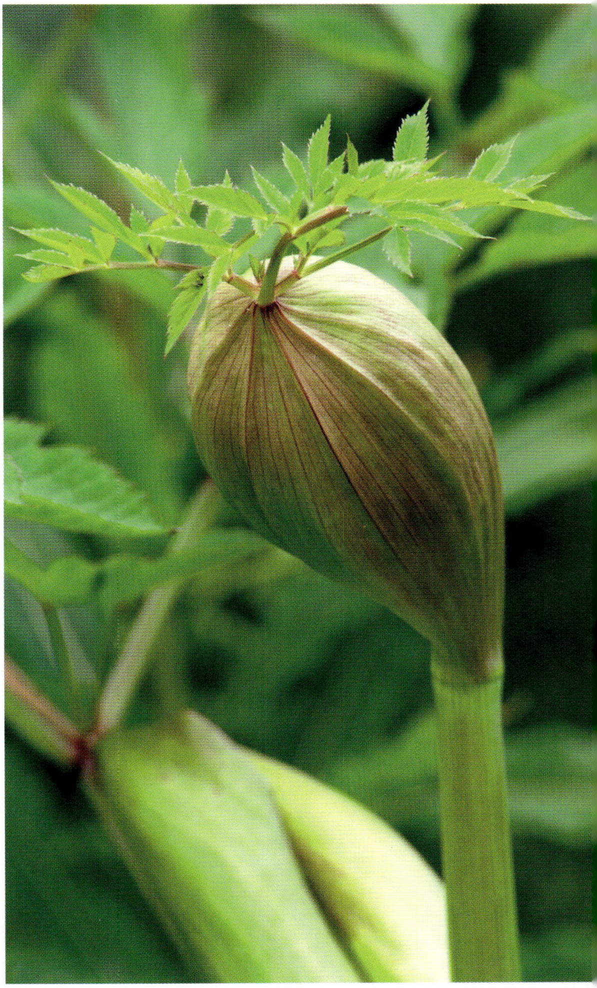

Die Blütendolden sind von drei Hüllblättern umgeben.

Den Namen Frauenwurz hätte sie zudem auch noch verdient, da sie fruchtbarkeitssteigernd ist, bei Menstruationsschmerzen entkrampft und die Blutung fördert. In der Vergangenheit wurde die Angelikawurzel beziehungsweise das ätherische Öl in extrem hohen Dosierungen von „Engelmacherinnen“ als Abtreibungsmittel eingesetzt.

VON DER WIESE AUF DEN TELLER

Lange Zeit war es im April und Mai gang und gäbe Blätter, Stängel und Wurzel der Angelika zu ernten. Oft kochte man die mittleren Stiele zu Konfekt oder aß sie wie Spargel. Auch tunkte man Stängel und Wurzelstücke in Teig und buk sie aus. Die Färöer, Isländer und Norweger essen heute noch gekochte Wurzelstücke; die jungen Stängel und Blattstiele geben sie roh zu Salat oder kochen daraus ein Gemüse. Die Lappen bereiten aus den Blütendolden vermischt mit Rentiermilch eine Art Käse zu. Mit Angelikasamen würzten vorzugsweise die Mönche Liköre. Bis heute wird die Wurzel von einigen Herstellern bekannter Magenbitter geschätzt, etwa für den Bénédictine, Chartreuse oder Cointreau. Die Spirituosen sollen bei leichten Verdauungsbeschwerden helfen.

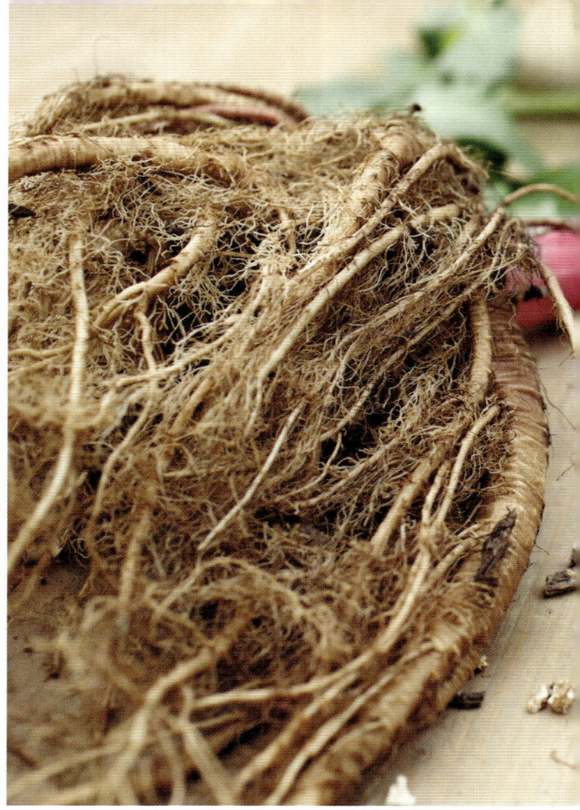

Die Wurzelstücke der Angelika werden für Tinkturen und Räucherungen gebraucht.

REZEPTE AUS KÜCHE UND HEILKUNDE

KANDIERTE ANGELIKASTÄNGEL

eine gesunde Nascherei aus der Natur

- 2 Handvoll junge und frische Angelikastängel ernten und klein schneiden. Die dickeren Stängel schälen und evtl. der Länge nach halbieren.
- 1 l Wasser mit 400 g Zucker vermischen, das Gemisch aufkochen, die Stängel zugeben und etwa 1 Stunde leise köcheln lassen. Danach den Herd ausschalten und das Pflanzen-Zucker-Gemisch über Nacht ziehen lassen.
- Am Morgen die Stängel herausnehmen, gut abtropfen lassen, auf Backpapier legen und in Puderzucker wälzen. Bei Zimmertemperatur mindestens 2 Tage trocknen lassen.
- Erst im getrockneten Zustand zur Aufbewahrung in ein geschlossenes Gefäß geben.

ENGELWURZTEE

wärmend, verdauungsanregend, blähungstreibend

- 1 TL Angelikawurzel mit 1 Tasse kaltem Wasser übergießen. Die Mischung langsam zum Köcheln bringen. Jetzt die Flamme abstellen und den Tee 10 Minuten ziehen lassen.
- Danach die Wurzelanteile abseihen. Vom Tee etwa 2–3 Tassen täglich trinken. Wer die appetitanregende Wirkung eines Tees nutzen möchte, sollte ½ Stunde vor den Mahlzeiten jeweils 1 mäßig warme Tasse Tee trinken.

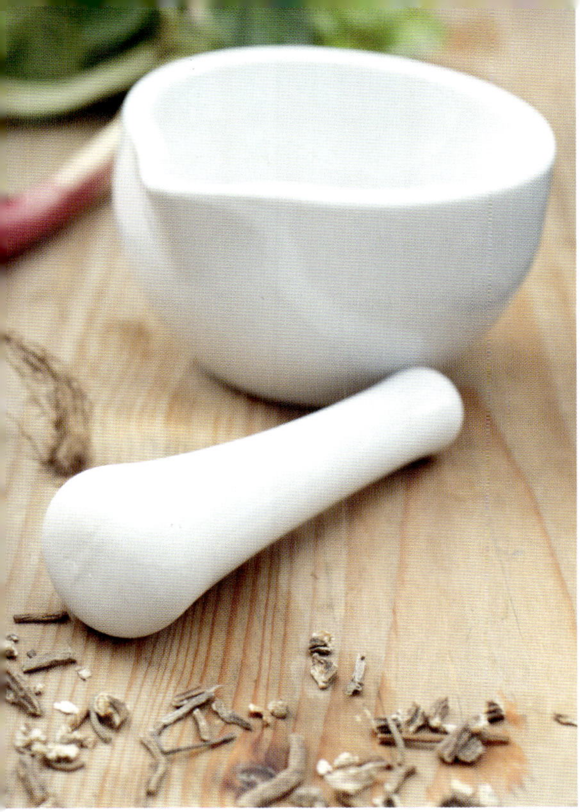

ANGELIKAWEIN

bei spärlicher und krampfhafter Menstruation und Blähungen

- 50 g getrocknete und zerkleinerte Wurzel mit 1 l gutem Weißwein übergießen. Den Ansatz mehrere Tage ausziehen lassen, dann abseihen. Von diesem Wein bis zu zweimal täglich 1 Likörgläschen trinken.

ENGELWURZ-TINKTUR

bei Appetitlosigkeit, Verdauungsbeschwerden, Krämpfen im Magen-Darm-Bereich und Unterleib

- 20 g getrocknete Wurzelstücke mit 100 ml hochprozentigem Kornschnaps übergießen und den Ansatz 2 Wochen in die Wärme stellen. Dabei täglich den Sud wenden. Danach die Tinktur abfiltern und in eine dunkle und verschließbare Flasche füllen.
- Bei Bedarf 20–40 Tropfen in einem Glas Wasser lösen und zu sich nehmen. Während der Schwangerschaft auf diese Anwendung verzichten, da sie gebärmutterstimulierend wirkt.

RÄUCHERUNG MIT DER WURZEL

um den Kontakt mit den Engeln herzustellen oder die Mächte der Finsternis (Melancholie, Depression, Ängste) zu vertreiben

- Verwenden Sie zum Räuchern getrocknete Wurzelstücke und Blätter, ihre Duftnote ist würzig, angenehm, aromatisch. Sehr beliebt ist das Räuchern mit Räucherkohle. Die Handhabung ist relativ einfach, da die Kohle sich leicht entzündet und beim Durchglühen eine gleichmäßige Temperatur erreicht. Durch das Auflegen auf die glühende Kohle werden nicht nur Wirkstoffe, sondern auch Informationen freigesetzt.

ENGELWURZBAD

bei Rheuma und Gicht

- 1 Handvoll Engelwurzkraut in 1 l Wasser bis zum Siedepunkt erhitzen, dann 15 Minuten köcheln lassen und die abgeseihte Flüssigkeit dem Vollbad zusetzen. Bei Bedarf die Anwendung zweimal wöchentlich durchführen.

Bitte beachten! Die Angelikawurzel enthält sogenannte Furanocumarine. Diese Stoffe machen die Haut lichtempfindlicher und können bei Sonnenbestrahlung zu Hautentzündungen führen. Für die Dauer der Anwendung sollten Sie daher längere Sonnenbäder (auch Solarium) vermeiden. Während der Schwangerschaft sollten Sie auf Angelikawurzel-Anwendungen ganz verzichten, da sie vorzeitige Wehen auslösen kann.

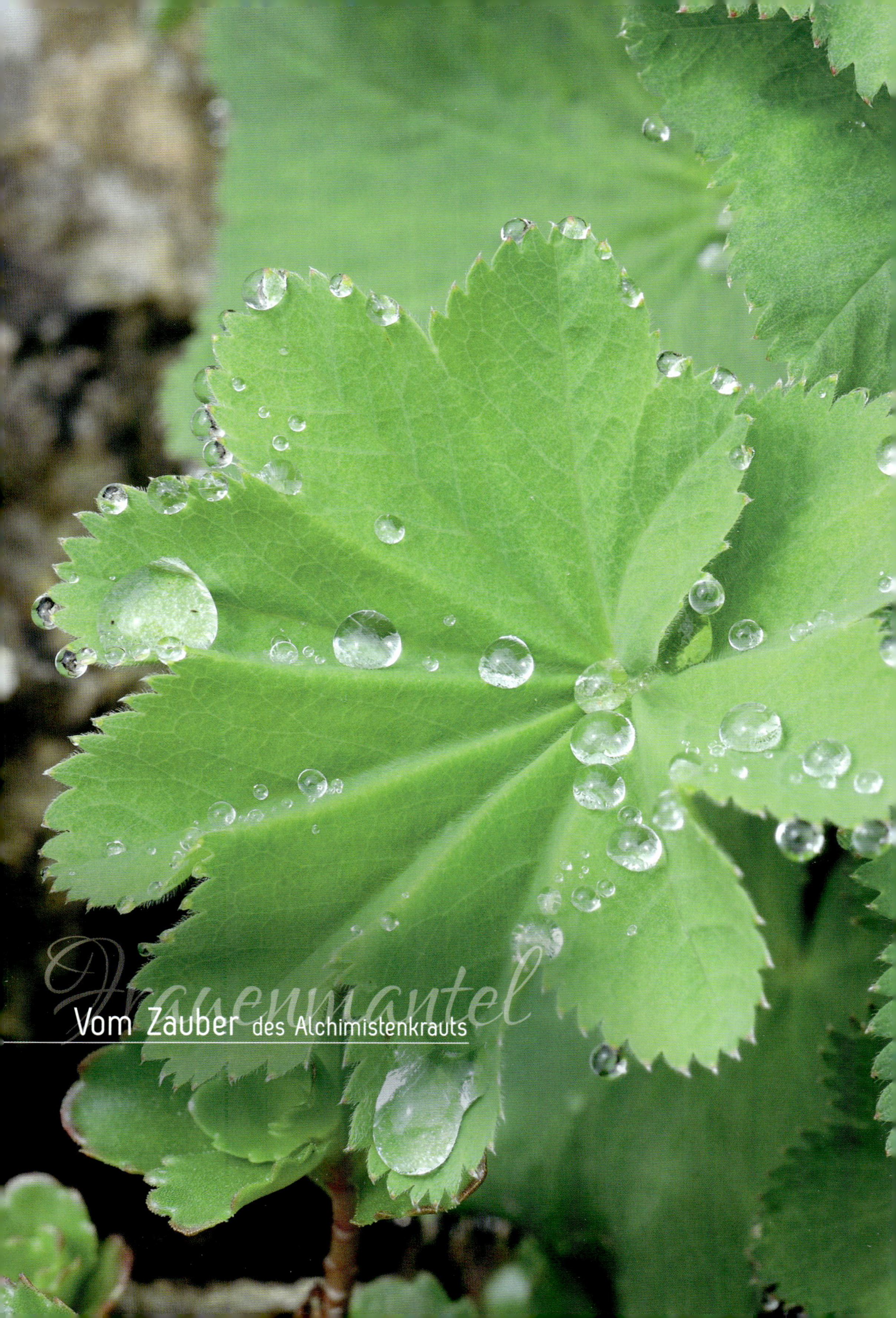

Frauenmantel

Vom Zauber des Alchimistenkrauts

Frauenmantel

Alchemilla vulgaris

Alchimistenkraut, Aller Frauen Heil, Frauenhilf, Löwenfuß, Mantelkraut, Marienmantel, Sinau, Taukraut, Tränenschön, Venusmantel, Zauberkraut

Die auffälligen Wassertropfen am Rand der samtweichen Frauenmantelblätter haben die Menschen schon immer fasziniert. Das schlichte Rosengewächs bevorzugt die feuchten Wiesen, Waldränder oder Bachufer.

HEILENDE WIRKUNG

Frauenmantel gilt bis heute als eines der wichtigsten pflanzlichen Hormonregulanzien, um die weiblichen Fortpflanzungsorgane in jeder Phase des Frau-Seins zu harmonisieren und um eine leichte Empfängnis, Schwangerschaft, Geburt oder Mutterschaft zu gewährleisten. In der ganzheitlichen Frauenheilkunde wird das Frauenkraut deshalb bei Ausfluss, Gebärmutterkrämpfen, Menstruations- und Wechseljahresbeschwerden gebraucht.

Zudem heilt das Zusammenspiel von Gerb- und Bitterstoffen, Flavonoiden, Carotinoiden, Kieselsäure und ätherischen Ölen Wunden, hemmt Entzündungen, lindert leichte Durchfälle und entfernt Schwermetalle aus dem Körper. Untersuchungen zeigen weiterhin, dass die Wirkstoffe in der Lage sind, den Abbau des Elastins in der Haut zu hemmen. Deshalb enthalten Anti-Aging-Kosmetika auch Frauenmantel.

Eigenschaften: sanft hormonregulierend, gestagenartig, empfängnisfördernd, zusammenziehend, leicht antibiotisch, entzündungshemmend, bindegewebsfestigend, harmonisierend
Sammeln und Konservieren: Den blühenden Frauenmantel auf wenig gedüngten Wiesen am besten im Mai oder Juni sammeln. Zum Trocknen auslegen und danach in einem dunklen Glas aufbewahren.
Optimale Erntezeit: Das Kraut möglichst in den Vormittagsstunden ernten, sobald der Tau beziehungsweise die Guttationstropfen abgetrocknet sind. Möchten Sie die Guttationstropfen einsammeln, dann am besten morgens mit einer Pipette ernten und diese mit gleichviel Cognac oder Obstbrand konservieren.

VON ARZNEI BIS ZAUBEREI

Der Tau, den die hübsche Pflanze an seinem Blattrand ausscheidet (Guttationstropfen), wie auch die glitzernden Wasserperlen, die sich oft in der Mitte der Blätter sammeln, haben zu allen Zeiten die Menschen fasziniert und ließen magische Kräfte vermuten. Nach dem germanischen Mythos waren es die goldenen Tränen Freyas, der nordischen Göttin der Liebe und Ehe, die sie Odin nachweinte, als er zu fernen Völkern zog und sie zurücklassen musste. Das hat der Pflanze den Beinamen „Tränenschön" verschafft.

Die mittelalterlichen Alchemisten, stets bestrebt die Naturkräfte zu intensivieren, sammelten den Tau und hofften, ihn in Gold um-

Antikes Antiseptikum

Liebfrauenbettstroh

In alten Zeiten war es üblich, während und nach der Entbindung duftende Kräuter ins Bett oder die Wiege zu legen, um Mutter und Kind vor dämonischen Einflüssen zu schützen. Beruhigende oder geburtsfördernde Kräuter wie Hartheu (Johanniskraut) und Beifuß sollten die Schmerzen während der Entbindung erträglicher machen. Pflanzen, die ursprünglich den Göttinnen Isis, Freya, Frigga, Bertha, Brigid, Demeter, Artemis, Aphrodite, Hekate oder Hera geweiht waren, wurden im Zuge der Christianisierung der Jungfrau Maria unterstellt und schnell zu „Unser Frauen Bettstroh" oder zum „Liebfrauenbettstroh" deklariert. Bettstrohkräuter gab es auch zur Stärkung des Kranken, zum Trost für Sterbende und Angehörige und zur Anregung der Liebesfreuden.

Immerhin konnten Wissenschaftler der Neuzeit bestätigen, dass viele dieser Kräuter antibakterielle Wirkstoffe besitzen und so vor Infektionen schützen können. Die Aromatherapeuten wissen, dass Düfte auch beruhigen können. Insgesamt waren die Rituale der weisen Frauen und Hebammen, die Segenssprüche und Badekräuter, die dem ersten Badewasser des Kindes zugegeben wurden, den Inquisitoren ein Dorn im Auge. Schließlich erließen sie eine Hebammenverordnung und bestimmten, dass ein Geistlicher bei einer Geburt anwesend sein sollte, um diese abergläubischen Bräuche zu unterlassen.

zuwandeln. Auch bei der Suche nach dem Stein der Weisen sollte Frauenmantel hilfreich sein und einige mischten die Blätter in magische Tränke. Die Pflanze war den frühen Chemikern so wichtig, dass sie ihr sogar ihren Namen „Alchemilla" liehen.

Die regelmäßige Fältelung der Blätter und die samtweiche Oberfläche waren wohl für die Christen Grund genug, um sie der Schutzmantelmadonna zuzuweisen. Auch glaubte man, sich mit dem Tau von allen Sünden reinwaschen zu können. Und sogar zur Wiederherstellung der Jungfräulichkeit wurde das Kraut von den Hexen gebraucht. „Dieses Kraut in Regenwasser oder aber in Löschwasser darinn die Schmiede das glüend Eisen ablöschen, gesotten und mit demselbigen Wasser die heimlichen Örter der Weiber gewaschen, bringt dieselbigen zusammen, als wann sie Jungfrauen wären", heißt es beispielsweise in dem Kräuterbuch des Tabernaemontanus von 1731. Auch für Wunden und Blutflüsse wurde es benötigt.

In der Hebammenkunst kennt man bereits seit vorchristlicher Zeit den Brauch, duftende und antiseptische Kräuter der Gebärenden unterzulegen, was Mutter und Kind vor Krankheit und chaotischen Kräften schützen sollte. Im Rahmen der Christianisierung wurden die Gebärkräuter Maria unterstellt und daraus hat sich die Bezeichnung Maria Bettstroh oder Liebfrauenbettstroh (siehe Seite 74) entwickelt. Für die Wildkräutermischung gibt es kein festes Rezept, doch wurden gerne stärkende, antiseptische, blutstillende, antidepressive und solche mit ätherischen Ölen verwendet.

Bis heute nimmt man Frauenmantelkraut für kosmetische Zwecke. So gelten Auflagen mit zerquetschten Blättern oder Kompressen mit dem Tee als Schönheitsmittel zur Straffung der Brüste. Die frühen Kräuterbücher aus der Hochzeit der Hexen priesen Frauenmantel als wundertätiges Schönheitsmittel, um Sommersprossen zu beseitigen oder die durch Mutterschaft oder Alter verlorene Schönheit zurückzubringen. Die Guttationstropfen gab man im Mittelalter dem Badewasser zu, was zu ewiger Jugend verhelfen sollte. Und wer einen Tropfen auf das dritte Auge (die Stelle zwischen den Augenbrauen) aufträgt, wird schneller lernen, seiner Intuition zu vertrauen, hieß es.

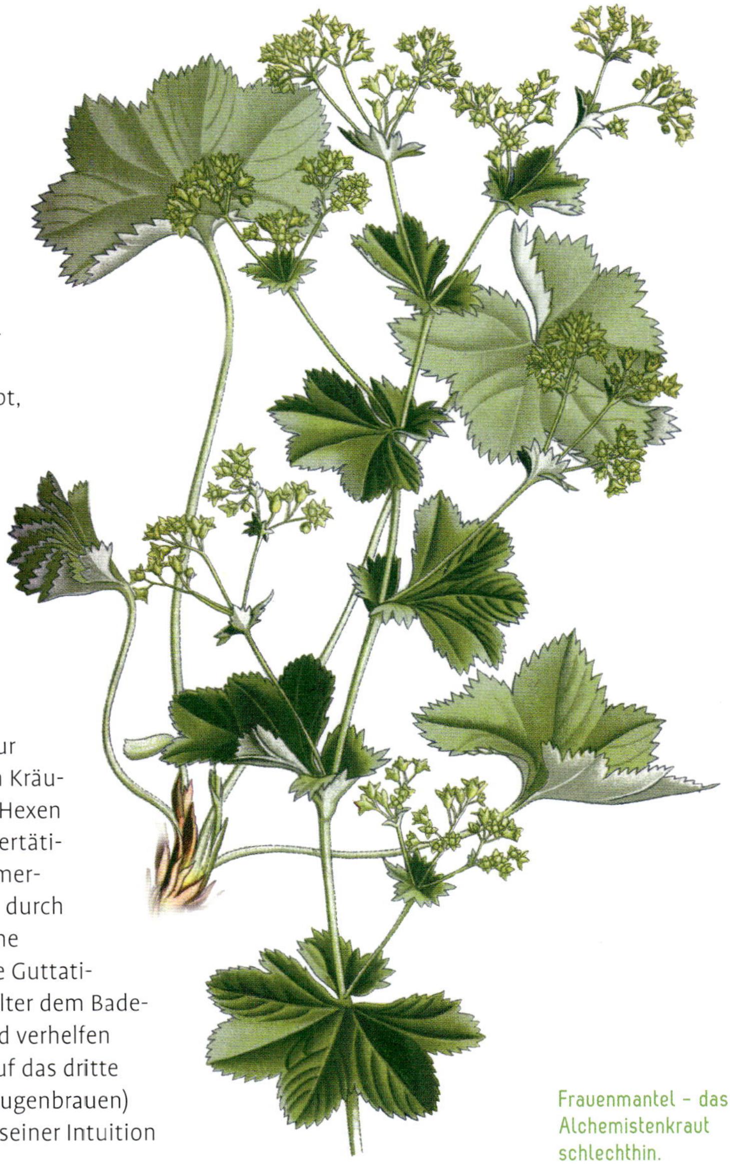

Frauenmantel – das Alchemistenkraut schlechthin.

VON DER WIESE AUF DEN TELLER

Fein geschnitten schmecken kleine, noch helle Blätter in Salaten, sie passen aber auch als Füllung für Aufläufe, Blätterteigtaschen und Bratlinge. Ihr Geschmack ist etwas bitter oder kohlrabiartig. Auch die Blüten der Pflanze sind essbar. Sie werden wie alle essbaren Blüten in der Regel roh gegessen. Vor dem Verzehr sollten Sie die Blüten nicht waschen, denn dadurch werden Nektar und Blütenstaub abgespült.

Alchemie

Kosmische Chemie

Sie ist die Vorstufe der modernen Chemie. Die Definition ist nicht ganz einfach. Während es sich beim Präfix *al* um einen bestimmten arabischen Artikel handelt, geht der Terminus *chimia* vermutlich auf das griechische *chéō* (= gießen) zurück; zusammengefasst also die Handwerkskunst, flüssiges Metall zu gießen. Manchmal gibt es auch Definitionen wie „die Kunst, gewisse Materialien zu höherem Sein zu veredeln" oder „aus unedlen Stoffen mithilfe des *Lapis philosophorum* (= Stein der Weisen, der häufig als schweres dunkelrot glänzendes Pulver beschrieben wird) Edelmetalle oder Edelsteine herzustellen". Die wichtigste Laboroperation der Alchemie ist die Destillation.

Die Ähnlichkeit zwischen Heilmittelkochen, den alchemistischen Operationen und der Hexe oder den Hexern mit ihrem Hexenkesseln ist nicht von der Hand zu weisen. Somit gab es in den vergangenen Jahrhunderten immer wieder die Kritik, Hexen würden unerlaubte Alchemie betreiben, und damit ist auch klar, warum der Übergang vom höfischen Alchemisten und Naturphilosophen, der in gelehrten Büchern las, zu den Hexen fließend ist.

REZEPTE AUS DER HEILKUNDE

TEEZUBEREITUNG

bei unspezifischen Durchfallerkrankungen, bei krampfartigen Regelbeschwerden und um die Empfängnisbereitschaft zu erhöhen

- 1 TL getrocknetes Kraut mit 1 Tasse siedendem Wasser überbrühen, zugedeckt 5 Minuten ziehen lassen, dann abseihen. Davon bis zu 3 Tassen täglich trinken.
- Bei Regelbeschwerden den Tee in der zweiten Zyklushälfte trinken. Um die Empfängnisbereitschaft zu erhöhen, den Tee in der ersten Zyklushälfte genießen.

KOMPRESSE

bei erschlafftem Brustgewebe

- Naturkosmetikerinnen raten, mit der Teezubereitung die Brust regelmäßig zu waschen oder einen Umschlag aufzulegen, weil sich dadurch erschlafftes Gewebe wieder kräftigt und strafft.

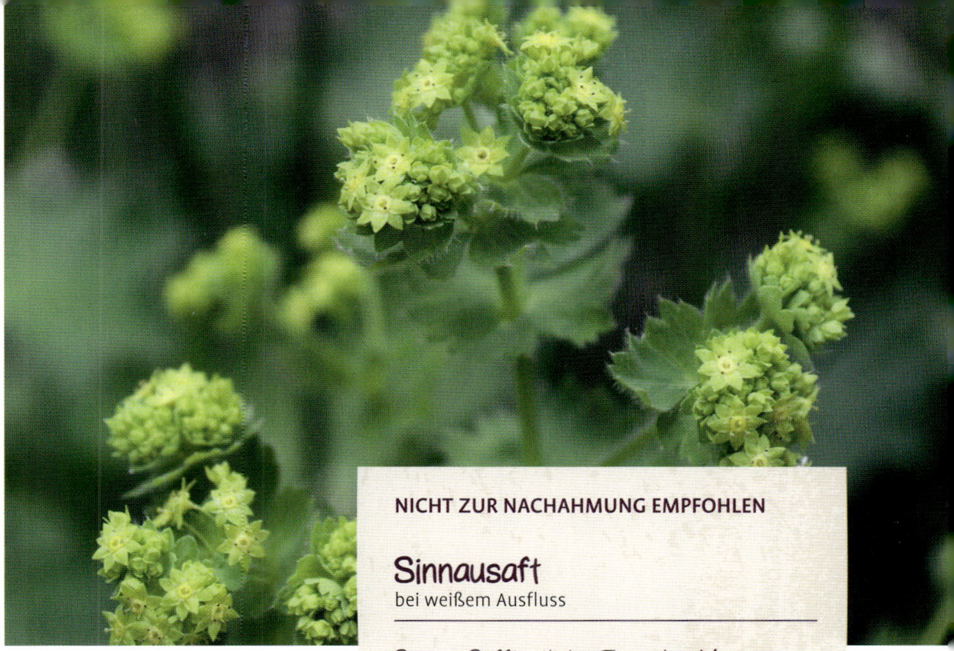

Die „kleine Alchemistin" ist eine Arznei bei Frauenbeschwerden.

NICHT ZUR NACHAHMUNG EMPFOHLEN

Sinnausaft

bei weißem Ausfluss

Sinnau-Safft etliche Tage des Morgens jedesmal 2. Loth getruncken und des Abends auch so viel dienet wider dem weißen Mutterfluß. Den Saft auch warm mit einer Spritzen zu der Frauen in die Mutter gethan, hilft desgleichen.

(Quelle: Tabernaemontanus, Neu vollkommen Kräuterbuch, 1731)

FRUCHTBARKEITSTROPFEN AUS DEN BLÄTTERN

um den weiblichen Hormonhaushalt zu regulieren

- Blühendes Frauenmantelkraut mit den Fingern abzupfen und grob zerteilen. Die Blüten und Blätter in ein ausgekochtes Schraubdeckelglas füllen und das Kraut mit 40%igem Alkohol übergießen. Das Gemisch 2–4 Wochen an einem hellen Platz stehen lassen und das Glas täglich wenden. Nach dieser Zeit die Feststoffe durch ein Baumwolltuch filtern und die Tinktur in dunkle Fläschchen füllen.
- Bei Unfruchtbarkeit oder Störungen im Monatszyklus 5–20 Tropfen in ein Glas Wasser geben und über den Tag verteilt trinken.

GUTTATIONSTROPFEN

um die weiblichen Kräfte zu harmonisieren

- Über mehrere Tage in den Morgenstunden die Guttationstropfen mit einer Pipette einsammeln und zu gleichen Teilen mit Cognac konservieren. Von der Lösung bis zu dreimal täglich 10 Tropfen bei Zyklusbeschwerden, Brustspannen oder Wechseljahresbeschwerden einnehmen.

MARIA-BETTSTROH-KISSEN

für Gebärende

- Geeignet sind für die Füllung getrocknetes Kraut von Schafgarbe, Johanniskraut, Dost, Thymian und reichlich Frauenmantel. Die Kräutermischung mit Dinkelspelz vermischen und in ein Säckchen von etwa 30–35 cm füllen. Das Kissen während der Geburt oder im Wochenbett der Wöchnerin unter das Becken schieben. Durch die Körpertemperatur entfalten die Inhaltsstoffe wie ätherische Öle ihre Wirkung. Wenn die Duftwirkung nachlässt, die Kräuter erneuern.

Bitte beachten! Es sind keine Nebenwirkungen, Wechselwirkungen mit anderen Mitteln oder Kontraindikationen bekannt.

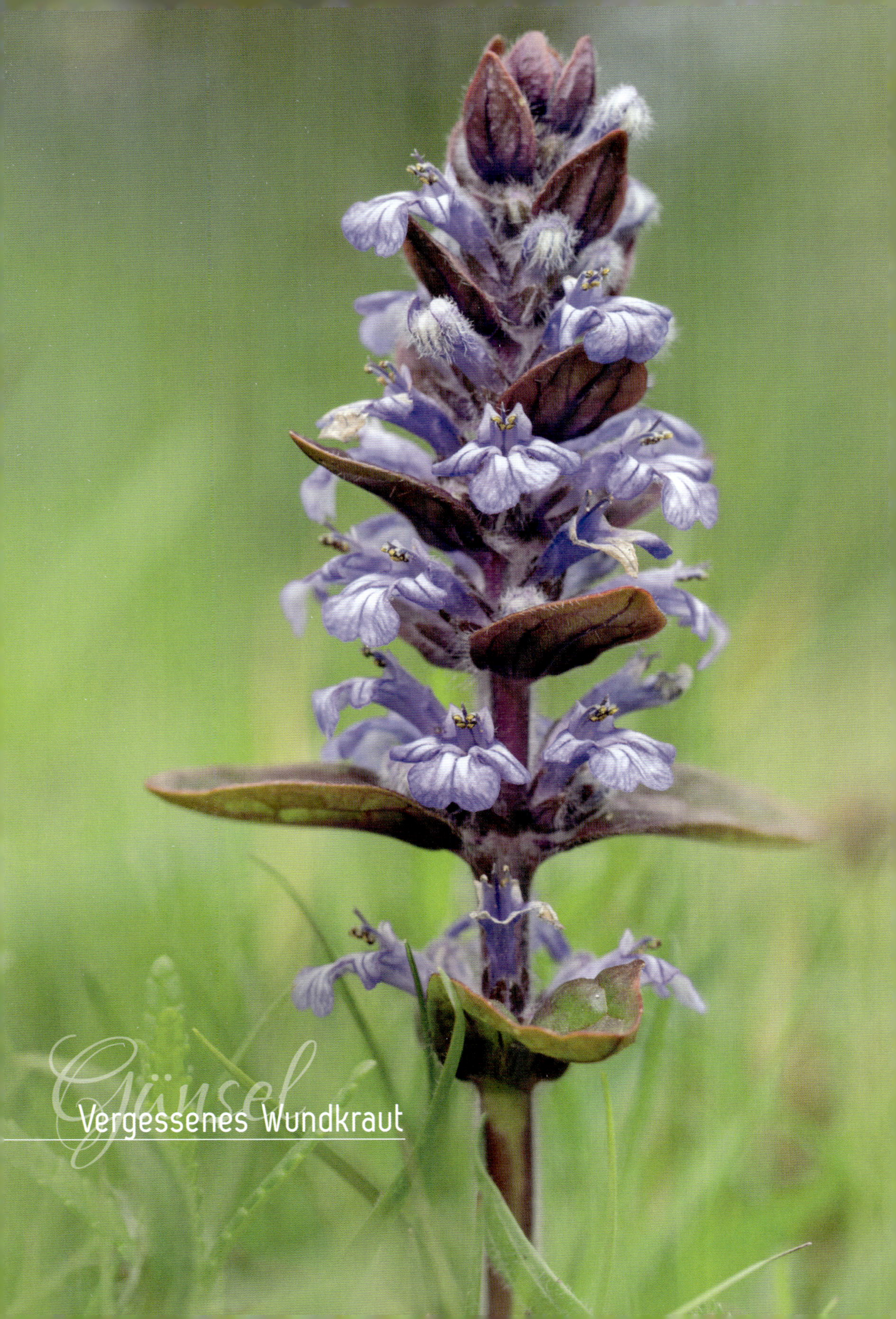

Günsel
Vergessenes Wundkraut

Günsel

Ajuga reptans

Grundheil, Gugelkraut, Güldengünsel, Gurgelkraut, Heilkräutlein, Kuckucksblume

Der Kriechende Günsel hat hübsche blaue Blüten und gehört zu den typischen Hummelweiden. Er ist eine häufige Pflanze, die man vorzugsweise an Wegrändern, feuchten Wiesen, Gebüschen und in lichten Laubwäldern findet.

Eigenschaften: schmerzstillend, wundheilend, zusammenziehend, entzündungshemmend, leicht antibakteriell
Sammeln und Konservieren: Das blühende Kraut im Schatten trocknen, in Stoffbeuteln aufbewahren und innerhalb eines Jahres verbrauchen.
Optimale Erntezeit: Nach alten Aufzeichnungen soll das Kraut besonders heilsam sein, wenn es vor Sonnenaufgang bei Neumond von Ende Mai bis Juni gepflückt wird.

HEILENDE WIRKUNG

Obwohl die alten Heilkundigen und Kräuterweiber den Kriechenden Günsel häufig gebrauchten, ist er heute ein eher selten verwendetes Arzneimittel. Einige kennen noch seine Verwendung als Wundkraut. Das (saubere!) frisch angequetschte Kraut können Sie bei oberflächlichen Wunden und Quetschungen auflegen, es lässt sie schneller abheilen. Auch dunkle Narben und Gefäßerweiterungen im Gesicht, die zu Rötungen führen, verblassen so schneller.

Wegen des Gehalts an ätherischem Öl hat Günsel eine leicht antibakterielle Wirkung. Aufgrund der zusammenziehenden Eigenschaften der Gerbstoffe kann der Günsel auch bei Mund- und Rachenentzündungen sowie leichten Durchfällen hilfreich sein und wegen der Bitterstoffe auch bei erhöhten Leberwerten und Gallenbeschwerden. Dazu den Tee oder die stärker und schneller wirkende Tinktur verwenden.

VON ARZNEI BIS ZAUBEREI

Möglicherweise geht sein lateinischer Name *Ajuga* auf das lateinische Wort *abigere* (= vertreiben, austreiben) zurück, da Günsel in der Antike wegen seiner abortiven Wirkung bekannt war. Der Volksname Kuckuckskraut deutet darauf hin, dass Günsel von den alten Weibern auch als Schutzkraut verwendet wurde, um eine Vertauschung von Neugeborenen zu verhindern. Die deutsche Bezeichnung Günsel könnte eine Entlehnung des lateinischen *consolida, consolidare* (= verfestigen, zusammenfügen) sein, da er auch als Wundkraut gebraucht wurde. In einigen Gegenden kennt man noch den alten Spruch: „Wer Gunsel und Sanikel hat, piet Trutz dem Wundarzt mit eim Platt". Und wer unter Mundfäule litt, hing ihn an einer Schnur um den Hals, denn man glaubte, sobald das Kraut vertrockne, vergehe auch das Übel.

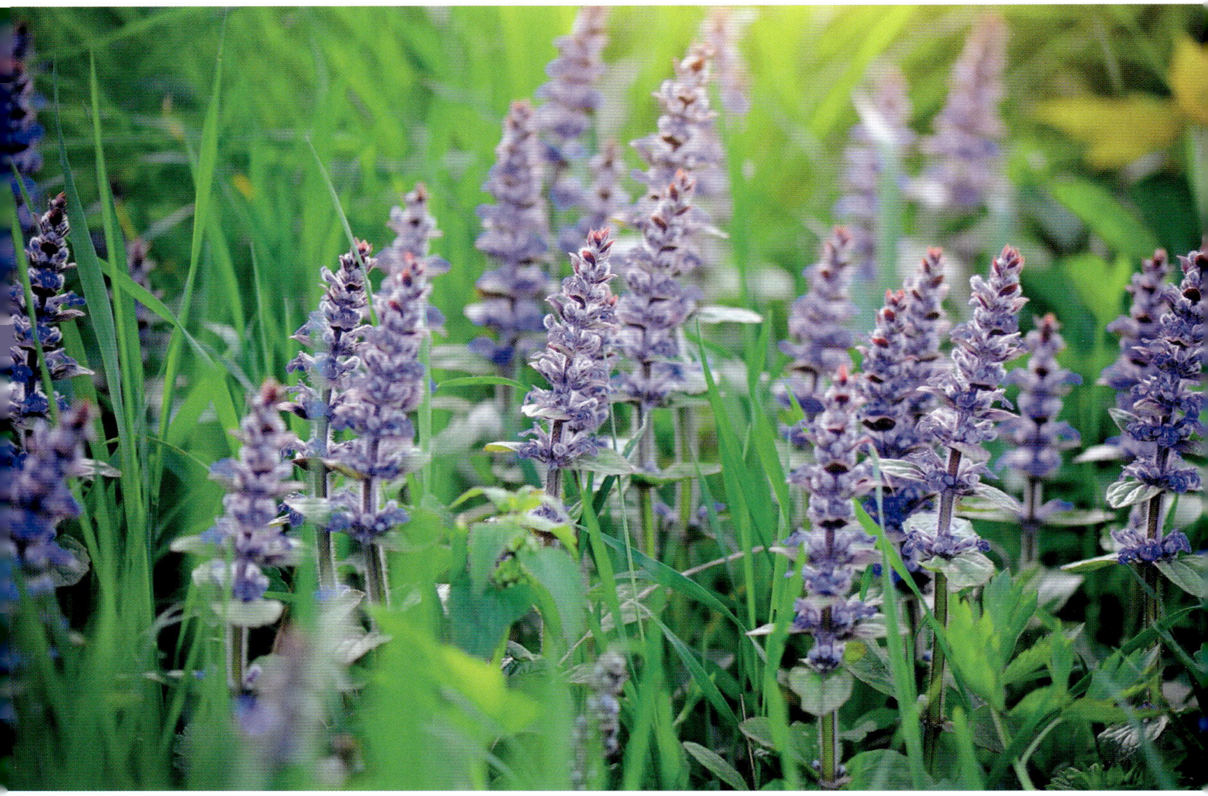

Der blaue Günsel gehört zu den magischen Wetterpflanzen.

Im Volksglauben zählen blau blühende Pflanzen zu den Wetterpflanzen. Man soll sie nicht ausreißen, sonst zieht Donner und Blitz auf. Ebenso wenig daran riechen, da man sonst Sommersprossen (früher Rossmucken genannt) bekommt.

Eine Räucherung mit Günsel sollte nach Meinung der Alten Schutz und Mut bringen sowie das Selbstbewusstsein stärken. Daher wird er gebraucht, um die Ängste bei neuen Unternehmungen zu verscheuchen.

VON DER WIESE AUF DEN TELLER

Sie können die jungen Blätter und Triebspitzen vorzugsweise von März bis in den Juli hinein ernten. Dann sind sie saftig, schmecken etwas scharf und feinherb und erinnern im Geschmack ein wenig an Chicorée. Sie eignen sich roh als Beigabe zu milden Blattsalaten, Wildkräutersalaten, dem Kräuterquark oder dem Frischkäse. Erhitzt sind die Blätter eine Gemüsebeilage. Dazu in Butter weich dünsten, mit Salz und Pfeffer abschmecken und über Pellkartoffeln streuen oder zu Kräutersuppen, Eintöpfen oder Eierspeisen geben.

Die hübschen Blüten mit ihrem mildbitteren Geschmack sind eine essbare Dekoration und als Farbtupfer für alle Arten von Fruchtsalaten oder Desserts geeignet.

REZEPTE AUS KÜCHE UND HEILKUNDE

QUARKSPEISE MIT GÜNSELBLÜTEN

ein Nachtisch aus der Wildkräuterküche

- 250 g Sahnequark mit 1–2 EL Honig vermischen. Einige hübsche Günselblüten unterheben und die Quarkspeise mit geraspelter Bitterschokolade und einigen Günselblüten dekorieren.

GÜNSELTEE

bei leicht erhöhten Leberwerten, leichten Durchfällen und Darmerkrankungen

- 1–2 TL des getrockneten Krauts (Blätter und Blüten) mit ¼ l siedendem Wasser aufgießen, 5–10 Minuten ziehen lassen, dann abseihen. Bis zu 3 Tassen täglich davon trinken.

AUFLAGE ODER GURGELLÖSUNG

zur Wundheilung

- Einen starken Aufguss wie beim Günseltee beschrieben zubereiten (etwas mehr Günselkraut verwenden). Mehrmals damit die Mundhöhle spülen oder eine Kompresse mit dem Tee tränken und auf Wunden, Narben, bei erweiterten Gefäßen im Gesicht oder auf gequetschtes Gewebe legen.

GÜNSELTINKTUR

zur Harmonisierung von Leber und Darm

- 1 Teil Günselkraut mit 5 Teilen Alkohol (Wodka) übergießen und den Ansatz 14 Tage ausziehen lassen, dann die Tinktur in Braunglasflaschen filtrieren. ½ TL in etwas Wasser verdünnen und als schmerzlinderndes Mundwasser zum Gurgeln verwenden oder damit eine Kompresse tränken und diese bei Schmerzen am Bewegungsapparat auflegen. Innerlich eingenommen bei leichten Durchfällen und bei Lebererkrankungen verwenden. Vorsichtig an die Dosierung herantasten. Am besten mit 5 Tropfen beginnen und langsam steigern.

Bitte beachten! Günsel ist ein Kraut der Erfahrungsheilkunde. Daher vorsichtig an die Dosierung herantasten und nicht zur Langzeiteinnahme verwenden.

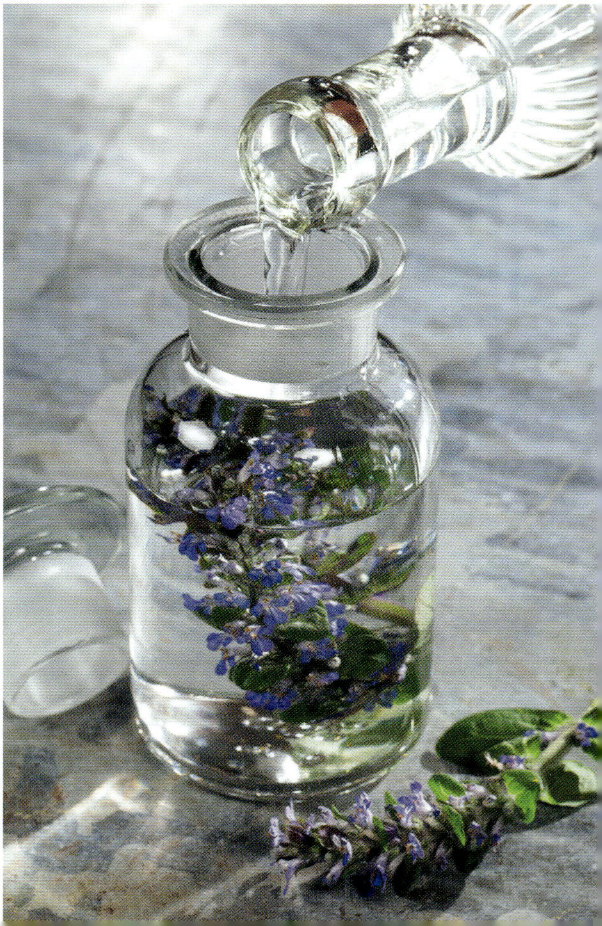

In Alkohol lösen sich seine heilwirksamen Stoffe.

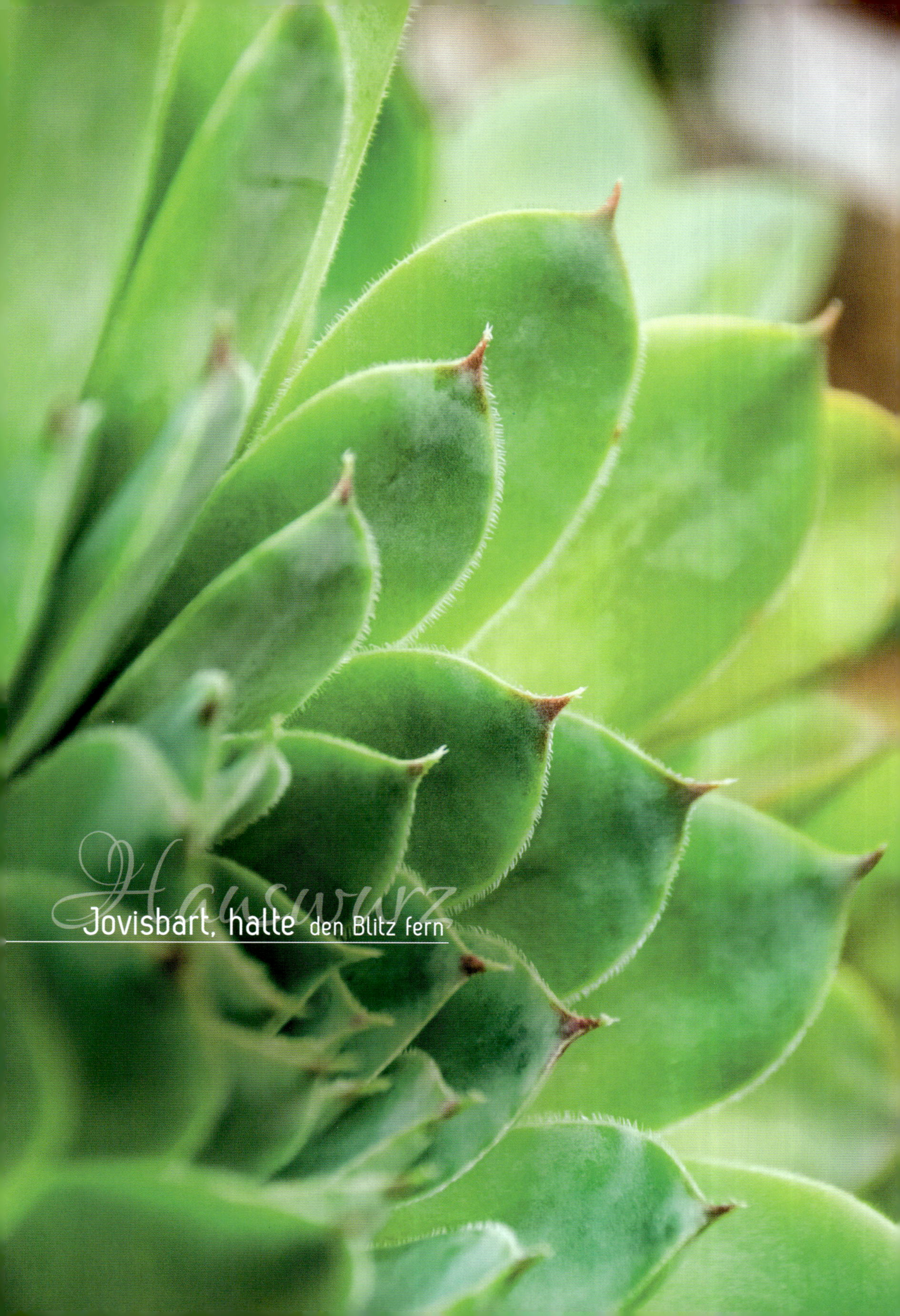

Hauswurz

Jovisbart, halte den Blitz fern

Hauswurz

Sempervivum tectorum

Dachwurz, Donnerbart, Donnerkraut, Hauslauch, Hausrampfe, Rampfe, Wetterwurz, Zittriwurzen

Sie erträgt Hitze und Trockenheit, benötigt wenig Wasser und eignet sich für den Steingarten wie auch für die Begrünung von Dachflächen. Eigentlich ist die Dach-Hauswurz eine Felsenpflanze der Pyrenäen und der Alpen. Wildwachsende Gewächse stehen unter Naturschutz und dürfen deshalb nicht gepflückt werden. Doch bietet man ihr einen passenden Platz, lassen sich auf kleinstem Raum verschiedene Sorten der Hauswurz-Arten kultivieren.

Eigenschaften: entzündungshemmend, kühlend, schmerzstillend, erweichend, wundheilend, erfrischend
Sammeln und Konservieren: An ihren Wildstandorten stehen sowohl die Echte Hauswurz als auch die Berg-Hauswurz unter Naturschutz. Deshalb werden nur frische Blätter aus Kulturbeständen gesammelt.
Optimale Erntezeit: Das Grünmaterial von April bis Oktober während der zunehmenden Mondphase ernten.

HEILENDE WIRKUNG

Als Heilpflanze ist die Hauswurz kaum noch bekannt. Sie ist nicht gut erforscht, doch weiß man, dass sie Schleimstoffe, Flavonoide, Harz, Gerbstoffe, Fruchtsäuren, Vitamin C und Mineralien (vor allem Kalium) enthält. Heute sind nur noch äußere Anwendungen vertretbar. Dann eignet sie sich als Erste-Hilfe-Mittel. Das Gel im Inneren der Blätter kühlt bei juckenden Insektenstichen, bei Venenentzündungen, Verbrennungen, Sonnenbrand, gichtisch schmerzenden Gelenken, es erweicht Hühneraugen, Warzen und Furunkel. Deshalb wird die Hauswurz manchmal als Aloe vera des Nordens bezeichnet. Meist erfolgt die Anwendung in Form von Ölauszügen oder Salben.

VON ARZNEI BIS ZAUBEREI

„Ewig leben", was der Gattungsname *Sempervivum* übersetzt bedeutet, können Hauswurze nicht. Denn kommt es zur Blüte, stirbt die Pflanze anschließend ab. Doch die umgebenden Tochterrosetten schließen die entstehenden Lücken zügig, so dass der Eindruck von ewig lebenden Pflanzen entsteht. Vermutlich deshalb sagte man der Hauswurz im Volksglauben magische Kräfte nach.

Sie wurde seit jeher wie ein Wächter über das Haus meist in flachen Tonschalen oder Scherben auf dem Hausdach gezogen. Durch die Landgüterverordnung Karls des Großen, den *Capitulare de villis*, fand die Hauswurz ab dem 9. Jahrhundert in unseren Breiten große Verbreitung. „Auf dem Dach eines Hauses habe oder pflanze ein jeder Gärtner die Dachwurz", verordnete der Frankenkönig. Man pflanzte sie sicher nicht nur als Zierde meist auf die Behausungen, sondern verdichtete damit die oft löchrigen Stroh- und Reetdächer und sah in ihr zudem eine dämonen-

Rätselhafte Praktiken

Wettermachen

Als größte Bedrohung durch schwarzmagische Hexen galt der Wetterzauber beziehungsweise das Wettermachen. Für Unwetter, Hagelstürme, schlechte Ernten, darauf folgenden Hunger und Krankheit waren aus Sicht der Kleriker oftmals die Hexen verantwortlich.

Wie sie das anstellten, ist beispielsweise durch folgende Geschichte überliefert: „Wetter machen konnte sie wie alle Hexen. Sie ging tief in den Wald hinein, riss einen Tannenzweig ab und pinselte damit in einer Lacke. Im Nu stieg dann finsteres Gewölk auf, ein Hagelwetter brach los, das alles auf dem Feld zugrunde richtete. Wenn aber der Mesner zur rechten Zeit wetterläutete, hatte sie keine Gewalt mehr."

Schnell wird klar, dass mit dem Handwerkszeug der Kirche solches Unheil abgewehrt werden konnte. Doch gab es auch zahlreiche Pflanzen wie die Hauswurz mit denen die abergläubische Bauersfrau Gewitter, Blitz und Donner abhalten konnte.

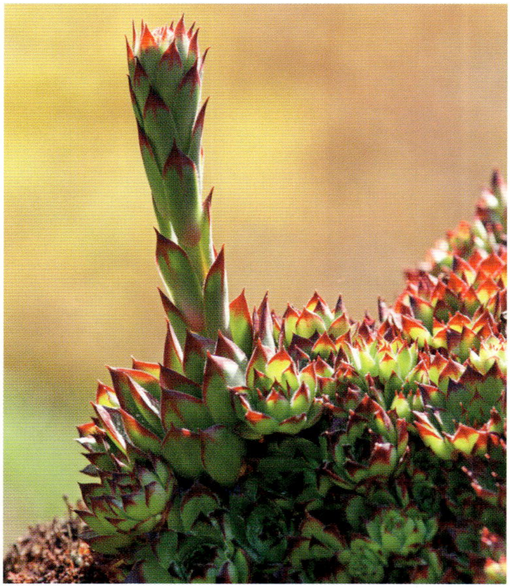

abwehrende Zauber- und Heilpflanze, die Geister, Krankheiten und vor allem den Blitzschlag von den Menschen fernhalten sollte.

„Jovisbart, Du Blume des Herrn, wenn der Blitz kommt, halte ihn von unserem Hause fern!", so lautete ein mittelalterlicher Abwehrspruch gegen Blitz und Feuer. Ihre rötlichen Blüten werden auch oft im mythologischen Kontext mit Donars beziehungsweise Thors Bart verglichen, der bei seinen Zornesausbrüchen Funken und Blitze aus dem Bart sprühen ließ. Zogen schwarze Gewitterwolken auf, legten zauberkundige Frauen die am Johan-nistag gesammelten Rosetten auf die Feuerstelle, um

Hauswurzarten waren dem mächtigen Gott Donar (Thor) geweiht.

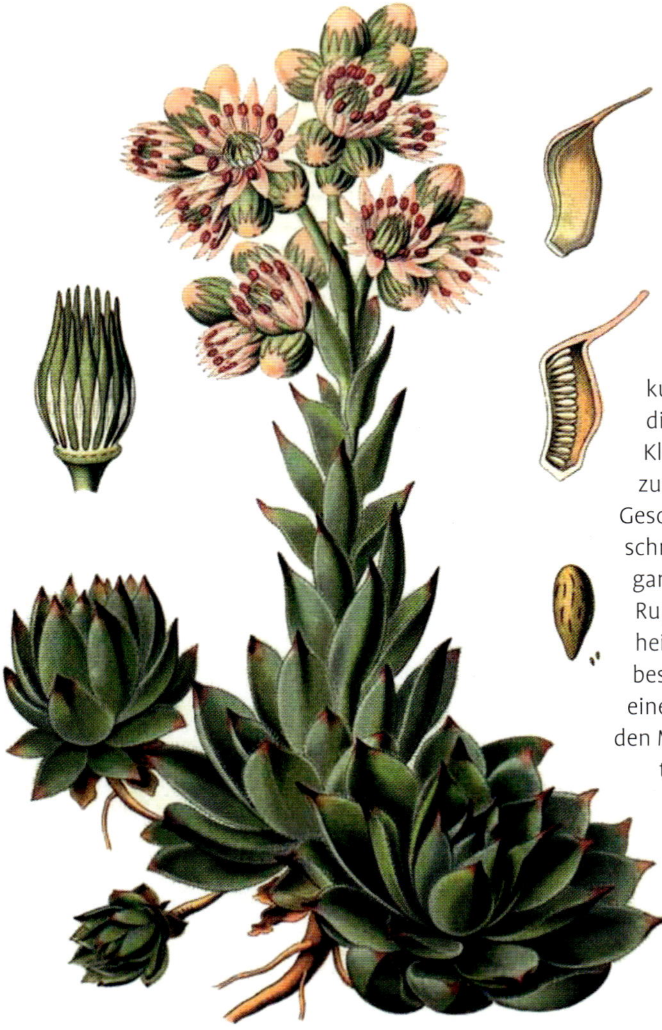

Voller magischer Kräfte sind die verschiedenen Hauswurzarten.

ihre Häuser zu verschonen. In Süddeutschland wurden gleich ganze Pflanzen in den Schlot gehängt, damit die Hexen nicht hineinfahren konnten. Otto Brunfels (1532), der Stadtarzt von Bern und Autor eines Kräuterbuches, spottete etwas über die magischen blitzabweisenden Kräfte des kleinen Krautes „must freilich ein stumpffer und ein doller blytz sein / den solchiges klein kreutlin solt widerlegen."

Hauswurzen waren bereits bei den Griechen und Römern Teil der Heilkunde. So rühmte Dioskurides, Militärarzt unter Nero, sowohl die Baumartige Hauswurz als auch die Kleine Hauswurz als kühlendes und zusammenziehendes Mittel bei Geschwüren, bei Brandwunden, Kopfschmerzen und der Gicht. Auch Hildegard, Visionärin und Mystikerin vom Rupertsberg, kannte die zauber- und heilkräftige Wirkung der Hauswurz und beschreibt ausführlich die Herstellung eines mittelalterlichen Potenzmittels für den Mann und die Herstellung von Ohrentropfen bei Gehörlosigkeit. Die fleischigen und saftig grünen Blätter galten im 16. Jahrhundert als Helfer in der Not bei weiblicher und männlicher Impotenz, bei Warzenbefall, Überbeinen und Lähmungen. Den eitlen Mädchen diente der Pflanzensaft auch als Kosmetikum, um Sommersprossen oder Gesichtsflecken damit zu betupfen.

VOM DACH AUF DEN TISCH

Als klassische Küchenzutat kann man die Hauswurzblätter sicher nicht bezeichnen. Doch können Sie wenige der fleischig-saftigen bis schleimigen und leicht säuerlich schmeckenden Blätter als kleine Beigaben zu Salat oder klein geschnitten im Kräuterquark essen. Um die Schleimhäute im Mundraum nicht zu verletzen, sollten Sie die stechenden Blattspitzen abschneiden. Manchmal werden die Blätter dem Trinkwasser zugesetzt, wodurch ein erfrischender Geschmack entsteht.

REZEPTE AUS KÜCHE UND HEILKUNDE

ERFRISCHENDER DURSTLÖSCHER

für heiße Sommertage

- 1–2 Hauswurzblätter klein schneiden und in ein Glas Wasser geben. Nicht länger als ½ Stunde stehen lassen und dann als sommerlich-erfrischenden Durstlöscher trinken.

ÖLAUSZUG

für die äußere Anwendung bei trockener und entzündeter Haut wie Neurodermitis und Schuppenflechte

- 1 Handvoll zerkleinerte und angequetschte Hauswurzblätter in 100 ml kaltgepresstem Oliven- oder Mandelöl im Schraubglas ansetzen. 14 Tage auf der Fensterbank durchziehen lassen. Den Ölauszug nach dem Duschen oder Baden auf die noch feuchte Haut geben und leicht einmassieren oder bei Bedarf auch trockene Hautstellen eincremen.

KÜHLENDE HAUTSALBE

bei leichten Verbrennungen und Insektenstichen, und um Hautschwellungen zu lindern

- 5–20 Hauswurzblätter säubern und klein schneiden. Nun 150 ml Olivenöl erhitzen und die Blätter darin ½ Stunde ausziehen lassen. Die ausgelaugten Pflanzenteile absieben.
- Zu dem noch warmen Ölgemisch 20 g Kakaobutter oder Bienenwachs geben. Gut umrühren und gleich in Döschen abfüllen. Damit die Salbe lange hält, am besten im Kühlschrank aufbewahren.

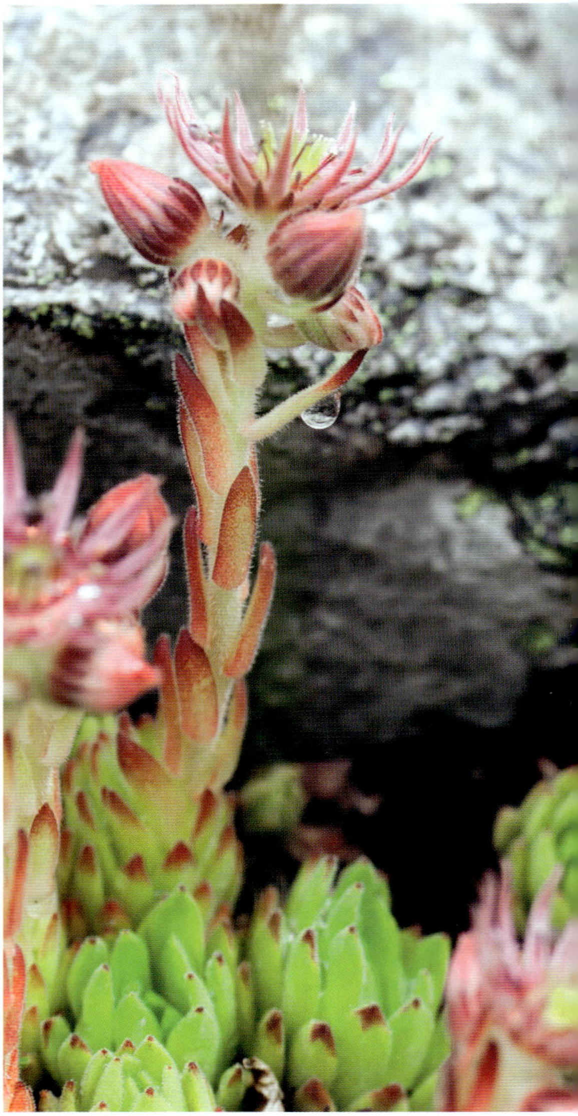

Bitte beachten! Die Hauswurz wird heute in der Heilkunde nur noch äußerlich angewendet. Bei innerer Einnahme können höhere Dosen zu Durchfall und Erbrechen führen.

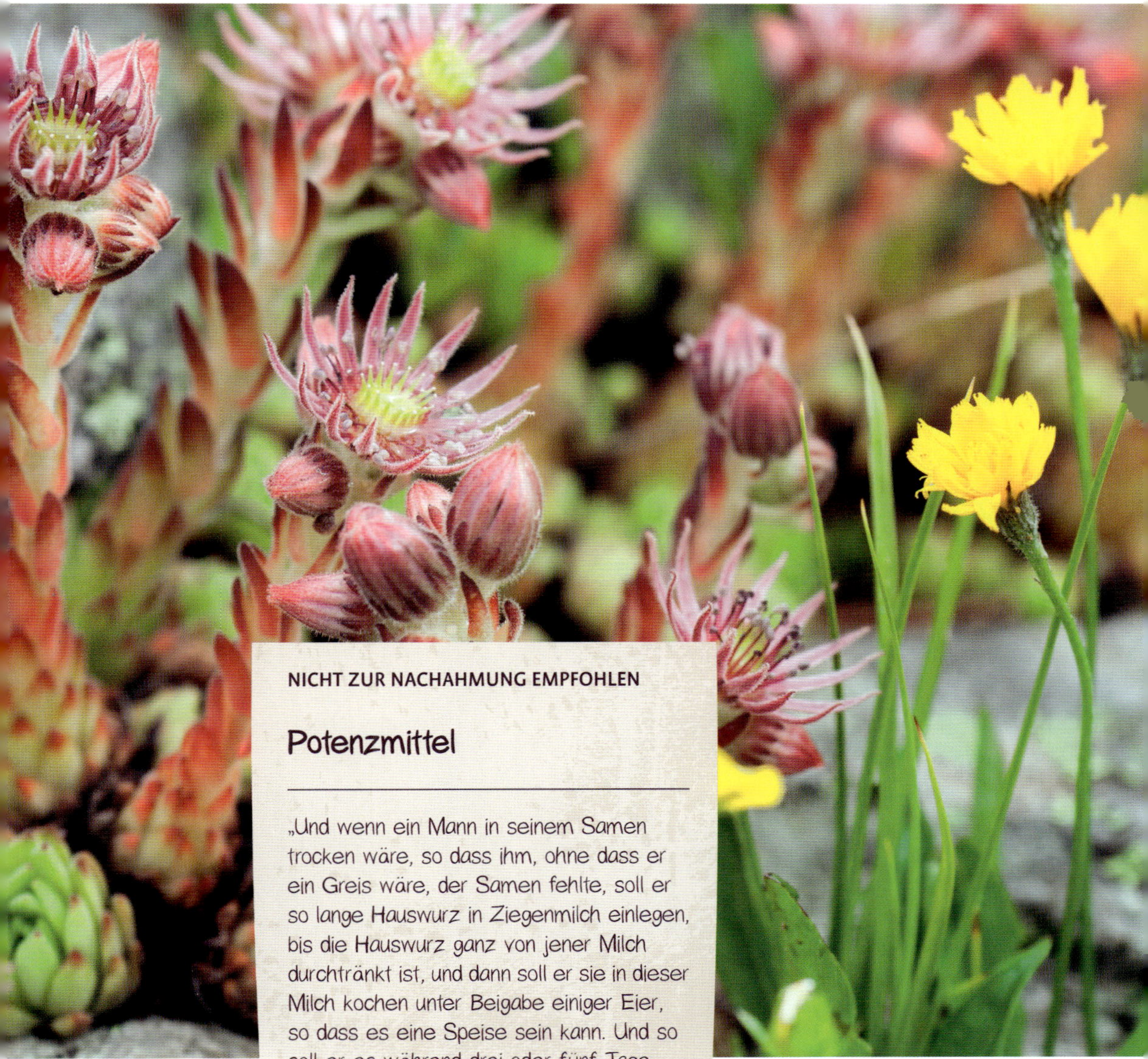

NICHT ZUR NACHAHMUNG EMPFOHLEN

Potenzmittel

„Und wenn ein Mann in seinem Samen trocken wäre, so dass ihm, ohne dass er ein Greis wäre, der Samen fehlte, soll er so lange Hauswurz in Ziegenmilch einlegen, bis die Hauswurz ganz von jener Milch durchtränkt ist, und dann soll er sie in dieser Milch kochen unter Beigabe einiger Eier, so dass es eine Speise sein kann. Und so soll er es während drei oder fünf Tage essen und sein Samen wird die Zeugungskraft wider erlangen und er wird Kinder bekommen".

(Quelle: Hildegard von Bingen, Physica, 2009)

Alle Hauswurzarten lieben die Felsen, die Hitze und die Trockenheit.

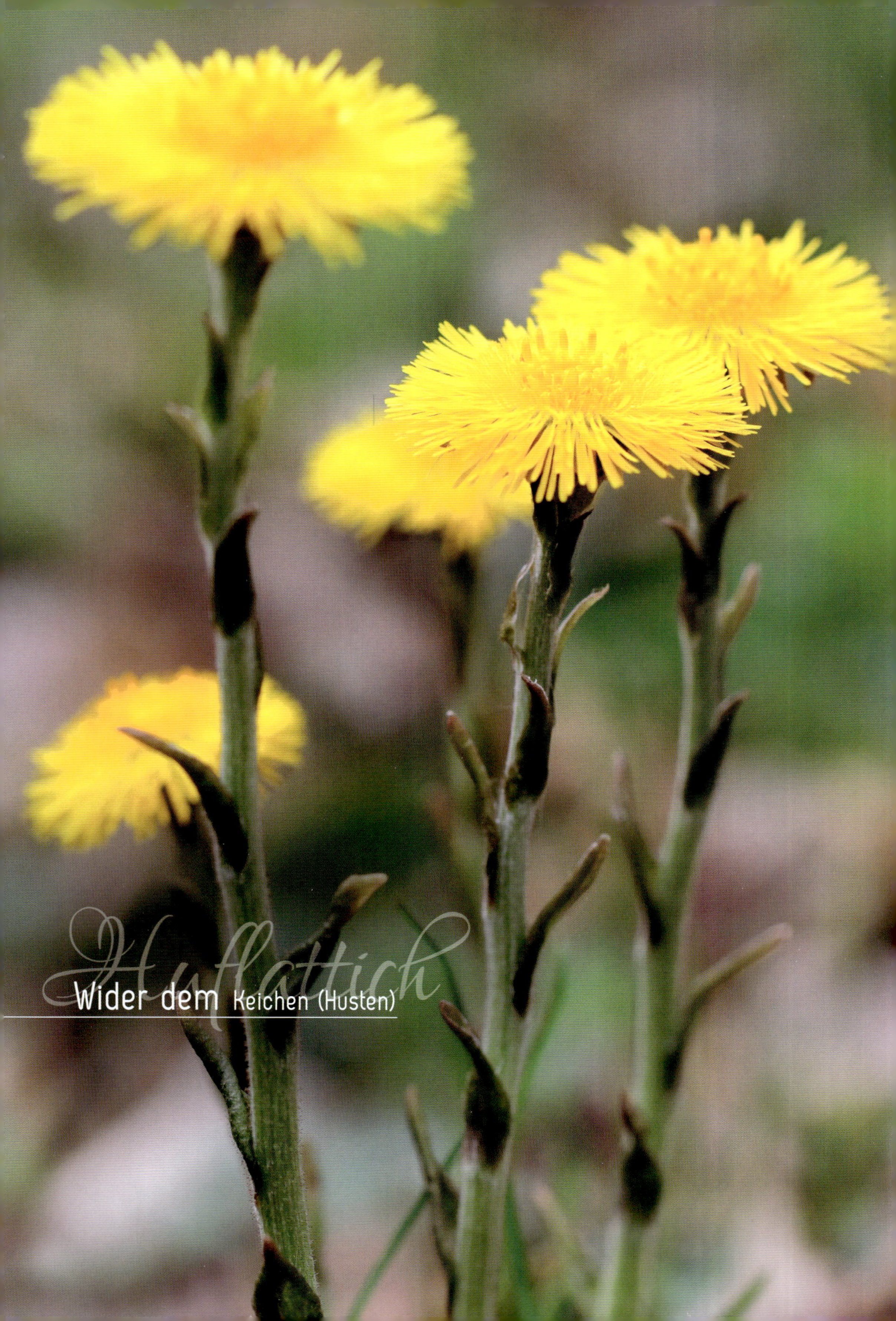
Huflattich
Wider dem Keichen (Husten)

Huflattich

Tussilago farfara

Ackerlattich, Bachblümlein, Brustlattich, Eselshuf, Fohlenfuß, Hustenkraut, Märzenblume, Pferdefuß, Rosshuf, Rosslattich, Sohn vor dem Vater, Sonnentürchen, St. Quirinskraut, Tabakkraut, Wilder Tabak

Es muss sich schon um eine bedeutende Heilpflanze handeln, wenn französische Apotheker ihre Gewerbeschilder mit einem Huflattichblatt zieren. Zudem heißt der botanische Gattungsname Tussilago übersetzt nichts anderes als „ich vertreibe den Husten" (lat. *tussis* = Husten und *agere* = ich vertreibe) und erzählt uns damit gleich von seiner medizinischen Anwendung.

Eigenschaften: auswurffördernd, schleimlösend, entkrampfend, entzündungshemmend, erweichend
Sammeln und Konservieren: Im März die frisch aufgeblühten Blüten zupfen. Gesunde und mittelgroße Blätter im Mai sammeln und möglichst rasch im Halbschatten trocknen.
Optimale Erntezeit: Beim Sammeln der Blüten wenn möglich die Mittagssonne im Sternzeichen Stier nutzen, weil dann die Heilwirkung am höchsten ist. Wenn das getrocknete Kraut länger gelagert werden soll, dann am besten an einem Vollmondtag sammeln.

HEILENDE WIRKUNG

Die Heilwirkung wird durch verschiedene Stoffe begründet, darunter Schleimstoffe, Gerbstoffe, Pflanzensäuren, Vitamin C und Mineralien wie Zink. Vordergründig sind wohl die Schleimstoffe am wichtigsten, welche die Schleimhäute mit einem reizlindernden Film überziehen. Dadurch verringern sie die Schmerzempfindlichkeit und den Hustenreiz und verflüssigen den zähen Bronchialschleim.

Sie können Huflattich anwenden zur Reizlinderung bei chronischem Bronchialkatarrh, Asthma, Silikosen und akuten Atemwegsentzündungen verbunden mit Husten und Heiserkeit. Möglich ist auch eine äußere Anwendung des Tees als Gurgellösung bei Entzündungen der Mund- und Rachenschleimhaut. Die kühlend wirkenden Blätter leisten zur Linderung von Insektenstichen, oder, wie der Volksname Brandlattich schon sagt, bei leichten Verbrennungen wertvolle Dienste.

VON ARZNEI BIS ZAUBEREI

Gleich mal eine Zauberformel aus dem Schadenszauber der bösen Hexen vorweg: „Wenn man die Kühe verzaubern will, dass sie anstatt Milch Blut geben, so gräbt man nachts in ein weißes Leintuch gehüllt Huflattichwurzeln aus und vergräbt sie am frühen Morgen an der Stalltür; wenn die Kühe beim Heraustreten aus dem Stall auf diese Stelle treten, so geben sie Blut anstatt Milch." Es ist leider nicht überliefert, wie man diesen schwarzmagischen Zauber wieder löst. Kann sein, dass die katholische Kirche den Hexen und ihrem oft unheilvollen Treiben Einhalt gebieten wollte: Jedenfalls wählten sie für das große Heilkraut der Atemwege einen von ihnen zum Schutzpatron, nämlich den heiligen Quirinus – einer der vierzehn Nothelfer.

Die Heilwirkung des Huflattichs bei kurzem Atem, Schwindsucht, Husten, Engbrüstigkeit,

Gründonnerstagssuppe

Die Zeit der Tag-und-Nacht-Gleiche um den 21. März steht für das Jahreskreisfest der germanischen Frühjahrsgöttin Ostara. Danach sind die Tage wieder länger als die Nächte. Es ist die Zeit der ersten Aussaat, das Neue schafft sich Raum und beginnt zu wachsen. Nach einer langen Phase der Einkehr kann man sich wieder zunehmend der Außenorientierung widmen.

Jetzt beginnt die Zeit der verjüngenden, grünen Frühlingskräuter, die schon von unseren Vorfahren als Kultspeise gegessen wurden. Die Gründonnerstagssuppe wird seit dem 13. Jahrhundert in den katholischen Regionen am Gründonnerstag zubereitet. Drei mal drei Pflanzen kommen traditionell in die Suppe. Diese Formel stammt noch von den Kelten. Drei war eine magische und heilige Zahl – bei den Christen ist es die Zahl der Heiligen Dreifaltigkeit.

Kräuterhexen wissen, dass die zu diesem Zeitpunkt frisch ausgetriebenen Kräuter den Körper entschlacken und vitalisieren. Traditionell werden neun frische Kräuter für die Suppe gesammelt, die je nach Region variieren können. Außer Huflattich kommt beispielsweise Vogelmiere, Gundermann, Gänseblümchen, Giersch, Schafgarbe, Brennnessel, Löwenzahn oder Spitzwegerich in die Suppe. Aber auch Brunnenkresse, Bärlauch, Kerbel, Petersilie, Schnittlauch, Liebstöckel, Wegwarte, Thymian und Salbei werden gern verwendet. Als Faustregel gilt: 1 Handvoll pro Kraut ernten. Sehr intensiv schmeckende Kräuter wie Liebstöckel, Thymian und Salbei maßvoll dosieren.

Als sättigende Mahlzeit kann als Grundrezept eine Kartoffelsuppe dienen: Mehlige Kartoffeln werden gekocht, geschält und zu „Schnee“ gepresst oder in kleine Würfel geschnitten. Eine mittelgroße Zwiebel in etwas Butter anschwitzen. Die geernteten Kräuter fein hacken und mit Gemüse- oder Fleischbrühe aufgießen. Mit Salz, Pfeffer, Muskat und einem Schuss Sahne oder Schmand abschmecken. Die Suppe mit einem Mixer pürieren oder dem Schneebesen aufschlagen und evtl. mit frischen Blüten des Gänseblümchens oder des Gundermanns garnieren. Bei strengen Frühjahrskuren oder als Fastenspeise den Anteil der mehligen Kartoffeln reduzieren und Sahne oder Schmand ganz weglassen.

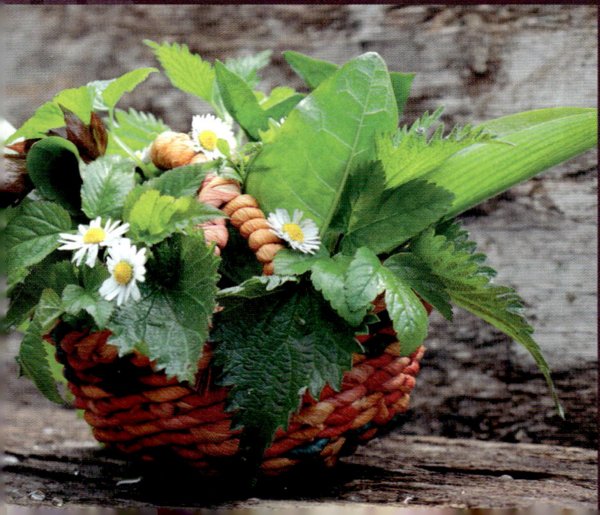

Neun verschiedene Kräuter kommen in die Suppe.

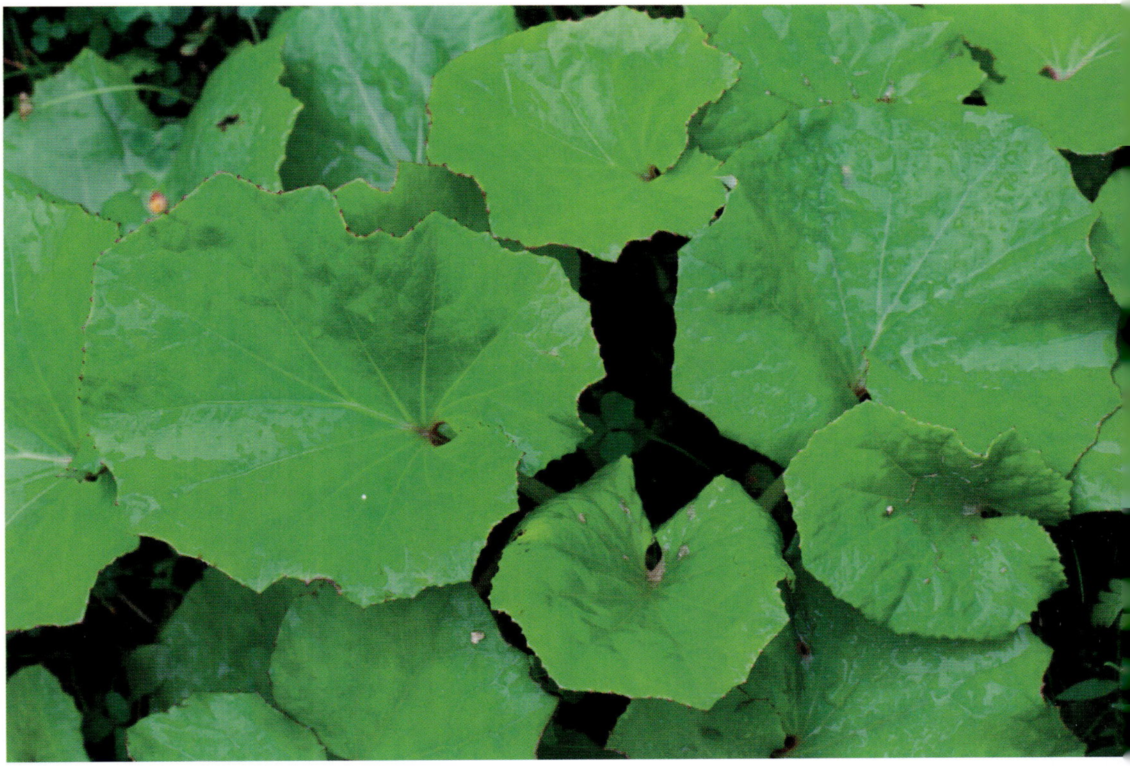

Huflattichblätter besitzen reizlindernde Eigenschaften.

Keuchen und Brustkrankheiten wurde von ältesten Naturärzten bis zu den Ärzten der Neuzeit gerühmt; angefangen von den Hippokratikern, über Plinius, Dioskurides und Paracelsus bis hin zu den Kräutervätern der Renaissance und vielen anderen Heilkundigen, wie Kneipp oder Maria Treben. Sie alle wussten, dass Huflattich dem Husten was hustet.

Kräuterpfarrer Kneipp hat sicher viel aus dem Erfahrungsschatz der alten Weiber übernommen. Seine lobenden Worte über den Huflattich waren: „Der Schöpfer hat manches Kraut und manche Pflanze wachsen lassen, die man wenig achtet oder gar verachtet, so dass man eine Freude hat, einer solchen Pflanze einen Fußtritt geben zu können. Dieses Schicksal trifft auch den Huflattich, weil er gewöhnlich als das reinste Unkraut gilt. Wer aber diese Pflanze kennt, wird sie hochschätzen und als vorzügliches Hausmittel behandeln".

Eine außergewöhnliche Anwendung ist es, Huflattichblätter als Asthmazigarre zu rollen, um die Atmung zu erleichtern. Was auf den ersten Blick paradox erscheint, hat sich schon lange vor der christlichen Zeitrechnung als Heilmittel bewährt, wenngleich diese Anwendung heute nicht mehr gängig ist. Wohl eher zu Zwecken des Genusses stopften einige in den Kriegs- und Nachkriegszeiten, als der Tabak mal wieder knapp war, die Pfeifen mit einer Mischung aus Tabak und Huflattich. Nach Kenneraussagen ergibt das einen würzigen Genuss, der obendrein die Atmung erleichtert.

VON DER WIESE AUF DEN TELLER

Im zeitigen Frühling sind die dottergelben und süßlich-herben Blüten eine optische Bereicherung im Wildkräutersalat oder der Gründonnerstagssuppe, die ja bekanntlich das ganze Jahr vor Krankheit schützen soll. Die vitamin- und mineralstoffreichen Blätter findet man ab Mai auf den Wiesen.

Die großen Blätter sind Ersatz für Kohlblätter, die ja erst im Herbst geerntet werden. Neben Hackfleisch kann man Frischkäse oder klein geschnittenes Gemüse in die Blätter einwickeln und die Rouladen in der Pfanne ausbacken. Klein gehackte Blätter harmonieren im Pfannkuchenteig, in Bratlingen, passen zu Ei- und Käsegerichten oder in Suppen und Salaten. In früheren Zeiten nutzte man die großen und kühlenden Blätter auch als Verpackungsmaterial und hielt dadurch die Butter länger frisch.

Die Wurzel erntet man in den Herbst- und Wintermonaten. Sie können sie gesäubert und klein geschnitten zu Gemüsegerichten, Bratlingen oder Hackfleischgerichten geben.
Eine gelegentliche Wildkräutermahlzeit stellt keine Gefahr für den Menschen dar, Huflattich sollte aber nicht in größeren Mengen verzehrt werden.

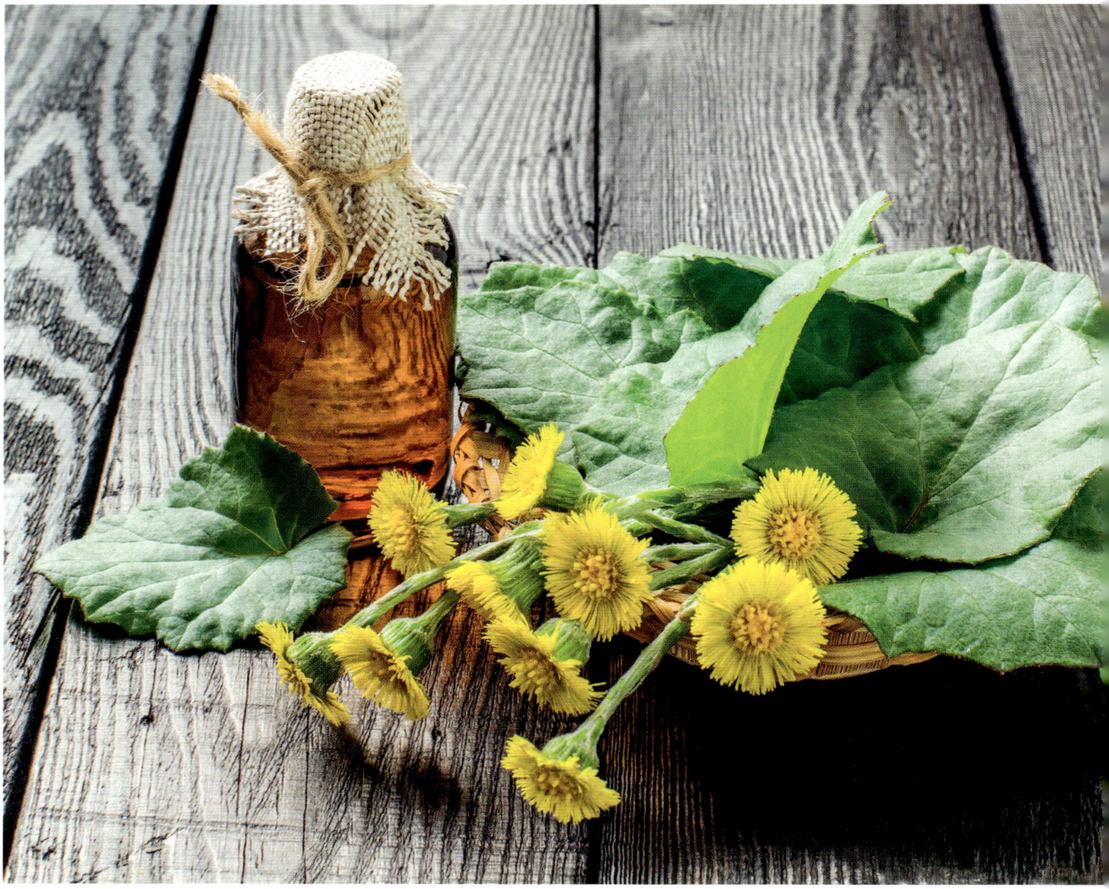

Der Huflattichsirup entschleimt und entkrampft die Atemwege.

REZEPTE AUS KÜCHE UND HEILKUNDE

HUFLATTICHTEE

bei Erkrankungen der Atemwege

- 1 TL getrocknete Blüten und Blätter mit 1 Tasse heißem Wasser übergießen. 5–10 Minuten ausziehen lassen, dann abseihen. Auf Körpertemperatur abkühlen lassen und erst dann 1 TL Honig hinzufügen. Davon 2–3 Tassen täglich trinken. Alternativ: Aus den getrockneten Blättern mit dem Mörser ein Pulver herstellen. Zwei- bis dreimal täglich davon 1 Messerspitze in heißem Wasser lösen und trinken.
- **Tipp:** Bei Raucherhusten den Tee gleich zum Frühstück trinken. Er befreit die verschleimten Atemwege.

HUFLATTICHTEE

bei Entzündungen im Mund- und Rachenraum

- Den Tee wie oben beschrieben zubereiten und zum Gurgeln oder Mundspülen verwenden.

HUFLATTICHUMSCHLÄGE ZUR KÜHLUNG

bei leichten Brandwunden, Venenentzündungen und geschwollenen Augenlidern

- Frische, saubere Huflattichblätter zerstampfen und den so entstandenen Brei etwa 10 Minuten auflegen.

Bitte beachten! Huflattich enthält geringe Mengen an Pyrrolizidinalkaloiden. Bei Langzeiteinnahme gelten diese Stoffe als leberschädigend. Deshalb sollten Sie Huflattich nicht länger als 4–6 Wochen im Jahr einnehmen. Schwangere und kleine Kinder sollten Huflattich ganz meiden.

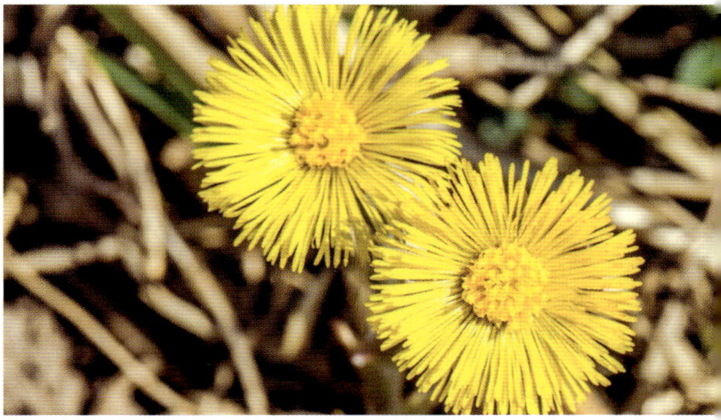

Huflattichblüten – Sonne für die Lunge.

ALTES REZEPT FÜR EINEN HUSTENSIRUP

entschleimt und entkrampft

- Blüten von Huflattich, Schlüsselblumen und Veilchen sammeln. Diese Mischung schichtweise in ein Glas füllen und mit Honig bedecken. Die letzte Schicht bildet der Honig. Das Glas an die sonnige Fensterbank stellen. Nach 2 Wochen ist die wohlschmeckende Hustenmedizin fertig. Jetzt die Honigmischung leicht anwärmen und durchsieben. Den so entstandenen Sirup in dunklen Gläsern aufbewahren.

HUSTENSALBE AUS HUFLATTICHBLÜTEN

entschleimt und entkrampft

- 1 Handvoll Blüten säubern und in 125 g geschmolzener Butter etwa ½ Stunde ausziehen lassen, dann die Blüten abseihen. Die noch flüssige Buttermischung in Döschen abfüllen. Im Kühlschrank hält sie sich einige Wochen.
- Bei Bedarf aus dem Kühlschrank nehmen. Die Salbe bei Schleimrasseln von Kindern und Erwachsenen auf die Brust einreiben. Wer unter Reizhusten leidet, kann auch eine Messerspitze der Salbe im Mund zergehen lassen.

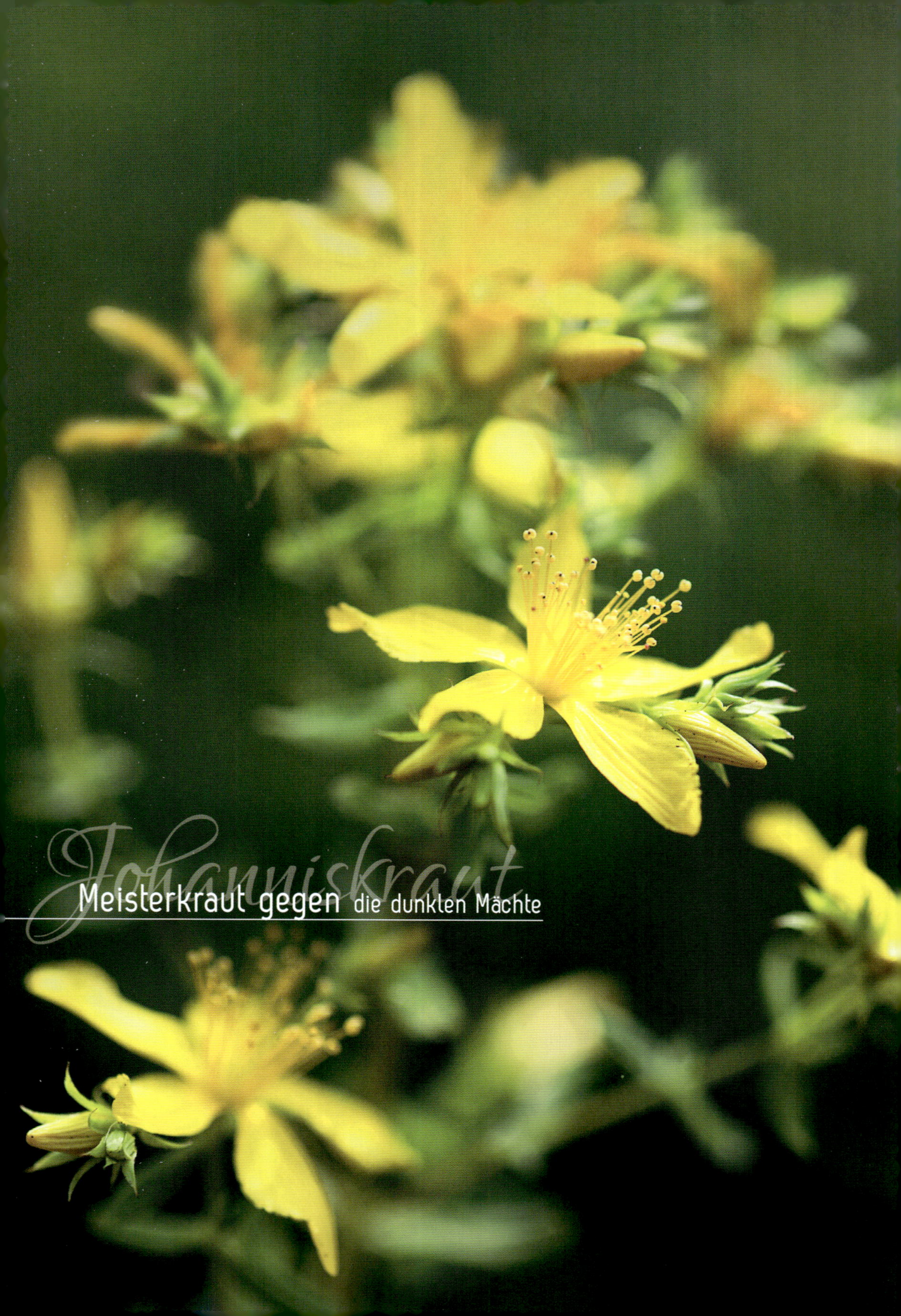

Johanniskraut

Meisterkraut gegen die dunklen Mächte

Johanniskraut

Hypericum perforatum

Blutkraut, Christusblut, Fuga daemonum (Teufelsaustreiber), Hartheu, Perforata, Tausendlöcherlkraut

Das Echte Johanniskraut schätzt trockene, kalkhaltige Böden und ist nur an sonnigen Standorten anzutreffen. Seine sanfte Wärme ist buchstäblich Balsam für die Seele. Am bekanntesten ist die Verwendung als Stimmungsaufheller bei depressiver Verstimmung.

Eigenschaften: stimmungsaufhellend, angstlösend, (nerven-)schmerzlindernd, entzündungswidrig, antimikrobiell, narbenglättend
Sammeln und Konservieren: Das obere Drittel des blühenden Krauts nach zwei bis drei Sonnentagen um die Mittagszeit sammeln.
Optimale Erntezeit: Alte Quellen berichten, dass das Kraut an Johanni Schlag 12 Uhr bei Schweigen gesammelt werden soll. Im Prinzip beginnt erst dann die Sammelzeit. Idealer Zeitpunkt ist bei zunehmender Mondphase im Zeichen Löwe.

HEILENDE WIRKUNG

Wissenschaftlich ist die Wirksamkeit gegen Depressionen erst vor einigen Jahren zweifelsfrei belegt worden. Dennoch bleibt das einzigartige Zusammenspiel der Wirkstoffe teils immer noch ein Geheimnis. Es ist vor allem durch das antidepressiv wirkende Hypericin wie auch durch Hyperforin begründet, das selbst gegen resistente Bakterienstämme wirkt. Flavonoide, Gerbstoffe und etwas ätherisches Öl unterstützen die Heilkraft. Es wirkt krampflösend und gegen Nervenschmerzen. Äußerlich aufgetragen hilft es bei Hautverletzungen und Wunden, zum Auskurieren einer Gehirnerschütterung oder nach einem Sturz auf das Steißbein. Auch wer unter leicht erhöhtem Blutdruck leidet, kann mit Johanniskraut eine Verbesserung erzielen. Doch Vorsicht, denn einige häufig verschriebene Blutdrucksenker werden von Johanniskraut in ihrer Wirkung gebremst.

VON ARZNEI BIS ZAUBEREI

Es gibt gleich mehrere „Johanniskräuter", die früher um Johanni gesammelt wurden und als besonders heil- und zauberkräftig galten. Johanniskraut ist das Hexenkraut schlechthin, das von den heilkundigen Frauen oft auch in der Johannisnacht geerntet wurde – und zwar nackt und ohne nach rechts und links zu schauen oder auch nur eine Silbe zu sprechen.

Hält man das Blatt gegen das Licht, entsteht der Eindruck, als wären die Blätter getüpfelt, daher wird es auch Tüpfel-Johanniskraut genannt. Der Sage nach stammen diese Löcher vom Teufel persönlich, der aus Zorn über die Macht dieses Krautes gegen ihn und alle bösen Geister die Blätter mit Nadeln zerstochen hat. „Von etlichen auch Fuga demonum (Teufelsflucht) genent, darumb daz man meynet wo solchis kraut behalten würt, da kum der teuffel nicht hin", so steht es in Otto Brunfels' Kräuter-

Johanni

oder Mittsommer

Geschmückt mit Johanniskrautkränzen tanzten die Menschen früher ums Sonnwendfeuer und feierten den längs Tag des Jahres.

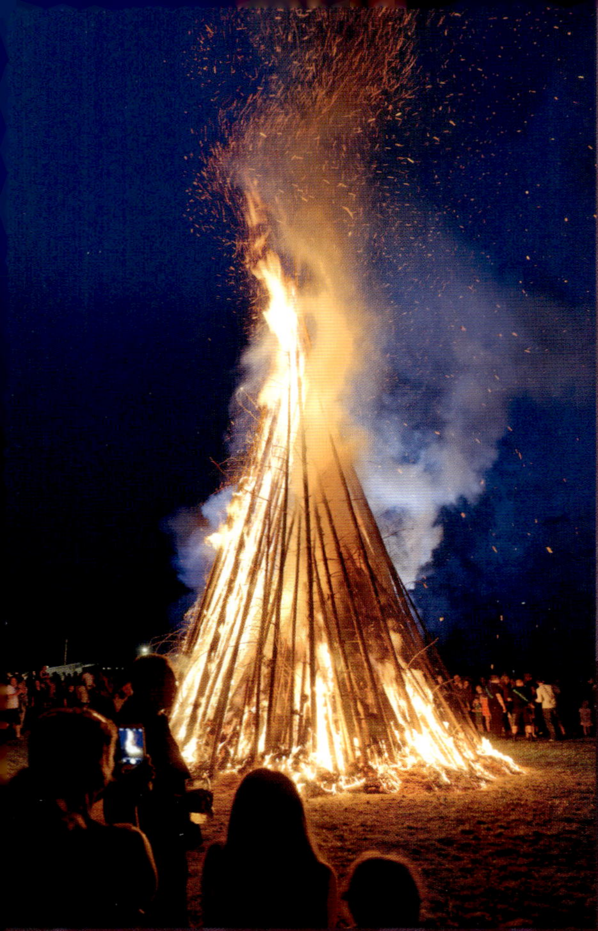

Der Zauber der heidnischen Mittsommernacht ist bis heute lebendig.

Die licht- und wärmespendende Sonne hat nun ihren höchsten Stand erreicht. Manchmal wird Johanni, der 24. Juni – heute in der christlichen Lehre das Hochfest Johannes des Täufers –, auch als „Nacht der Hexen" bezeichnet. Feuer und Flammen stehen bei diesem Fest im Mittelpunkt, denn Feuer symbolisiert die Sonne und die Lebenskraft an ihrem Höhepunkt. Man tanzte deshalb oft um die Feuer, warf Kräuter hinein oder sprang darüber. Der Sprung war nicht nur eine Mutprobe, sondern galt auch als glücks-, segen- und heilbringend und sollte zudem bereits entstandene Beziehungen festigen, wenn man gemeinsam über das Feuer sprang. Traditionell werden bis heute zu Johanni magische Kräuter gesammelt. Die Hexen schnitten sie mit einer Sichel. In einigen Gegenden wurden die kräuterkundigen Frauen auch Johannisweiblein genannt, was auf die Tradition der Kräuterernte hinweist. Dazu gab's natürlich Erntevorschriften. Ich bin bei meinen Recherchen jedoch auf unterschiedliche und teils widersprüchliche Regeln gestoßen. So berichten einige alte Schriften davon, dass am besten bei Mondschein gesammelt werden sollte, die Sonnenkräuter eher zur Tageszeit. In anderen Texten wird die Morgendämmerung angegeben, während Gift- und Zauberkräuter eher zur Abendzeit oder um Mitternacht gesammelt wurden.

Johanniskraut, Kamille, Quendel, Bärlapp, Beifuß, Arnika, Holunder, Eisenkraut, Schafgarbe, Kornblumen, Heilziest wie auch die Klette sind traditionelle Pflanzen, die für den Sonnwendbuschn, für Sonnwendgürtel oder Kräuterkränze gebraucht wurden. Die Kränze wurden über Türen und Fenster gehängt, um sich vor Geistern und Dämonen zu schützen, die in der Johannisnacht umgehen. Auch gekreuzte Besen vor Türen und Toren sollten die Spukgestalten abwehren. Unters Kopfkissen gelegte Kränze sollten hingegen Glück und Liebe bringen.

buch aus dem 16. Jahrhundert. Wer das Kraut bei sich trug war gegen Kugeln, Hieb- und Stichwunden gefeit. Und weil die Wöchnerinnen besonders stark den Angriffen des Teufels ausgesetzt waren, beräucherte man sie mit abwehrenden Pflanzen wie dem Johanniskraut oder bettete sie gleich darauf. Vor allem den schwarzmagischen Hexen war das Kraut zuwider. Um sie bei Verhören geständig zu machen, flößte man ihnen zuweilen einen Trunk aus Johanniskraut und Distelsamen ein.

Andere Legenden besagen, dass die Pflanze einst unter dem Kreuz Christi stand und einen Tropfen seines Blutes auffing, oder dass das Blut des geköpften Märtyrers Johannes in die zunächst reingelben Blüten geflossen ist und anschließend den Zellsaft rot färbte. Deshalb wurden von den heilkundigen Frauen auch viele Krankheiten, die mit Blut in Verbindung stehen, mit Johanniskraut behandelt. Dazu zählen Blutarmut, ausbleibende oder schmerzhafte Monatsblutungen wie auch blutende Hämorrhoiden.

In vielen Gegenden galt das gelb blühende Hartheu als zauberkräftiges Mittel, um den

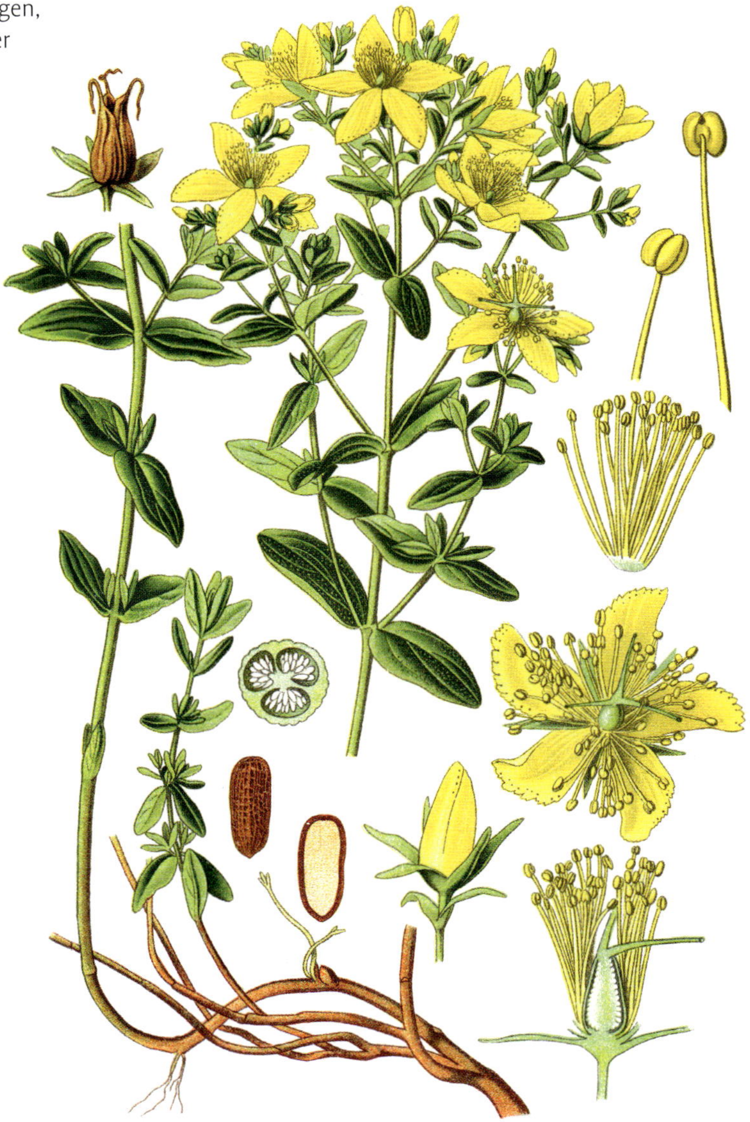

In den alten Kräuterbüchern wird Johanniskraut als Hartheu gelistet.

Blitz abzuhalten. Entweder steckte man die Büschel ans Fenster oder rief bei starkem Gewitter: „Ist denn keine einzige Fraue, die da weiß von Hartentaue", um das Gewitter aufzulösen.

Johanniskraut wurde auch für viele Weissagungen besonders in Bezug auf die Liebe benutzt. Dazu pressten die jungen Mädchen das zerkleinerte Kraut durch ein Taschentuch. War der herausgepresste Saft rot, so wusste das Mädchen, dass der Jüngling gut für sie war, war er weiß, würde dieser nur Unglück bringen. Der Spruch dazu heißt in etwa: „Bist mir gut, gibst mir Blut, bist mir gram, gibst mir Scham".

VON DER WIESE AUF DEN TELLER

Noch zarte Blätter und Triebspitzen können Sie Salaten, Rohkostplatten und Eierspeisen hinzugeben oder über dampfende Kartoffeln streuen. Die herb-süßen Blüten sind hübsche Farbtupfer und eine essbare Dekoration, wenn sie über Süßspeisen gestreut oder in diese eingerührt werden. Am besten die Blüten mit der Schere ernten, da sie beim Pflücken leicht gequetscht werden und sich dann schnell rot verfärben. Natürlich können Sie das Rotöl auch als Salatöl verwenden. Es hat nicht nur eine hübsche Farbe, sondern wirkt auch etwas entspannend und nervenstärkend.

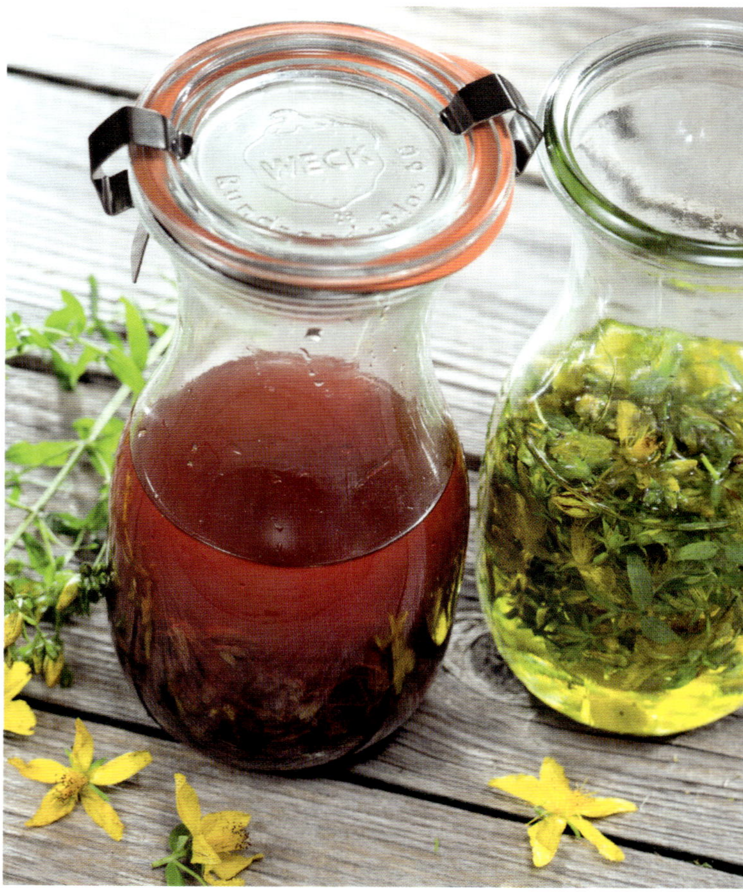

Rotöl ist eine wirksame Anwendung bei Nervenschmerzen.

REZEPTE AUS DER HEILKUNDE

ROTÖL (ÄUSSERE ANWENDUNG)

zum Auftragen bei Muskel- und Nervenschmerzen, Verletzungen, Wundliegen oder Verbrennungen ersten Grades

- Blühendes Kraut (halbgeöffnete und geöffnete Blüten sowie die Blätter) vom oberen Drittel der Pflanze abtrennen und in eine geräumige Weithalsflasche füllen. Mit 500 ml gutem Oliven- oder Sonnenblumenöl auffüllen und verschlossen für 4 Wochen in die Sonne stellen.
- Das Glas jeden Tag wenden. Es nimmt von Tag zu Tag einen rötlicheren Ton an. Nach dieser Zeit abseihen und das so gewonnene Rotöl in dunklen Flaschen aufbewahren. Bis zu dreimal täglich damit die Hautstellen einreiben.

ROTÖL (INNERE ANWENDUNG)

zum Ausheilen bei Magen-Darm-Geschwüren

- Das Rotöl wie oben beschrieben zubereiten und bis zu dreimal täglich 1 TL einnehmen.

JOHANNISKRAUTTEE FÜR EIN SONNIGES GEMÜT

zur Stimmungsaufhellung

- 1–2 TL fein geschnittenes Kraut mit 1 Tasse Wasser überbrühen, 5–10 Minuten abgedeckt stehen lassen, danach abseihen. Davon täglich 2–3 Tassen trinken.

JOHANNISKRAUTTINKTUR

als schneller wirkende Alternative im Kampf gegen die „dunklen Mächte“ (heute werden sie als Melancholie und Depression bezeichnet)

- Ein Glas zu zwei Dritteln voll mit Johanniskraut (Blüten und Kraut) füllen und mit hochprozentigem Alkohol (Doppelkorn) übergießen. Mindestens 2 Wochen an die helle Fensterbank stellen.
- Dann das Gemisch durch ein Leinentuch filtern, das Tuch ausdrücken und die Tinktur in eine dunkle Flasche füllen. Ein- bis dreimal täglich bis zu 15 Tropfen einnehmen.

GROSSMUTTERS SCHLAF-WOHL-KISSEN

entspannend und schlaffördernd

- 1 Handvoll getrocknete Kräuter, bestehend aus Johanniskrautblüten, Lavendelblüten und Melissenblättern, vermischen, in eine kleine Baumwollhülle von etwa 10 × 10 cm geben und diese dann verschließen. Das Kissen neben das Kopfkissen legen.
- Johanniskraut besticht hier nicht durch seinen Geruch, doch kann es zu einem verbesserten Schlaf beitragen.

Bitte beachten! Durch die Einnahme von Johanniskraut kann eine Lichtempfindlichkeit auftreten, weshalb Sie eine intensive Sonnenbestrahlung vermeiden sollten. Wenn Sie Medikamente (z. B. Psychopharmaka, Gerinnungshemmer, Antibabypille) einnehmen, kann die Wirkung dieser Präparate durch Johanniskraut herabgesetzt oder verstärkt werden.

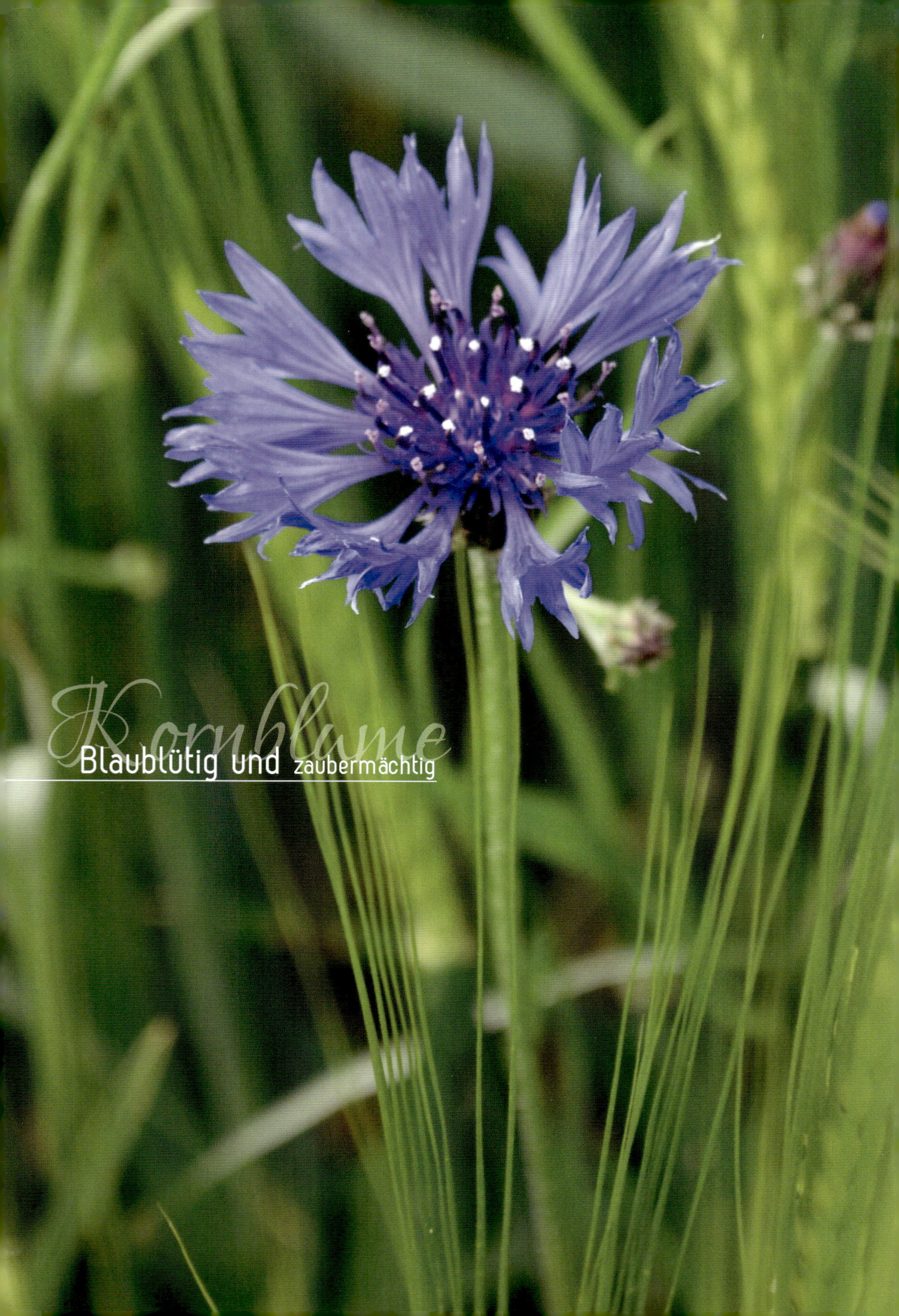

Kornblume

Blaublütig und zaubermächtig

Kornblume

Centaurea cyanus

Blaumütze, Cyane, Flockenblume, Hungerblume, Kornnelke, Kornbeißer, Kornflockenblume, Kornfresser, Rockenblume, Sichelblume, Zachariasblume, Ziegenbein

Die leuchtend blaue Kornblume gehört für mich zum Bild sommerlicher Getreidefelder. Vermutlich stammt sie aus dem Mittelmeerraum und hat sich von dort nach Norden und Osten in ganz Europa bis Westasien verbreitet.

Eigenschaften: augenstärkend, harntreibend, fiebersenkend, tonisierend
Sammeln und Konservieren: Das Feld zum Sammeln der Blumen soll nicht industriell „bebaut" sein, das heißt, es soll nicht regelmäßig mit Pflanzenschutzmitteln oder Insektiziden besprüht werden. Die Blüten einlagig auslegen und schonend trocknen.
Optimale Erntezeit: Im Sommer, wenn sich die himmelblauen Blüten öffnen. Meist werden nur die ausgezupften Randblüten genutzt.

HEILENDE WIRKUNG

Kornblumen haben einige heilwirksame Stoffe: Gerb- und Bitterstoffe, Schleime, farbgebende Anthocyane (Centaurocyanin) und Flavonoide (Apigenin). Kräuterkundige der Erfahrungsheilkunde wissen, dass die hübsche Blume etwas den Schleim in den Atemwegen löst und die Urinausscheidung beschleunigt. Man nutzt sie auch wegen des Gehaltes an Bitterstoffen zur milden Anregung der Leber- und Gallefunktion und bei Appetitlosigkeit. Die Schleimstoffe lindern zudem Entzündungen im gesamten Verdauungstrakt, so dass die maßvolle Verwendung bei leichten Magen-Darm-Entzündungen verbunden mit Durchfall sinnvoll ist.

In früheren Zeiten hat man die hübschen Blumen auch als Tee bei Fieber und zum Spülen der Mundhöhle bei lokalen Entzündungen verwendet sowie in Form von Auflagen bei entzündlichen Augenerkrankungen oder bei vermehrter Schuppenbildung. Da es bei diesen Anwendungsgebieten wirksamere Heilpflanzen gibt, sind Kornblumen in der Heilkunde schon beinahe in Vergessenheit geraten. Wer in ihr eine besondere Faszination findet, sollte sie öfter als Arznei verwenden.

VON ARZNEI BIS ZAUBEREI

Mit den Kornblumen werden eine Reihe mystischer Vorstellungen in Verbindung gebracht. Sie war ein beliebtes Sympathiemittel gegen Blutungen. Besonders heilsam soll die an Fronleichnam zwischen 11 und 12 Uhr gegrabene Wurzel sein, die das Nasenbluten stillt, wenn man sie nur lange genug in der Hand hält. Im Österreichischen sagte man dazu folgenden Spruch: „Drei Brunnen stehn im Paradies, ihr Wasser ist wie Honig süß. Der eine fließt, der andere gießt. Ein Blümlein aus dem dritten sprießt. Steh still – wenn ich will." Möglicherweise brachten die Menschen das dunkle venöse (bläuliche) Nasenblut mit der blauen Blütenfarbe in Verbindung. Die Verwendung als blutstillendes Mittel geht mindestens bis ins 16. Jahrhundert zurück, wie uns Tabernaemontanus berichtet. Und auch gegen den „blauen Husten" (Keuchhusten) wurden Zubereitungen der blau blühenden Pflanze gebraucht.

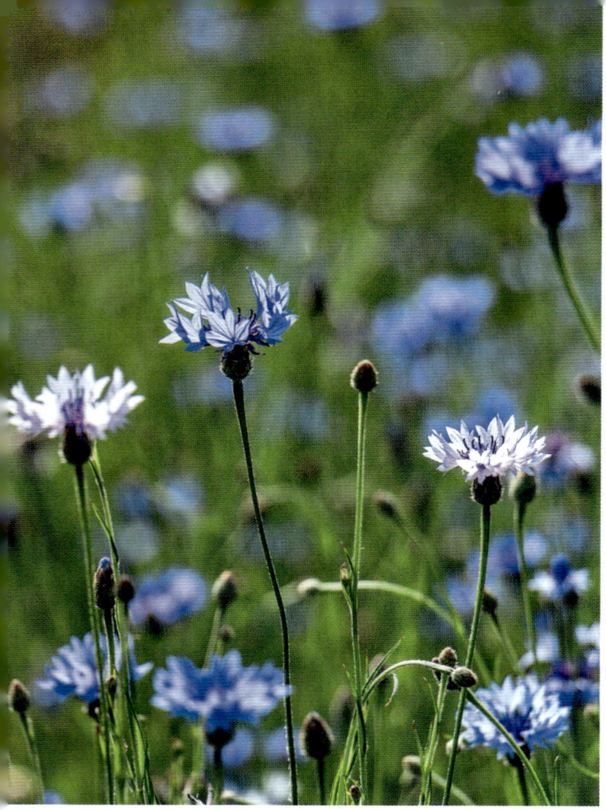

Die Kornblume liebt die Gesellschaft von Getreide.

Frauen, die Kornblumen bei sich tragen, ziehen die Aufmerksamkeit der Männer auf sich. Im europäischen Mittelalter waren Kornblumenkränze deshalb zur Hochzeit der jungen Frauen sehr beliebt. Die Nachfrage war so groß, dass deswegen riesige Felder angebaut wurden. Die stahlblaue Farbe zieht bis heute viele Kräuterhexen in den Bann, die sich mit Kornblumen im Garten einen magischen Schutzzauber weben. Leider verblasst sie schnell, weshalb Kornblumen im Volksglauben als Zeichen der Veränderlichkeit und des Wankelmutes gelten. „Wer sein Herz wandelt und selbst nicht weiß, wobei er bleiben will... der soll Kornblumen tragen, die sind blau und lustliglich und färben sich weiß, sie möglichen nicht lange ihre Farbe behalten...".

Kornblumen galten bei den weisen Frauen auch lange Zeit als heilwirksame „Augenpflanzen". So soll man sich mit den ersten Blüten im Jahr die Augen bestreichen, um das ganze Jahr über vor Augenkrankheiten geschützt zu sein, hieß es. Zu Johanni banden sich die Mädchen einen Kranz, blickten durch diesen ins Johannisfeuer und sprachen dabei Zaubersprüche wie: „Johannisfeuer, guck, guck, stärk mir meine Augenlider, dass ich dich aufs Jahr seh' wieder". Selbst der heilkundige Leonhardt Fuchs berichtet, dass damit vor allem die „hitzigen roten Augen" behandelt wurden. Übrigens heißt die Gattung nach dem halbtierischen und halbmenschlichen Kentaur Chiron, der vielerlei Kenntnisse besaß, unter anderem in der Pflanzenkunde. So heilte er Wunden, indem er sie mit Kornblumen bedeckte.

Doch manch abergläubische Bäuerin zählte die blauen Blumen eher zu den „Korndämonen" und betrachtete sie mit Argwohn. Zum einen verdrängten Kornblumen den Platz für das nahrhafte Getreide und zum anderen ließen ihre festen Stängel die Sensen schnell stumpf werden. Wen wundert es dann, dass man mancherorts Kornblumen ins Feuer warf, um die Getreidefresser von der Erde zu vertreiben. Die Feindseligkeit war sogar so groß, dass man überzeugt war: Wenn jemand Kornblumen mit nach Hause bringt, würde das Brot zu schimmeln beginnen.

VOM FELD AUF DEN TISCH

Da der Lebensraum der Kornblume schwindet, wird sie immer seltener. Verwenden Sie darum nur Pflanzen aus dem eigenen Garten. Die dekorativen Blüten sind essbar und können über Salate, Desserts, Rohkost oder Gemüsegerichte gestreut werden. Als Farbtupfer sind sie eine optische Bereicherung für Aromazucker oder Salzmischungen. Sie behalten ihre Farbe, wenn man sie nicht überhitzt und an einem schattigen Platz trocknet. Am besten dazu nur die äußeren Blütenblätter verwenden, denn der Körbchenboden ist zäh.

Auch die Blätter der Kornblume sind essbar. Sie schmecken endivienähnlich und werden mit zunehmender Vegetationszeit bitter und zäh. Daher sollte man vorzugsweise junge, noch milde Blätter zu anderen Salaten geben.

REZEPTE AUS DER HEILKUNDE

KORNBLUMENBLÄTTER

bei Husten mit vermehrter Schleimbildung

- Einige Kornblumenblätter mit unter die klassischen Hustenteemischungen (Thymian, Königskerze, Schlüsselblume) mischen.

KORNBLUMENTEE

zur Unterstützung der Leber- und Gallentätigkeit und um den Appetit anzuregen

- 1 EL Blüten mit ¼ l heißem Wasser übergießen und nach 10 Minuten abseihen.
- Von diesem Tee bis zu 3 Tassen täglich trinken. Zur Appetitanregung den Tee ½ Stunde vor den Mahlzeiten trinken, zur Förderung der Gallenfunktion ½ Stunde nach den Mahlzeiten.

KORNBLUMENWEIN

nicht nur zum Genuss, sondern auch bei Verdauungsstörungen

- 1 Handvoll Kornblumenblüten in 1 l Rotwein geben und kurz aufkochen lassen. Gut verschlossen 10 Tage stehen lassen, gelegentlich umschütteln, danach abseihen. Davon 1 Likörgläschen vor der Mittagsmahlzeit trinken.

BLÜTENFRISCHBREI

bei oberflächlichen Wunden

- Frische Kornblumen-Blüten im Mörser zu einem Brei zerquetschen und diesen auf die verletzte Stelle auftragen. Dadurch wird die Wundheilung beschleunigt.

Bitte beachten! Derzeit sind keine Risiken und Nebenwirkungen bekannt. Aufgrund unzureichender Datenlage sollte man die Kornblume während der Schwangerschaft und Stillzeit meiden und zudem nicht bei bekannter Allergie gegen Korbblütengewächse anwenden.

Für einige waren die hübschen Blumen zauberkräftige Pflanzen, andere betrachteten sie als „Korndämonen".

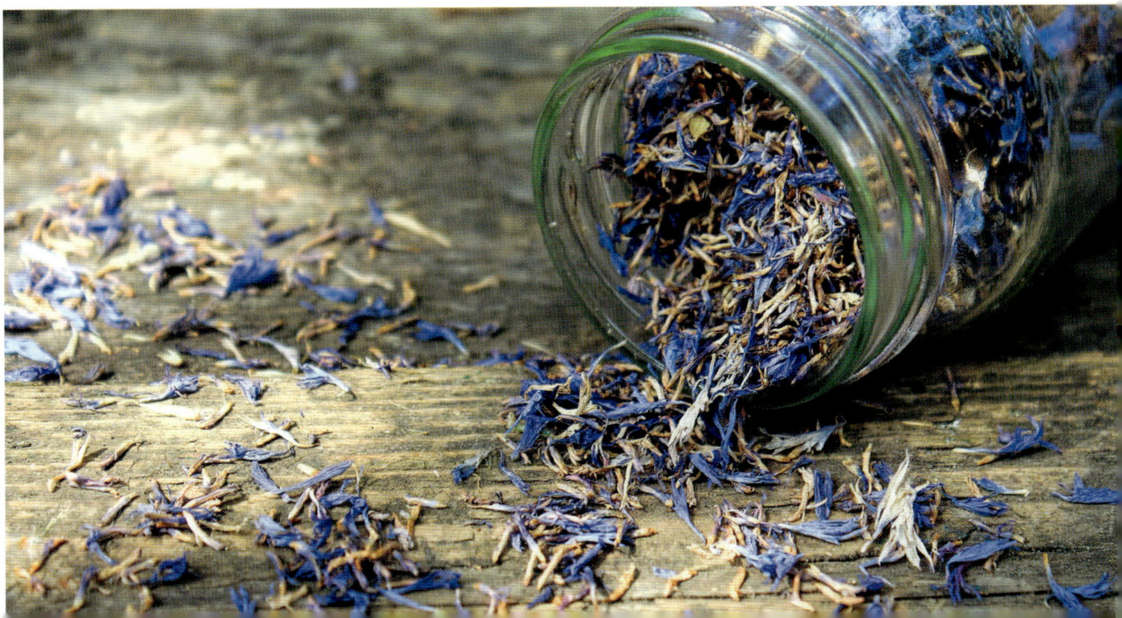

Löwenzahn

Orakeln mit der Pusteblume

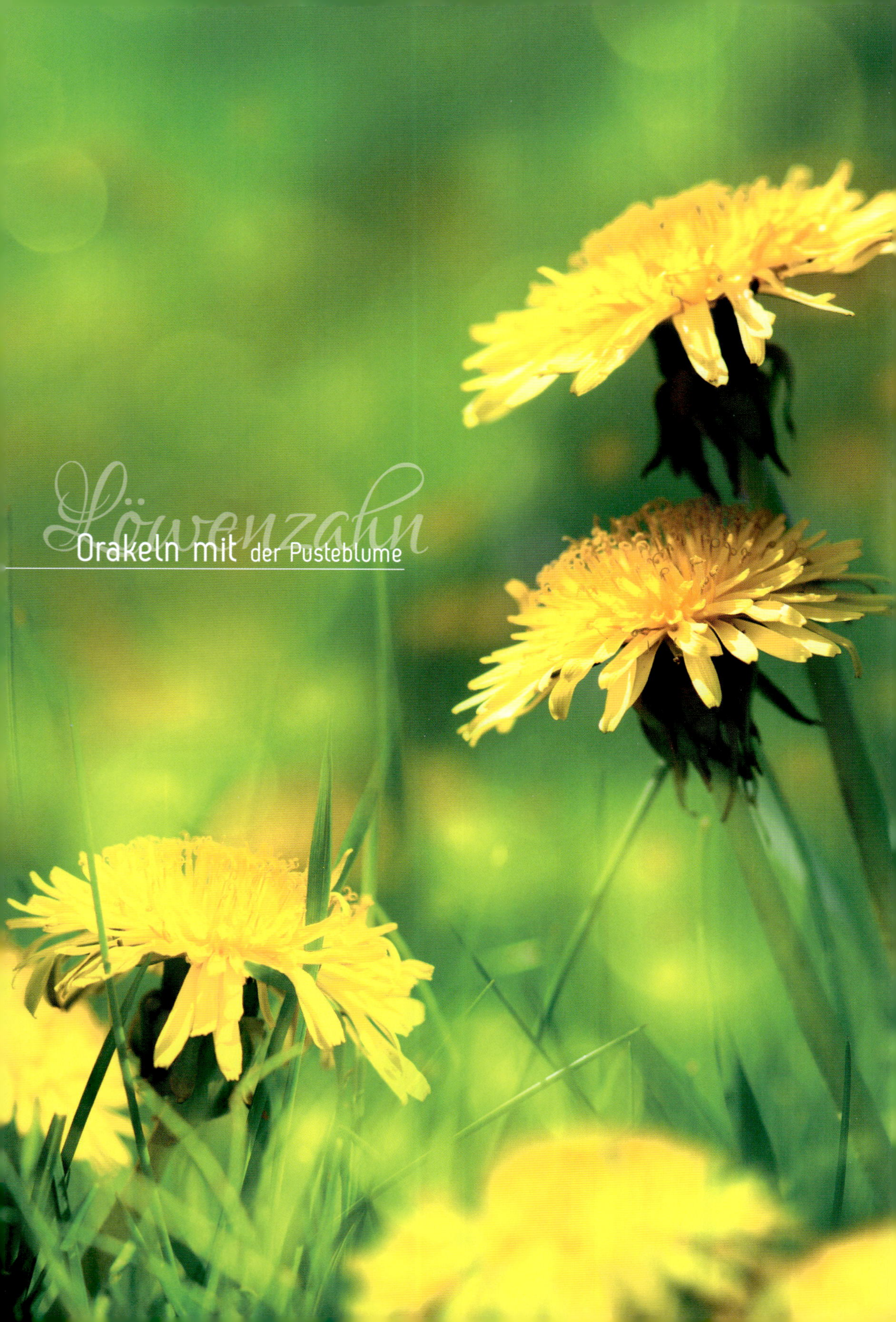

Löwenzahn

Taraxacum officinale

Bärenzahnkraut, Bettseicher, Butterblume, Kuhblume, Mönchskopf, Pfaffenröhrlein, Pusteblume, Sonnenwirbel, Wiesenlattich

Der sonnengelb leuchtende, ausdauernde Korbblütler mit der langen Pfahlwurzel wächst im Grunde genommen überall. Er vermehrt sich rasch und ist in der Naturmedizin ein großes Heilmittel.

Eigenschaften: galle- und harntreibend, stoffwechsel- und appetitanregend, leicht abführend, blutreinigend, lymphentlastend
Sammeln und Konservieren: Die Wurzel im Frühjahr vor der Blüte graben, säubern, zerkleinern und bei nicht mehr als 40 °C trocknen; die Blätter ab März ernten.
Optimale Erntezeit: Die Wurzel bei abnehmendem Mond im Zeichen Jungfrau graben, die Blätter während der zunehmenden Mondphase ernten.

HEILENDE WIRKUNG

Der Gewöhnliche Löwenzahn überträgt seine Vitalkraft auf den Menschen. Bitterstoffe und Flavonoide, Eisen und Kalium, Vitamin C, A und D, etwas ätherisches Öl und Phytosterole kurbeln die Verdauungssäfte an, reinigen Leber und Gallenblase und unterstützen den Magen wie auch die Bauchspeicheldrüse bei ihrer Arbeit. Auch wenn Sie unter Gicht, Rheuma und Arthrose leiden, sollten Sie regelmäßig Löwenzahnzubereitungen einnehmen.

Nach dem Winter ist er ein echter Fitmacher und hilft gegen die Frühjahrsmüdigkeit. Dazu ist jedoch eine Kur mit 2–4 Tassen täglich empfehlenswert, die je nach Bedarf 2–4 Wochen dauern sollte. Im Herbst enthält die Wurzel vorwiegend Inulin, das für den Kohlenhydratstoffwechsel förderlich ist. Zudem ist Löwenzahn wegen seiner reinigenden und harntreibenden Kraft zur Unterstützung bei Fastenkuren (insbesondere bei Diabetikern) und selbst bei Krebsleiden von Nutzen. Auch bei Umwelterkrankungen wie Allergien sowie zur Entstauung der Lymphe sollte an Löwenzahn gedacht werden.

VON ARZNEI BIS ZAUBEREI

Die gelben Löwenzahnteppiche symbolisieren den Frühling, den Neuanfang, neues Leben und die erste Liebe. Die Blume strotzt vor Vitalität, weshalb sie auch mit erotischer Kraft assoziiert wird. Im Liebesorakel zupft man die Strahlenblüten mit den Worten „Er liebt mich, er liebt mich nicht“. Und weil er auch „gewaltlich den Harn“ treibt, erklärten ihn die Hexen zum wirkungsvollen Aphrodisiakum. Doch auch Fieber,

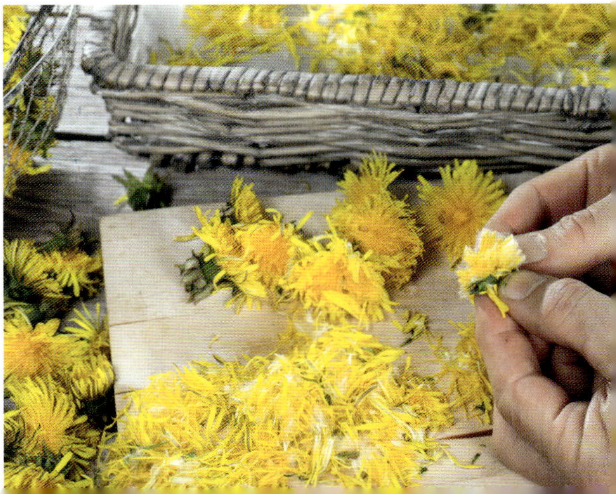

Die Blütenköpfchen werden ausschließlich für kulinarische Zwecke gebraucht.

Wunscherfüllung und Orakeln

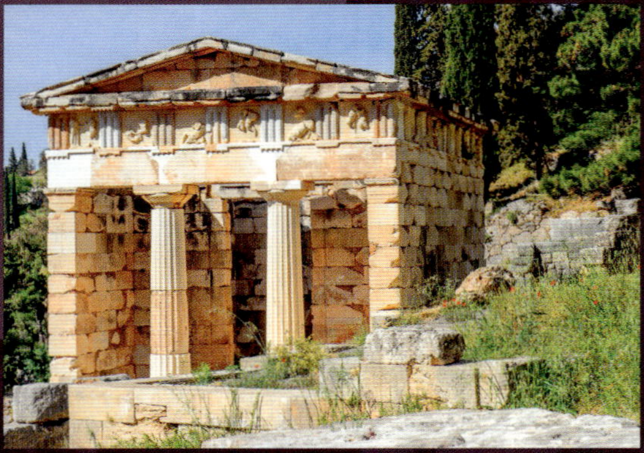

Apollon-Tempel in Delphi – Weissagungsstätte des antiken Griechenlands.

Das Orakeln (abgeleitet von lat. *oraculum* = Götterspruch) dient zur Beantwortung von Zukunfts- und Entscheidungsfragen mit Hilfe eines Rituals oder Mediums. Gegenwärtig Verborgenes kann durch bestimmte Zeichen oder Pflanzen erkannt werden. Selbst heute noch sind Liebesorakel beliebt. Für diesen Zweck werden Löwenzahn wie auch Gänseblümchen sehr geschätzt. Das Schicksalsorakel wird mit Vorliebe zum Jahreswechsel befragt und altüberlieferte Ernteorakel finden sich noch heute in den sogenannten „Bauernregeln".

Im erweiterten Sinn werden auch Orte, an denen das Orakel gegeben wurde, als solche bezeichnet. Bekanntestes Beispiel ist das Orakel von Delphi, eine Tempelanlage im antiken Griechenland, die dem Heilgott Apollon geweiht war. Delphi galt lange Zeit sogar als Mittelpunkt der Welt.

Abszesse, die rote Ruhr, Blutspeien, Blattern, Gliederschmerzen und insbesondere Erkrankungen der Leber- und Gallenwege waren Indikationen für Löwenzahn, denn die gelbe Blütenfarbe wurde als Hinweis für die Wirkung bei Gelbsucht gesehen.

Menschen, die unter Augenbeschwerden leiden, sollen sieben oder neun Wurzeln an Bartholomäi (24. August) vor Sonnenaufgang graben und in einem Säckchen als Amulett tragen. Und auch Warzen verschwinden nach kurzer Zeit, wenn der weiße Milchsaft bei abnehmendem Mond aufgetragen wird, wussten die heilkundigen Weiber. Um die Schwangerschaft nicht zu gefährden, wird in mittelalterlichen Schriften jedoch vor der Einnahme einiger Kräuter, darunter auch Löwenzahn, gewarnt.

Beliebt war die Anwendung als Schönheitsmittel. Kräuterkundige Frauen brannten aus Kraut und Wurzel ein Wasser, um damit das Gesicht zu reinigen und um Rötungen oder Sommersprossen zu entfernen.

Der weiße Milchsaft beflügelte noch zu weiteren Anwendungen. Um die Milchsekretion zu fördern, sollten Wöchnerinnen Löwenzahntee trinken und auch Kühe, welche verhext waren und keine Milch gaben, fütterte man reichlich mit Löwenzahn, um einen Gegenzauber zu bewirken. Hexen und Magier gebrauchten Löwenzahnwurzeln als Zusatz gegen beschwörende Räucherungen, gegen

In alten Zeiten wuchs Löwenzahn im Gegensatz zu heute selten auf den Magerwiesen.

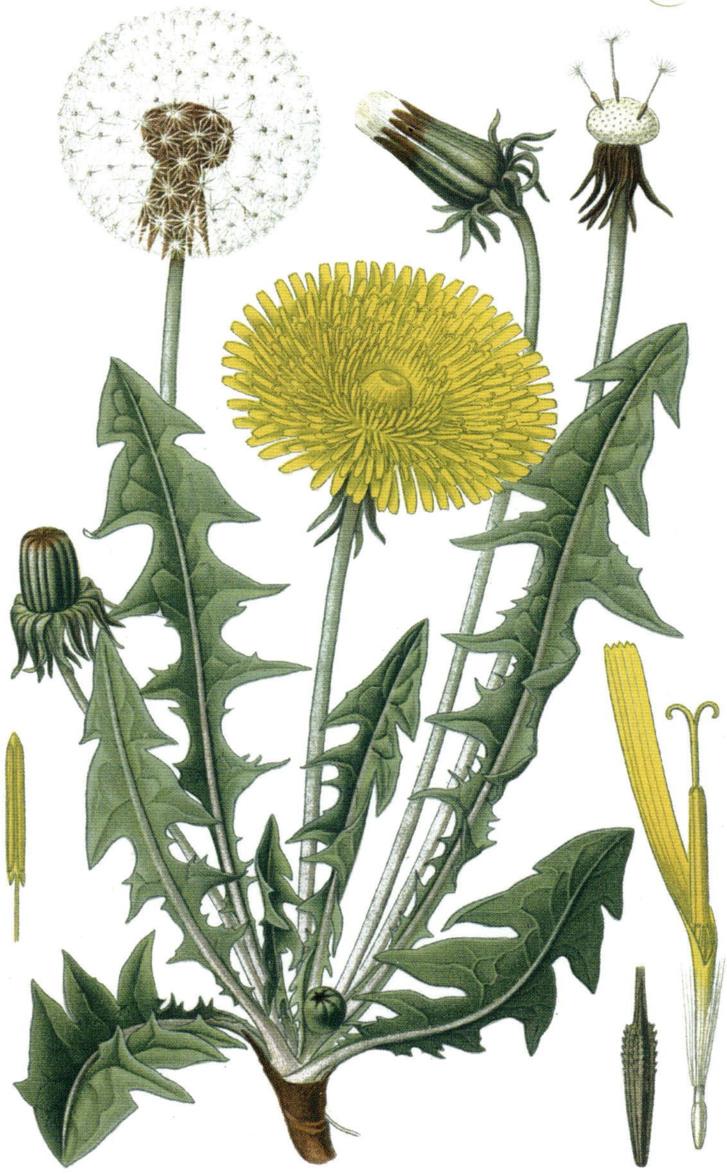

Verfluchungen und in Ritualen rund um die Wunschbestellung. Die Pusteblume benutz(t)en Kinder gerne zum Orakeln. Man hält dazu den kugeligen Fruchtstand vors Gesicht und bläst die mit Wünschen beladenen Fallschirmchen in die Welt hinaus. Ein anderer Volksglaube ist folgender: Bleiben nach dem Ausblasen noch Früchte stehen, ist man ein Teufel; schafft man es dagegen sie mit einem Atemzug wegzublasen, ist man ein Engel und kommt sicher in den Himmel.

VON DER WIESE AUF DEN TELLER

Löwenzahn schmeckt hervorragend als Salat – dafür werden aber nur junge, frische Blätter verwendet. Der Grundgeschmack ist etwas bitter wie auch süßlich und die Verwendung vielseitig. Die Blätter passen zu Salaten, Rohkost, Hackkräutermischungen oder Eierspeisen. Die Wurzel kann wie Schwarzwurzel oder Spargel zubereitet oder paniert und in Butter gebraten und mit Zitronensaft beträufelt werden. Die goldgelben Blüten besitzen reichlich Pollen und Nektar. Aus den Blüten können Sie eine Art Gelee herstellen, das sich als Brotaufstrich eignet.

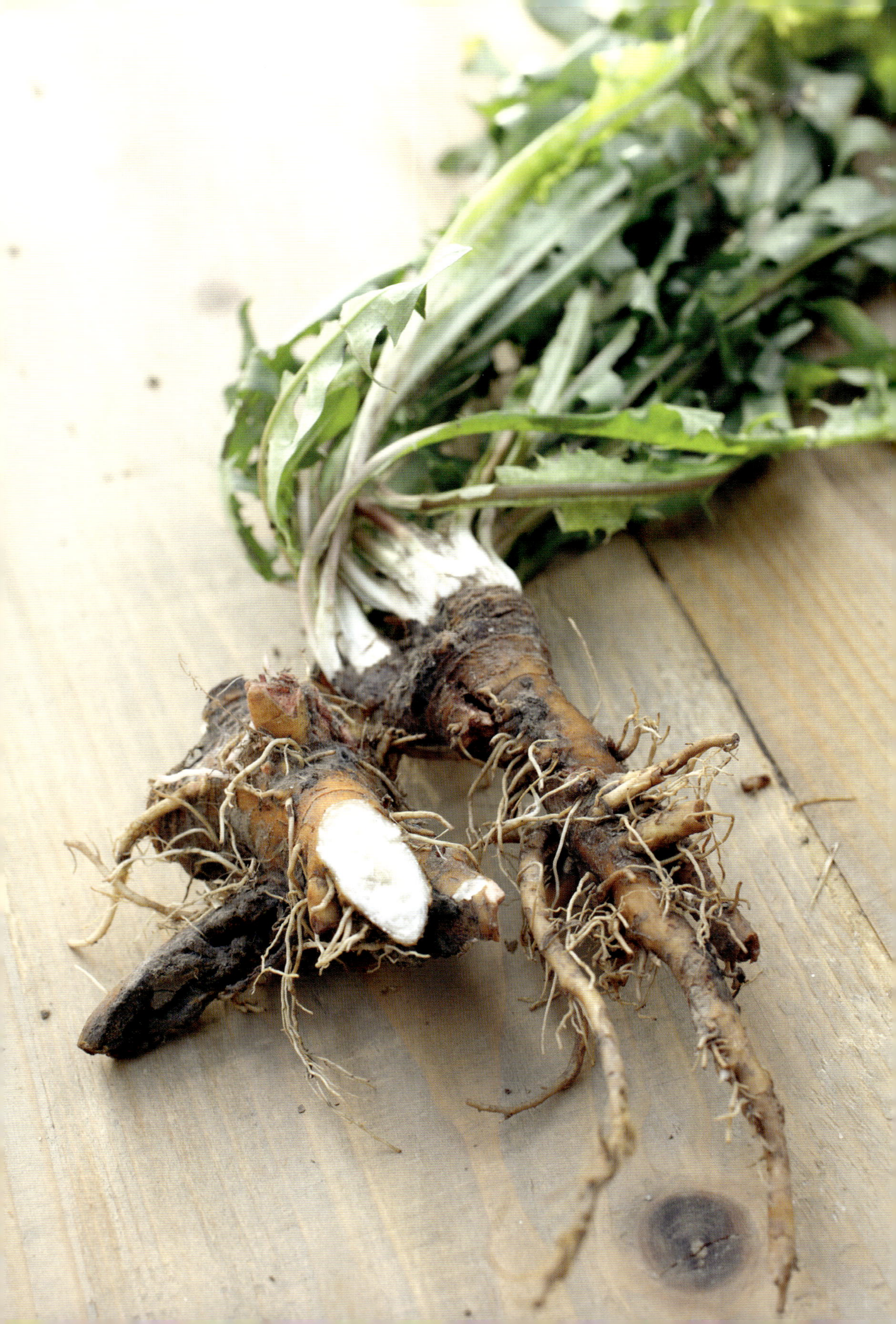

REZEPTE AUS KÜCHE UND HEILKUNDE

LÖWENZAHNBLÜTEN-BROTAUFSTRICH

wohlschmeckender Honigersatz

- 300 g Löwenzahn-Blütenköpfe an einem trockenen Tag pflücken. Die Blütenblätter vom Blütenboden zupfen und in einen Topf geben, mit 1 l Wasser bedecken und 2 Stunden ziehen lassen. Dann das Gemisch bis zum Siedepunkt erhitzen. Die Mischung über Nacht ziehen lassen und am nächsten Morgen die Blüten abgießen.
- Nun 1 kg Zucker oder Agavendicksaft und die geriebene Schale einer Bio-Zitrone hinzufügen und die Mischung so lange einkochen, bis sie Fäden zieht.
- Als Brotaufstrich oder zum Süßen von Müslis und anderen Süßspeisen verwenden.

LÖWENZAHN-MILCHSAFT

zur sanften Behandlung bei Warzenbefall

- Frischen Löwenzahn pflücken. Den austretenden frischen Milchsaft direkt auf die Warzen tupfen und das Ganze zwei- bis dreimal täglich anwenden – in wenigen Tagen sollen die Warzen verschwunden sein.

WOCHENENDKUR MIT LÖWENZAHNWURZEL-TEE

bei einer Neigung zu Nieren-, Blasen- oder Gallensteinen

- Samstags und sonntags nüchtern 1 L Löwenzahnwurzel-Tee trinken. Dafür 1 EL der getrockneten und zerkleinerten Wurzel mit 1 l siedendem Wasser übergießen. Nachdem der Tee 10 Minuten gezogen hat, innerhalb einer Viertelstunde schluckweise trinken.

NICHT ZUR NACHAHMUNG EMPFOHLEN

Wider das Blutspeien

Altes Rezept

Das Kraut und die Wurzel frisch zerschnitten und darnach in einem Mörsel gestossen, den Safft ausgedruckt und desselbigen eingenommen 16. Unzen und alten roten Rosenzucker, 6. Unzen, solches über einer linden Gluth zerlassen und ein Wall oder drey aufsieden lassen, darnach durchgesigen ist eine heilsame Arznei so man Morgens und Abends jedesmal 5. oder 6. Loth einnimmt.

(Quelle: Tabernaemontanus, Neu vollkommen Kräuterbuch, 1731)

HERBSTKUR MIT DEM WURZELTEE

um den Wandel in die kalte Jahreszeit zu erleichtern

- 1 gehäuften TL getrocknete und zerkleinerte Wurzeln über Nacht mit 250 ml Wasser ansetzen.
- Am nächsten Morgen bis zum Siedepunkt erhitzen, anschließend abseihen und trinken.

Bitte beachten! In seltenen Fällen führt der Milchsaft zu Kontaktallergien. Bei Überdosierung ist eine Reizung des Magens möglich.

Die Wurzel enthält noch mehr Bitterstoffe als das Kraut.

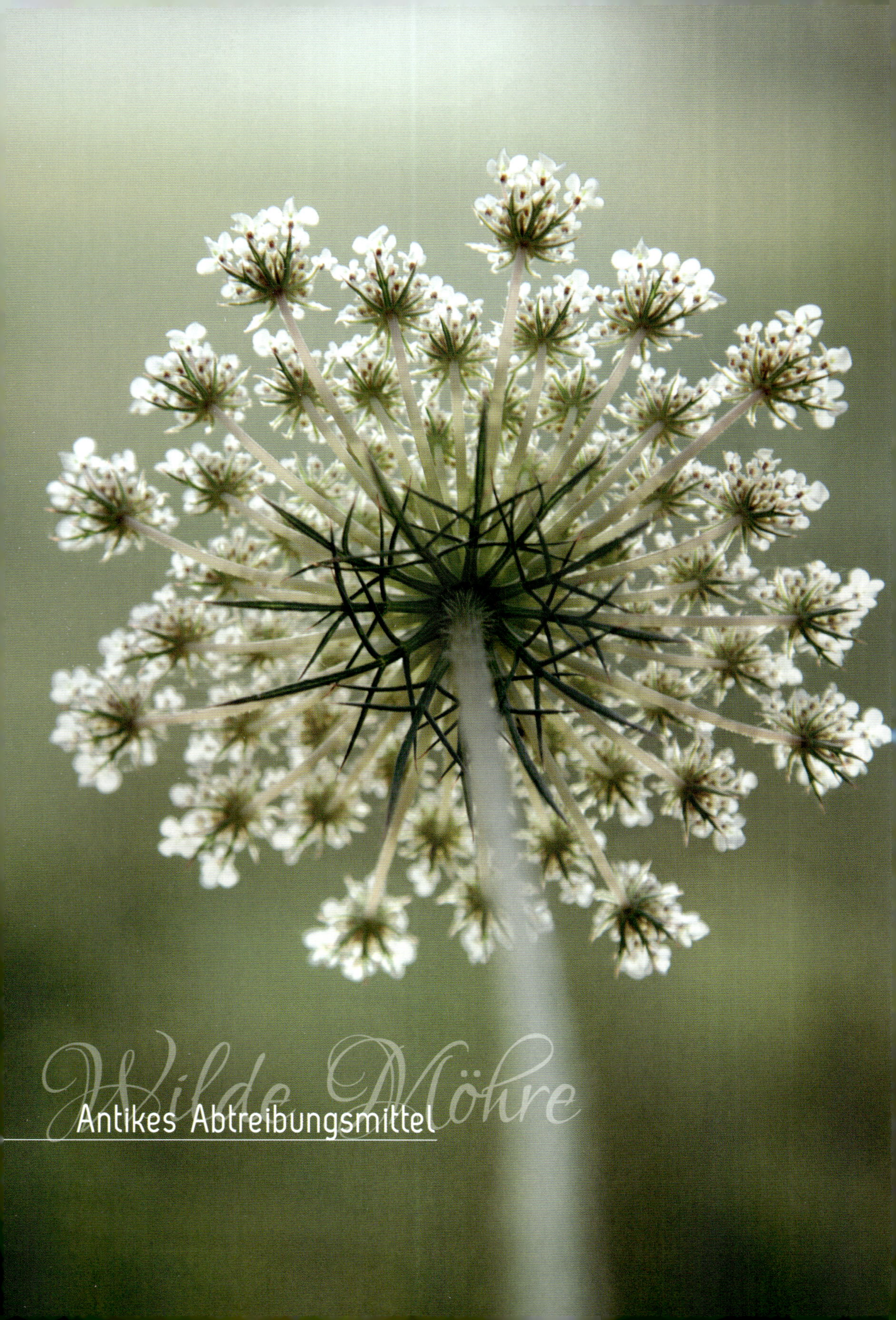
Wilde Möhre
Antikes Abtreibungsmittel

Wilde Möhre

Daucus carota

Eselsmöhre, Mohrenkümmel, Ruebli, Wurzel, Vogelnest

Die Wilde Möhre unterscheidet sich von anderen weiß blühenden Doldenblütengewächsen durch eine in der Mitte der Dolde stehende, schwarzrote, sterile Blüte und die sich zur Fruchtzeit wie „Vogelnester" zusammenziehenden Doldenstrahlen. Das einst als Unkraut verschmähte Gewächs ist relativ anspruchslos und wächst daher auf offenen Wiesen, Brachflächen und Ruderalstandorten. Die Möhre ist eine wichtige Nahrungsquelle für Insekten, da sie reichlich Pollen und Nektar liefert.

Eigenschaften: harntreibend, stoffwechselanregend, immunstärkend, entzündungshemmend, wurmtreibend, menstruationsanregend
Sammeln und Konservieren: Das Kraut in den Sommermonaten gebündelt kopfüber aufhängen. Die Samen in Schichten auslegen und luftig trocknen. Die Wurzel in Wasser spülen, zerkleinern, trocknen und luftdicht aufbewahren.
Optimale Erntezeit: Das Kraut im Sommer während der zunehmenden Mondphase ernten, die Samen zur Vollreife, wenn sie braun sind. Wurzeln gräbt man im zweiten Vegetationsjahr möglichst vor der Blüte, da sie leicht verholzen.

HEILENDE WIRKUNG

Als Heilpflanze ist die Wilde Möhre heute kaum mehr in Gebrauch. Sie enthält eine Vielzahl pharmakologisch wirksamer Inhaltsstoffe, hat aber im Vergleich zur Kulturmöhre nur wenig Karotin. Dafür kann sie mit ätherischen Ölen, dem Polyin Falcarinal, Pektin und Vitaminen (A, B_1, B_2 und C) sowie Mineralien, insbesondere Kalium, punkten. Sie besitzt einige medizinische Eigenschaften, darunter harntreibende, entzündungshemmende, antimikrobielle, krampflösende und in hoher Dosierung krampfende Eigenschaften.

VON ARZNEI BIS ZAUBEREI

Die Kraft der Möhre sitzt in den Samen und der Wurzel. In alten Zeiten galt die Möhre – häufig als Wilde Pastinacke bezeichnet – als beliebtes Aphrodisiakum. „Reichlich genossen, entzündet sie den Liebestrieb" –, so steht es in alten Werken. Zur Förderung der Menstruation, gegen Harnverhalt und bei Wassersucht ist sie ebenfalls hilfreich, versichern die antiken Autoren. Der Möhrenwein diente zur Beförderung des Harns und der Menstruation und zudem wussten die heilkundigen Frauen, dass er die Wirkung der schrecklichen Skorpionstiche zähmt.

Die Wilde Möhre ist aber auch ein vielbesungenes Abtreibungsmittel. So steht in den Gerichtsakten der Wanderhure Els von Eystett, dass sie mit einer Mischung von Immergrün, Karotten, Lorbeer und Nelken in der 20. Schwangerschaftswoche eine Fehlgeburt ausgelöst hat. Vor allem die Samen sind „hitziger Natur", weshalb sie die „Weiberblum" fördern. Einige schwören noch heute auf die Verwendung der Samen als natürlichen Empfängnisschutz. Deshalb steht sie in der Pflanzensymbolik auch für Wollust und Schande. Die starke Wurzel symbolisiert jedoch auch Männlichkeit. Um diese zu stärken und

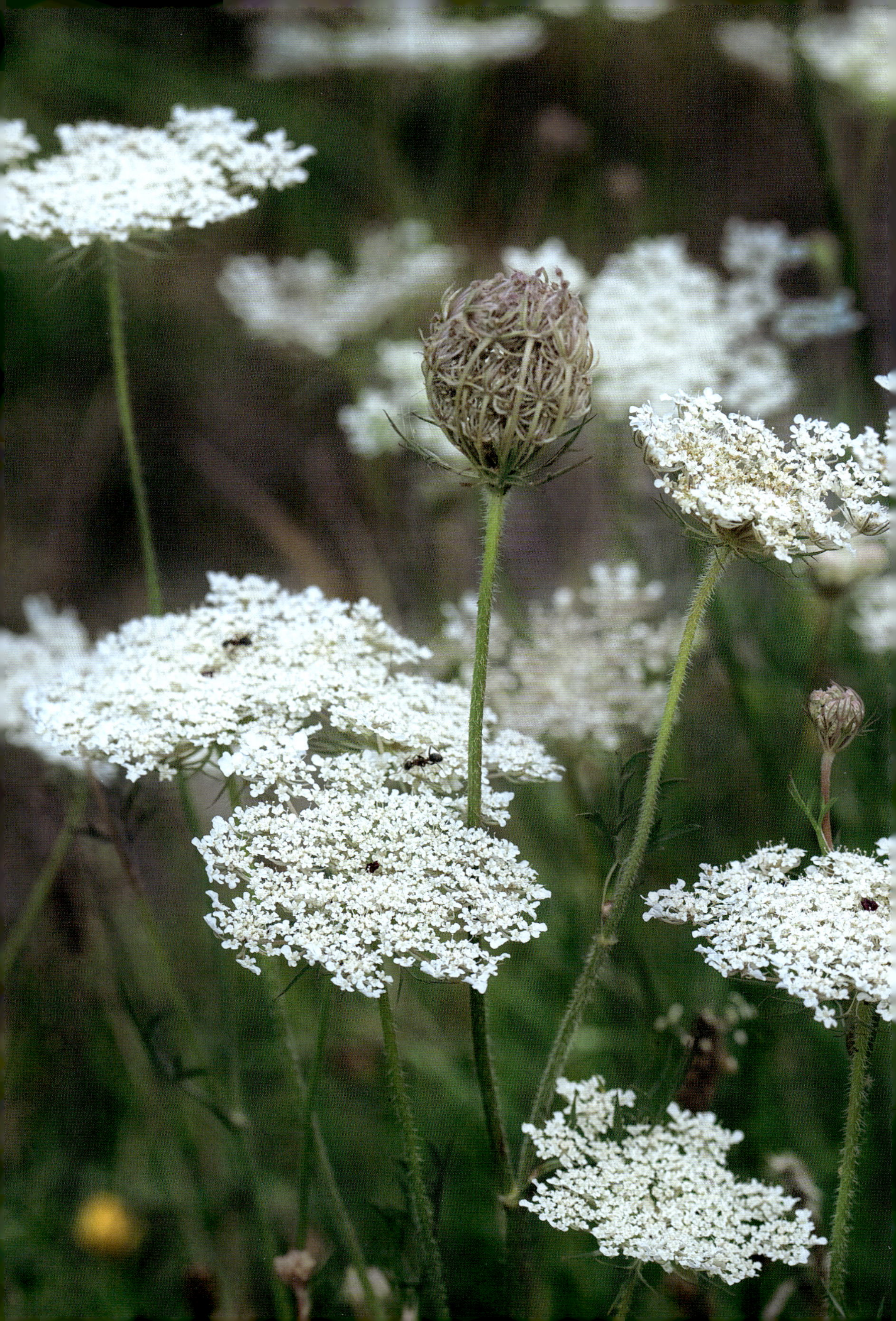

Bei Reife ziehen sich die Blütendolden zu „Vogelnestern" zusammen.

pralle Lebenskraft zu erlangen, hängten in alten Zeiten Männer die Wurzel um den Hals, damit sie die „Hodengeschwülste" zähmt.

Die Wurzel, gestampft und zu Brei vermischt, wurde von der Bäuerin als Heilmittel bei schlecht heilenden Wunden oder Geschwüren aufgelegt oder sie vermischte frische Blätter mit Honig und verwendete sie als Wundauflage.

VON DER WIESE AUF DEN TELLER

Wer die Wilde Möhre als Wildgemüse essen will, sollte bedenken, dass sie nur dann aromatisch schmeckt, wenn sie noch jung und zart ist. Im Grundgeschmack ähnelt sie der Speisemöhre, ist jedoch etwas süßer und härter.

Blätter und Samen schmecken petersilienartig, weshalb Sie sie frisch oder getrocknet in Suppen, Eintöpfe, über Salate und Gemüsegerichte streuen können. Selbst die weißen Blütendolden sind essbar. Ähnlich wie die Holunderblüten können Sie die ganzen Dolden in den Bierteig tauchen und anschließend ausbacken.

NICHT ZUR NACHAHMUNG EMPFOHLEN

Möhrenwein

Altes Rezept

6 Drachmen der grob gestossenen Wurzel behandle in gleicher Weise mit 1 Krug Most und fülle den Wein ab. Er wirkt gut bei Brust-, Unterleibs- und Gebärmutterleiden, befördert die Menstruation, das Aufstossen und den Harn; auch ist er ein gutes Mittel bei Husten, Krämpfen und inneren Rupturen.

(Quelle: Pedanios Dioskurides, De materia medica, 1. Jhd. n. Chr.)

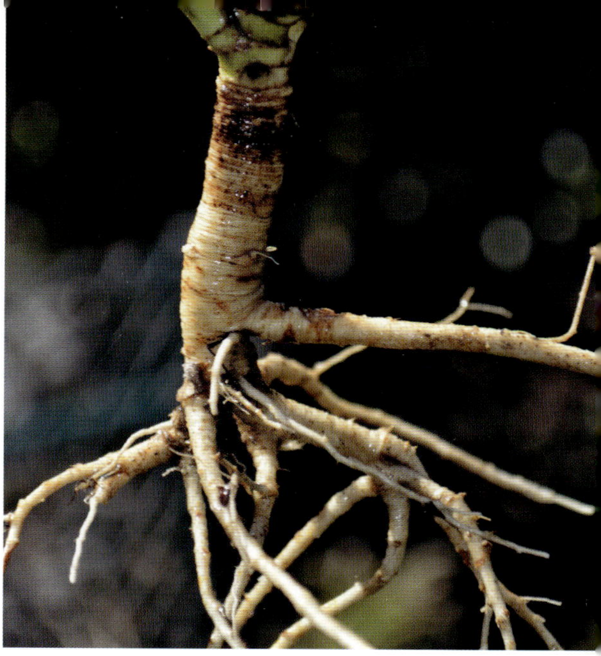

Pfahlwurzel der Wilden Möhre.

Bitte bedenken Sie, dass eine Verwechslungsgefahr mit sehr giftigen weiß blühenden Doldengewächsen besteht und Sie die Wilde Möhre nur sammeln sollten, wenn Sie sie sicher bestimmen können.

REZEPTE AUS DER HEILKUNDE

TEEZUBEREITUNG AUS WILDER MÖHRE

harntreibendes Mittel

- Einige Blätter und frisch gemörserte Samen der Wilden Möhre mit ¼ l Wasser ansetzen und 10 Minuten ausziehen lassen. Davon 2 Tassen täglich trinken. Weil der Tee den Harn treibt, kann er die Behandlung einer Blasenentzündung unterstützen.

Bitte beachten! Es besteht Verwechslungsgefahr mit dem giftigen Schierling! Inmitten der weißen Möhrendolden befindet sich jedoch eine dunkelrote Lockblüte. Die Zubereitungen wegen der wehentreibenden Eigenschaften nicht in der Schwangerschaft anwenden.

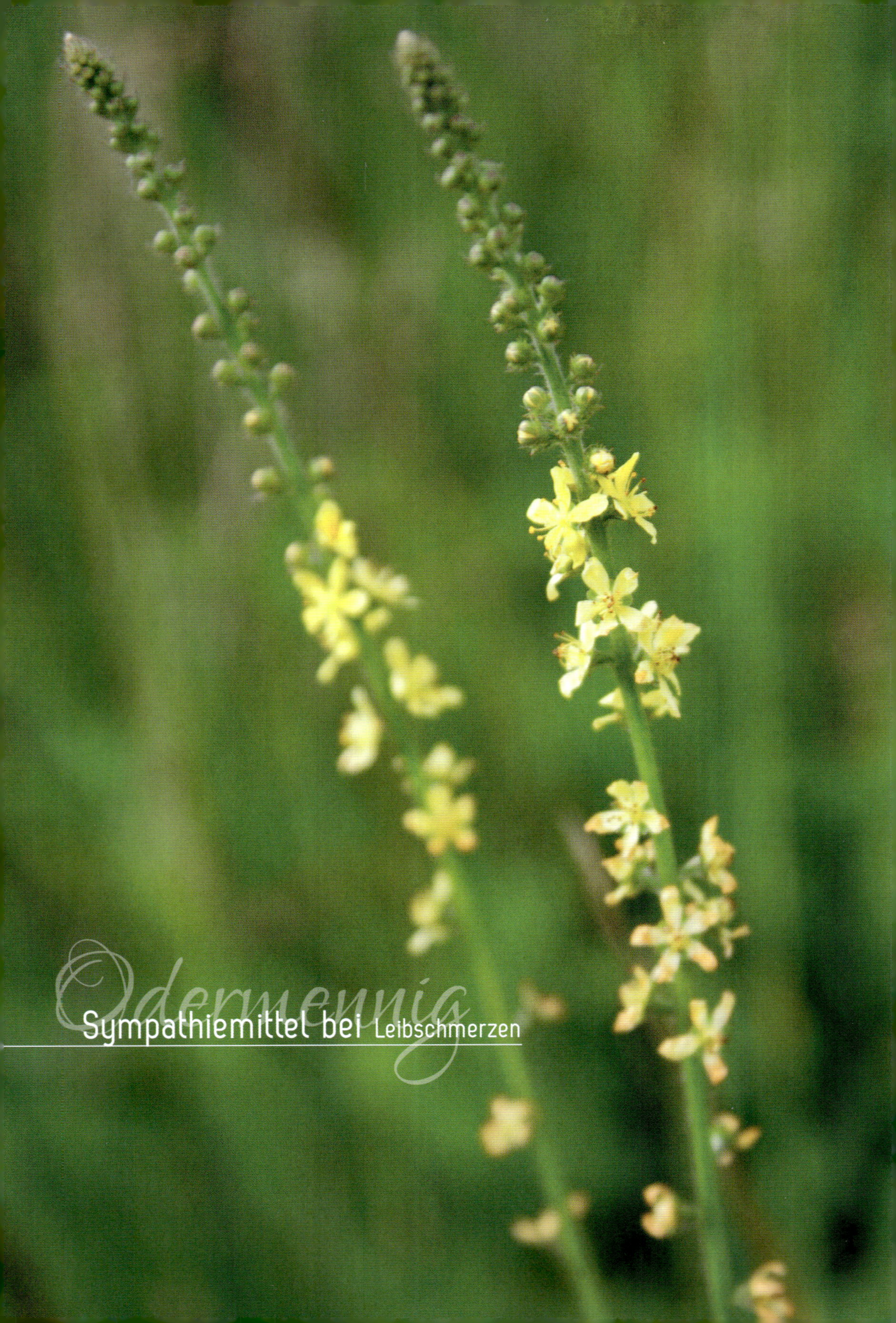

Odermennig

Sympathiemittel bei Leibschmerzen

Odermennig

Agrimonia eupatoria

Ackermenning, Ackermännchen, Bubenläuse, Brustkraut, Fünfblatt, Leberklette, Magenkraut, Steinwurz

Dem ausdauernden Rosengewächs begegnen wir in ganz Europa und Eurasien auf nährstoffarmen Böden, an Hecken, Zäunen, Rainen, sonnigen Hängen sowie Wald- und Wegrändern. Odermennig war in alten Zeiten ein vielfach genutztes Heilkraut, in der modernen Pflanzenheilkunde wird er jedoch nur noch selten verwendet. Inspiriert von den alten Kräuterbüchern ließ Karl der Große Odermennig auf seinen Landgütern anbauen, und auch die Klostergärten folgten seiner Empfehlung.

Eigenschaften: zusammenziehend, sekretionshemmend, juckreizstillend, entzündungshemmend, bakteriostatisch
Sammeln und Konservieren: Das ganze Kraut über dem Boden abschneiden und trocknen. Die getrockneten Blätter zu Tee zerkleinern oder zu feinem Pulver zerstoßen. Gut verschlossen in dunklen Gläsern oder Tiegeln aufbewahren.
Optimale Erntezeit: Gesammelt werden die Blätter oder gleich die ganze Pflanze im Mai und Juni, also kurz vor der Blüte, bei zunehmendem Mond im Zeichen Löwe oder Schütze.

HEILENDE WIRKUNG

Zu den medizinisch wirksamen Inhaltsstoffen zählen Kieselsäure, Flavonoide wie auch ätherische Öle mit antimikrobiellen Eigenschaften. Die Bitterstoffe des Odermennig erhöhen die Sekretion der Galle. Die Gerbstoffe bewirken, dass sich wunde Gewebe zusammenziehen und Eiweiß ausfällen, wodurch sich eine Membran bildet. Infolgedessen können kleine Blutungen zum Stillstand kommen, Schwellungen, Rötungen und eine vermehrte Sekretion der entzündeten Schleimhäute gehen zurück. Die Anwendung erfolgt deshalb bei leichtem Durchfall, leichtem Juckreiz, Hämorrhoiden, als Gurgelmittel bei Entzündungen im Mund- und Rachenraum, als Umschlag oder Teilbad bei Wunden und Geschwüren und zum Stärken der Abwehrkräfte.

VON ARZNEI BIS ZAUBEREI

Nach den ganz alten Quellen aus der Zeit des Dioskurides (1. Jhd. n. Chr.) war Odermennig eine der berühmtesten Heilpflanzen und der

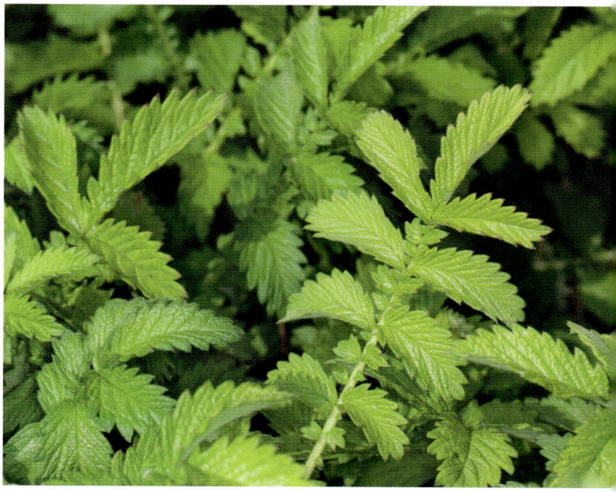

Odermennigkraut enthält zusammenziehende Gerbstoffe.

Sympathiemedizin

Die Vorstellung einer Wechselwirkung von Mikrokosmos und Makrokosmos war einst den Alchemisten, Magiern und Kräuterweibern bekannt. Zur „natürlichen Magie" (magia naturalis) gehörte auch der Sympathiezauber oder die Sympathiemedizin.

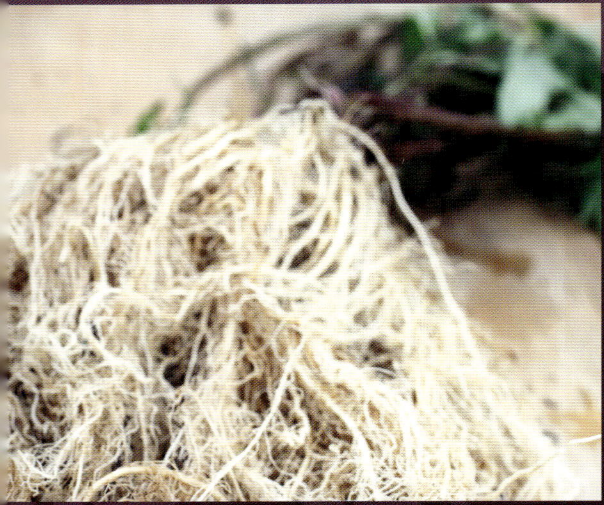

Baldrianwurzeln wurden am Körper getragen, um Augenleiden aus dem Körper zu ziehen.

Wenn jemand heute von Sympathie spricht, dann denken wir zunächst an Zuneigung. Ganz anders deuteten die Menschen den Begriff vom Mittelalter bis hin zur Renaissance.

Das Wort *sympathein* bedeutet im Griechischen mitleiden. Der Sympathieglaube beruht auf der antiken Vorstellung des All-eins. Dazu gehören auch die magischen Prinzipien der Ähnlichkeit (Signaturenlehre) und des Kontrastes (Kaltes wird mit Heißem, Weißes mit Schwarzem behandelt). Der Sympathieglaube spielt vor allem bei magischen Krankheilungen wie auch bei Zauberpraktiken eine Rolle.

Lange Zeit war die Sympathiemedizin sehr populär. Krankheiten, Leiden und Gebrechen konnten auf Pflanzen übertragen werden, um sich so zu heilen. Dazu waren symbolische Handlungen, Riten und Beschwörungsformeln hilfreich. Der Kranke musste zunächst jedoch Kontakt mit der Pflanze aufnehmen und sie berühren, ehe er die Beschwerden auf sie übertrug. Ein sichtbares Zeichen für den Erfolg war das nachfolgende Welken der Pflanze. Wenn sie quasi „starb", dann wurde der Leidende wieder gesund, so hieß es.

Auch am Körper getragene Pflanzenteile sollten die Krankheit aus dem Körper ziehen. So half beispielsweise der oben genannte Odermennig gegen Leibschmerzen, die Baldrianwurzel diente zum Abheilen von Augenerkrankungen, die Wurzel des Löwenzahns war ein beliebtes Fiebermittel, ein Amulett der Pfingstrosenwurzel sollte gegen die Fallsucht (Epilepsie) helfen und auf den Holunder übertrug man die Gicht und das Fieber.

Göttin Pallas Athene geweiht. „Euphatorios" (möglicherweise eine Ableitung von *hepatorios* = Leberkraut) wurde als Mittel gegen die Ruhr, bei Schlangenbissen und als Heilmittel der Leber gelobt. „Odermennig is das fürnembst Kraut der alten zu allen verstopften Leberen", heißt es in den alten Kräuterbüchern. Fein zerstoßen und in altem Schweinefett gekocht wurde es bei schwer vernarbenden Geschwüren verwendet. Samen und Kraut in Wein getrunken werden als Mittel bei blutig-schleimigen Durchfällen und Schlangenbissen genannt.

Walahfrid Strabo, Abt des Klosters Reichenau am Bodensee, nahm Odermennig wegen des hohen Ansehens mit in sein Lehrgedicht über den Gartenbau auf:

Mannigfach ehrt ihn der Ruf seiner heilsamen Kräfte, besonders
Zähmt er, zerrieben getrunken, die scheußlichen Schmerzen des Magens.
Hat ein feindliches Schwert uns einmal am Körper verwundet,
Rät man uns wohl, zu seinem Beistand Zuflucht zu nehmen,
Aufzulegen der offenen Stelle zerstoßene Keime,
Um durch dieses Verfahren Gesundheit wieder zu finden,
Wenn der Umschlag dazu noch mit beißendem Essig getränkt wird.

Den Hexen ist die Wirkung des Odermennig natürlich nicht entgangen. Sie haben Ackerkraut oft zur Abwehr von Flüchen verwendet. In einen Beutel in die Stube gehängt schützt es vor Kobolden, Dämonen und Vergiftungen, hieß

Gelb blühende Pflanzen wurden gerne bei Leberleiden verwendet.

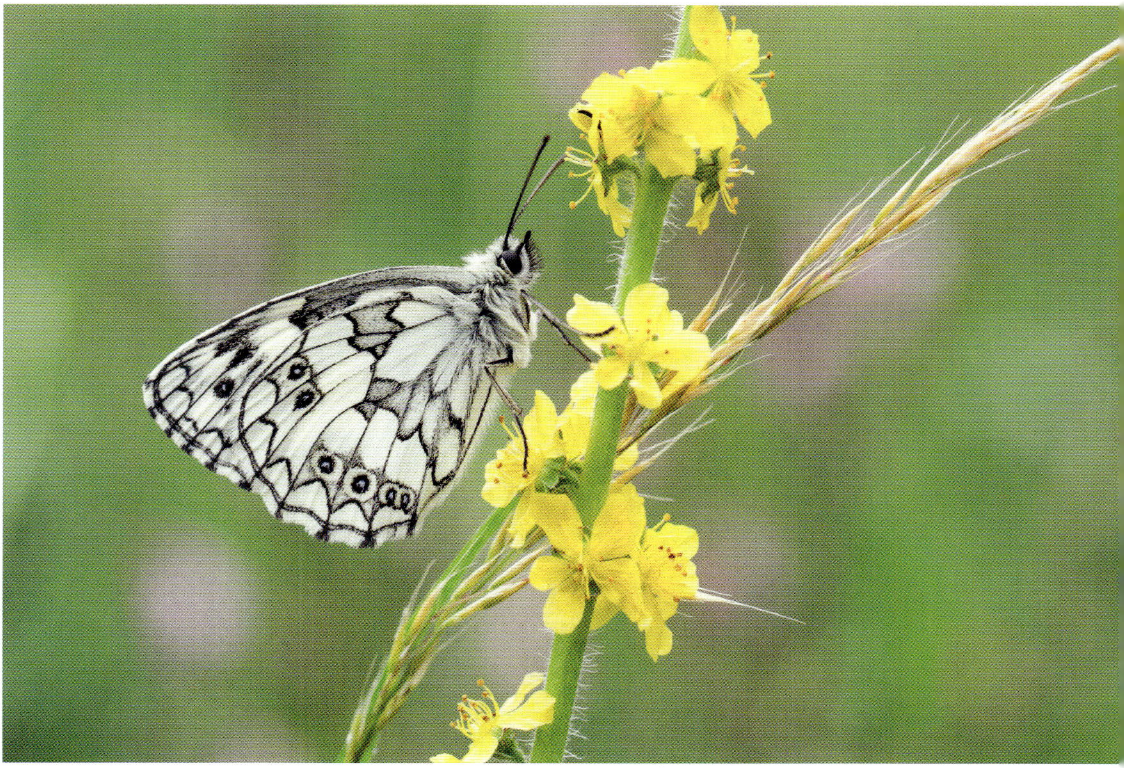

es. Als Sympathiemittel gegen Leibschmerzen sollte Odermennig vorzugsweise donnerstags bei abnehmendem Mond gesammelt werden. Auch wussten die Hexen, dass wenn das Kraut auf den Kopf eines Schlafenden gelegt wird, ohne das er es bemerkt, dieser nicht mehr aufwachen wird, ehe man das Kraut von seinem Haupt entfernt. Und wer an übermäßigem Blutfluss litt, dem gaben sie Odermennigkraut in die Hand, damit der Blutfluss versiegt. Wilden Ochsen und Pferden, die nicht ziehen wollten oder zu „geil" waren, banden sie das Kraut um den Hals oder an die Hörner, damit sie zahm wurden. Die Hexenhebammen bereiteten unfruchtbaren Frauen einen Trank aus gepulvertem Großem Odermennig, Nelken und Knoblauch vermischt mit Wein zu. Erwärmt sollten sie den Fruchtbarkeitswein abends und morgens trinken. Die gelbe Farbe des Krauts galt auch als Zeichen für eine aufhellende Wirkung auf das Gemüt, weshalb die Pflanze zudem als sanftes Nervenmittel eingesetzt wurde.

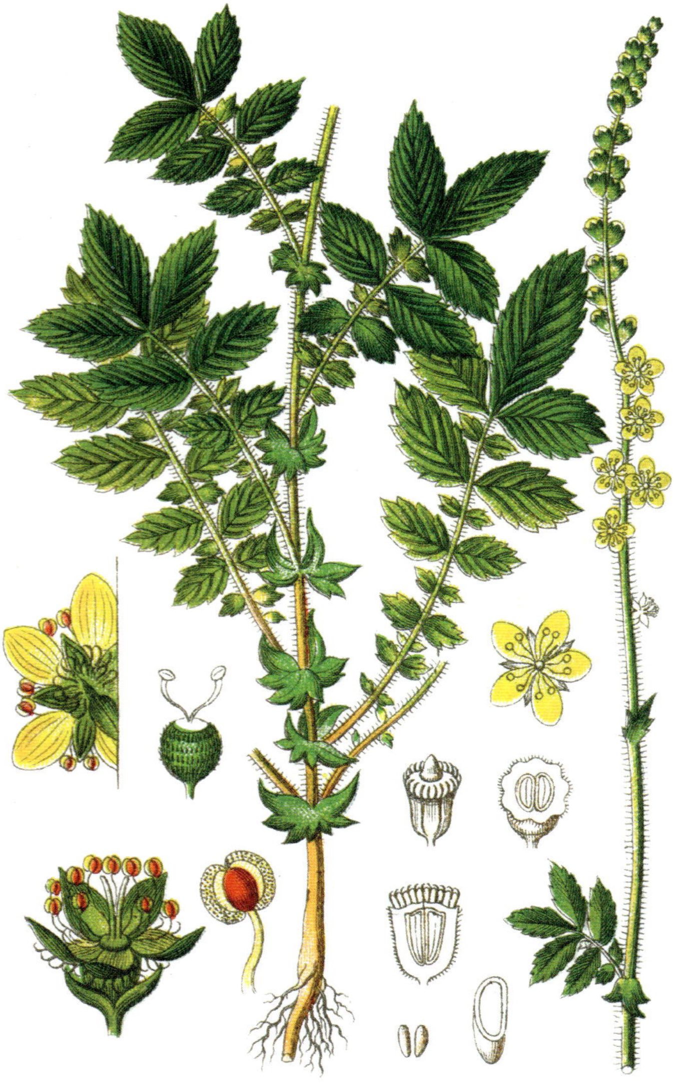

VON DER WIESE AUF DEN TELLER

Die jungen Triebe sind im Frühjahr eine aromatische Zutat für Suppen, Soßen und Brotaufstriche. Sobald die Blüte beginnt, überwiegt die bittere Note, zudem werden die Triebe zäh. Jedoch sind aus medizinischen Aspekten gerade die Bitterstoffe von Vorteil, weil dadurch die Sekretion der Galle erhöht wird und Fettes leichter verdaut werden kann. Die blühenden Sprossspitzen können Sie über Rohkostplatten oder Desserts streuen.

In alten Zeiten war Odermennig schon fast ein Allheilmittel.

REZEPTE AUS DER HEILKUNDE

ODERMENNIGTEE

bei leichtem Durchfall und gegen Ermüdung sowie als Wundumschlag

- 1–2 gehäufte TL Odermennigkraut mit ¼ l heißem Wasser übergießen, 10 Minuten ziehen lassen, danach abseihen. Der stark duftende Tee hat die Farbe von hellem Weißwein.
- Besonders gut wirkt der Tee bei leichten Stühlen. Er stoppt den Durchfall, verursacht aber keine Verstopfung, da er die Verdauung anregt, indem er den Gallefluss fördert.
- Trinken Sie 2–3 Tassen täglich davon oder nutzen Sie den Tee äußerlich als Wundumschlag beziehungsweise als Teilbad bei schlecht
heilenden Wunden.

GURGELWASSER

bei Angina oder Kehlkopfentzündung

- Für Mundspülungen einen starken Tee wie oben beschrieben, aber mit der doppelten Menge an Kraut ansetzen. 1 TL Honig hinzufügen und mehrmals täglich als Gurgelwasser verwenden. Sänger wissen um die stimmbandstraffende Wirkung dieses Tranks, weshalb es auch als „Sängerkraut“ in Gebrauch ist.

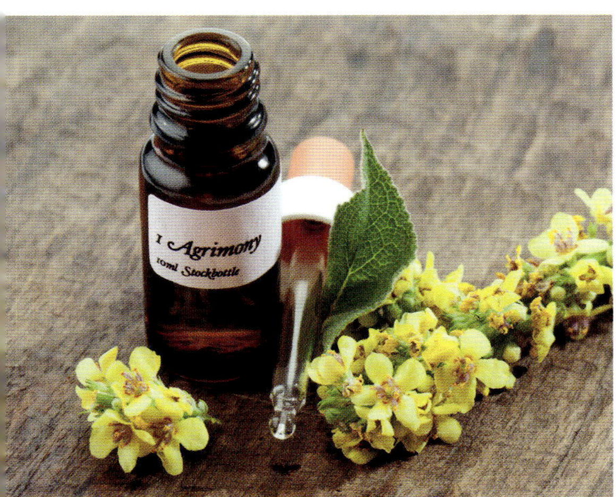

ODERMENNIGWEIN

bei Schleimansammlung im Magen, Erbrechen von Schleim und Flüssigkeit

- 1 Handvoll Odermennigkraut klein schneiden und in ½ l trockenen Rotwein einlegen. Nach 2 Tagen das Kraut durch ein Tuch filtern. Von dem Odermennigwein bis zu dreimal täglich 1 Likörgläschen trinken.

Bitte beachten! Zubereitungen aus Odermennig sollten nicht zusammen mit anderen Medikamenten eingenommen werden. Denn die Heilpflanze kann die Aufnahme von Arzneimitteln im Darm erschweren. Wegen der Gerbstoffe können bei Überdosierung Magenschmerzen entstehen.

ODERMENNIG-TINKTUR

bei Bronchitis und Harnwegsinfekten

- Frisches Odermennigkraut zerkleinern und in ein Schraubdeckelglas geben. Mit 5 Teilen Alkohol (Korn, Wodka) übergießen.
- 3 Wochen ziehen lassen und ab und an schütteln. Dann abseihen und die fertige Tinktur in Braunglasflaschen füllen. Davon dreimal täglich 15 Tropfen in etwas Wasser gelöst einnehmen.

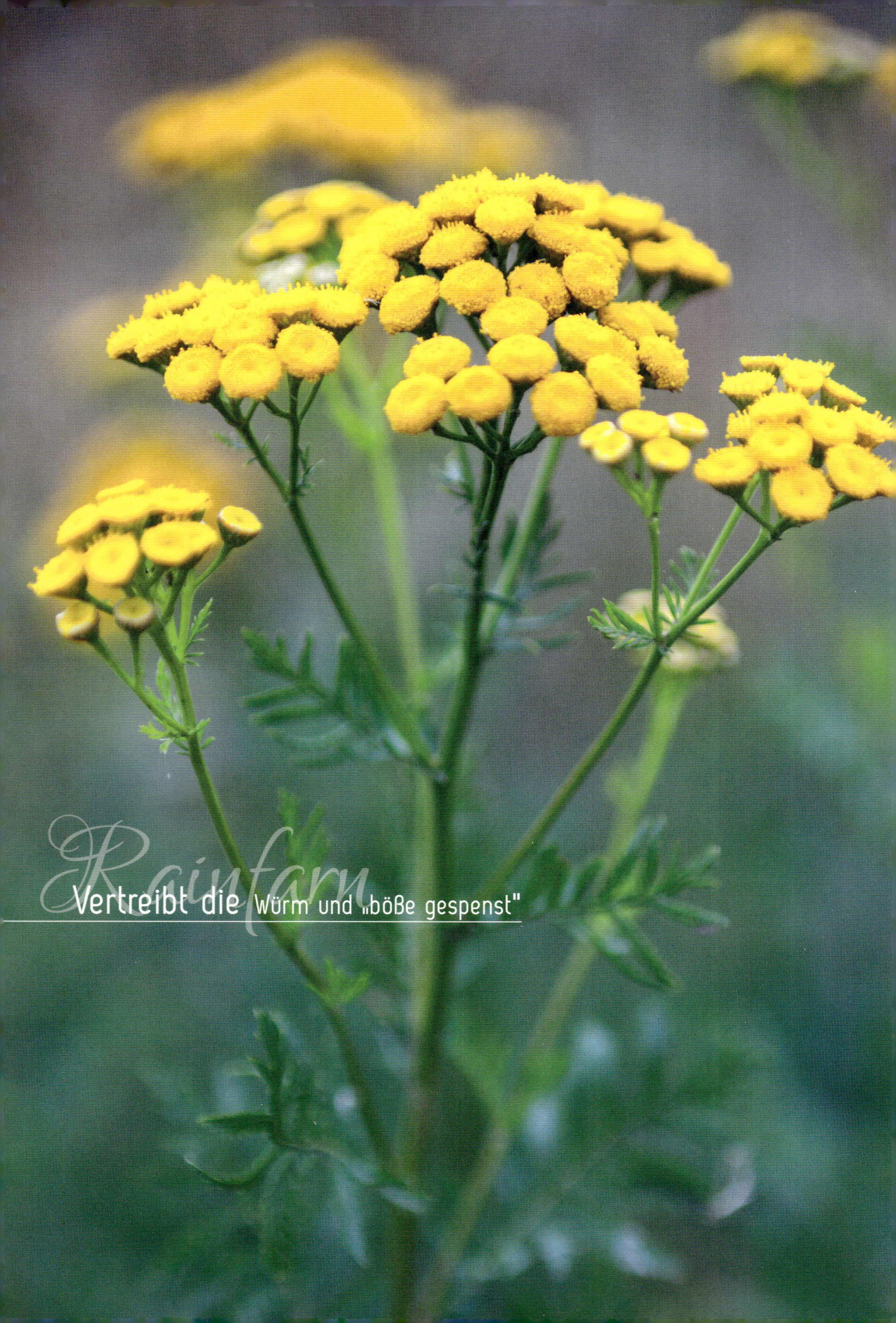
Rainfarn
Vertreibt die Würm und „böße gespenst"

Rainfarn

Tanacetum vulgare (Syn. Chrysanthemum vulgare)

Blitzkraut, Donnerkraut, Mottenkraut, Reifelkraut, Viehwehrkraut, Wurmkraut

Das krautig wachsende Korbblütengewächs mit seinen farnartig aussehenden Blättern ist in ganz Europa bis Sibirien auf nährstoffreichen Lehmböden verbreitet. Wie der Name verrät, siedelt der Rainfarn sich gern an sonnigen Rainen, aber auch auf Hügeln, Waldrändern, Brachland und Bahndämmen an.

Eigenschaften: wurmtreibend, krampflösend, fiebersenkend, menstruationsfördernd, appetitanregend, verdauungsfördernd
Sammeln und Konservieren: Blätter und Blüten im Schatten trocknen, dabei mehrmals wenden, anschließend in Glasgefäßen aufbewahren.
Optimale Erntezeit: Rainfarn wird in den Sommermonaten, am besten im Juli bei zunehmenden Mond in den Zeichen Löwe oder Skorpion, geerntet.

HEILENDE WIRKUNG

Heute werden selbst die traditionellen äußeren Anwendungen als Salben bei Befall von Flöhen, Läusen und Milben, als Badezusatz und Waschung bei Gicht, Rheuma, Wunden und Geschwüren oder Auflagen der frisch gequetschten Blätter bei Krampfadern und Verrenkungen nicht mehr empfohlen, da die Risiken den Nutzen übersteigen. Aus der Erfahrungsheilkunde wird gelegentlich noch berichtet, dass ein Ölauszug aus Rainfarnblüten als Einreibung wirksam ist bei rheumatischen Erkrankungen und Gicht. Das ätherische Öl der Pflanze mit dem Hauptwirkstoff Thujon kann in größeren Mengen gefährlich giftig wirken.

Daneben sind noch weitere Stoffe identifiziert worden, darunter Gerb- und Bitterstoffe, Flavonoide, Zucker, Harze sowie Carotinoide in den Blüten. Ob die Vielzahl der früheren Anwendungen auf eine sorgsame Dosierung, die Kenntnisse der Unterarten mit unterschiedlicher Giftigkeit oder das Tolerieren der zahlreichen Nebenwirkungen beruhten, bleibt offen.

VON ARZNEI BIS ZAUBEREI

Inwieweit dem Rainfarn in germanischer Zeit eine kultische Bedeutung beigemessen wurde, ist nicht exakt überliefert. Nach altem germanischen Volksglauben dürfte Rainfarn dem Donnergott Thor geweiht worden sein. Wohl wegen seines starken und durchdringenden Dufts sollte er Dämonen und den Zorn des Himmels abwehren. Die Stängel wurden schon bei den Germanen nicht nur als magischer Schutz vor Unholden über die Türen der Viehställe gesteckt, sondern auch um Viehseuchen fernzuhalten oder lästige Fliegen, Flöhe, Mücken und Motten zu vertreiben.

Die Siebenbürgener kennen Rainfarn auch unter dem Namen „Gehonnesgirkel“ (Johannisgürtel), weil man dort seine dämonenabwehrenden Kräfte vor allem an Johanni schätzte. In den Weihestrauß am Tag Mariä Himmelfahrt gehört der gelb blühende, duftende Rainfarn noch heute in den katholischen Gegenden. Als Marienpflanze ist Rainfarn der Gottesmutter

Beschrei- und Berufskräuter

Amulette, Zaubersprüche und auch Pflanzen waren ein wirksames Werkzeug der Hexen. Im mittelalterlichen Volksglauben war man davon überzeugt, dass es auch Pflanzen gibt, die vor Zauberei schützen und die Hexenkunst wieder auflösen.

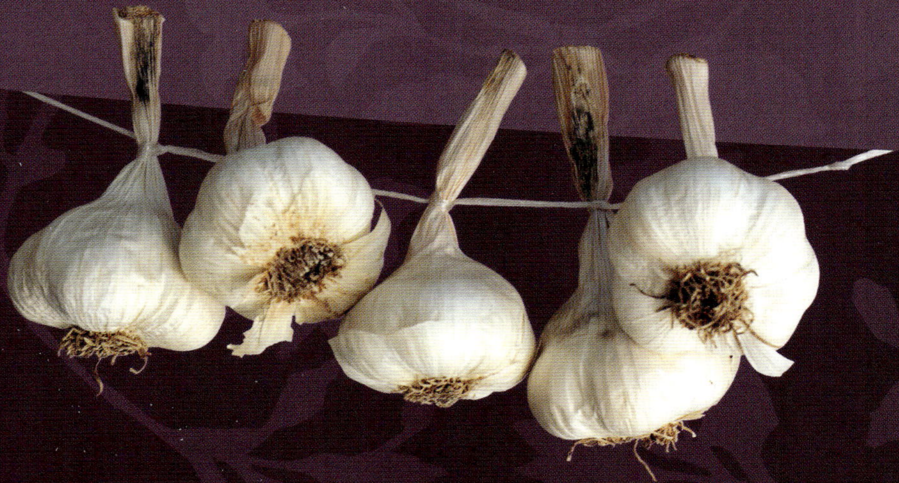

Im Mittelalter war man ebenfalls davon überzeugt, dass der Teufel, böse Hexen und Zauberer überall lauern und die Menschen trickreich in Versuchung führen. Die Kleriker machten sie für alles Unglück verantwortlich: Naturkatastrophen, Tierseuchen, Missernten, Hungersnöte, Krankheiten, Unfruchtbarkeit und jedes ungeklärte Verbrechen. So waren Mittel zum Gegenzauber sehr begehrt und mit sogenannten „Beschrei- oder Berufskräutern" versuchte man das Dämonische abzuwehren.

Unter „Beschreien" und „Berufen" verstand man heimliches und böszungiges Geflüster, falsche Freundlichkeit und Neid. Der „böse Blick" allein reichte, damit man verzaubert oder verhext war. Vor allem Säuglinge galten als besonders gefährdet. Wenn ein Kind ohne Grund kränkelte, nicht richtig gedeihen wollte oder häufiger durch Albträume nachts aufschrie, dann galt dies als sicheres Zeichen, dass es verzaubert, also „beschrien" war.

Die Beschrei- oder Berufskräuter sollten diesen Zauber unwirksam machen. Häufig waren es gelb blühende Blütenkräuter – als Zeichen von Gelbsucht und Neid –, mit denen der Säugling gewaschen wurde, um anschließend das Badewasser sogleich in den Bach oder Fluss zu gießen. Zur Abwehr des Bösen wurden auch stark riechende Kräuter gebraucht. Knoblauch, Zwiebel, Wermut, Eisenkraut, Mistel oder Alaunwurzeln wurden zum Schutz über die Türen gehängt, Amulette für Schwangere und Kinder aus Knoblauch gefertigt oder Tisch, Bett und Stühle im Totenzimmer damit eingerieben, damit der Totengeist sein Unwesen nicht treiben konnte.

geweiht. Bis heute haben sich alte Vorstellungen bewahrt, dass die geweihten Büschel schädliche Einflüsse, Dämonen, Blitzschlag und andere Plagegeister abwehren können.

Aus den Gerichtsakten der Hexenprozesse wird kundig, dass Rainfarn mit anderen Ingredienzien zu einer Salbe vermischt wurde, mit der sich Hexen die Fußsohlen bestrichen, um sich ganz dem Teufel hingeben zu können. Die alte Zauberpflanze gehörte bei den Hexenhebammen auch zu den Beschrei- und Berufskräutern, deren Rauch zum Beschützen der Neugeborenen und Wöchnerinnen verwendet wurden. Der Arzt und Botaniker Otto Brunfels berichtet davon. „Damit kein böße gespenst einem kinde schaden möge, so bereüch es mit dem rauch von dißem kraut."

Wie einige andere aromatische Kräuter auch, sollte Rainfarn auch den Toten beistehen. Ganze Büschel des kampferartig riechenden Krauts stopften die Totenmütter in alten Zeiten in die Särge zur Vertreibung der Würmer und Maden. In der Pflanzensymbolik steht Rainfarn deshalb für ewiges Leben.

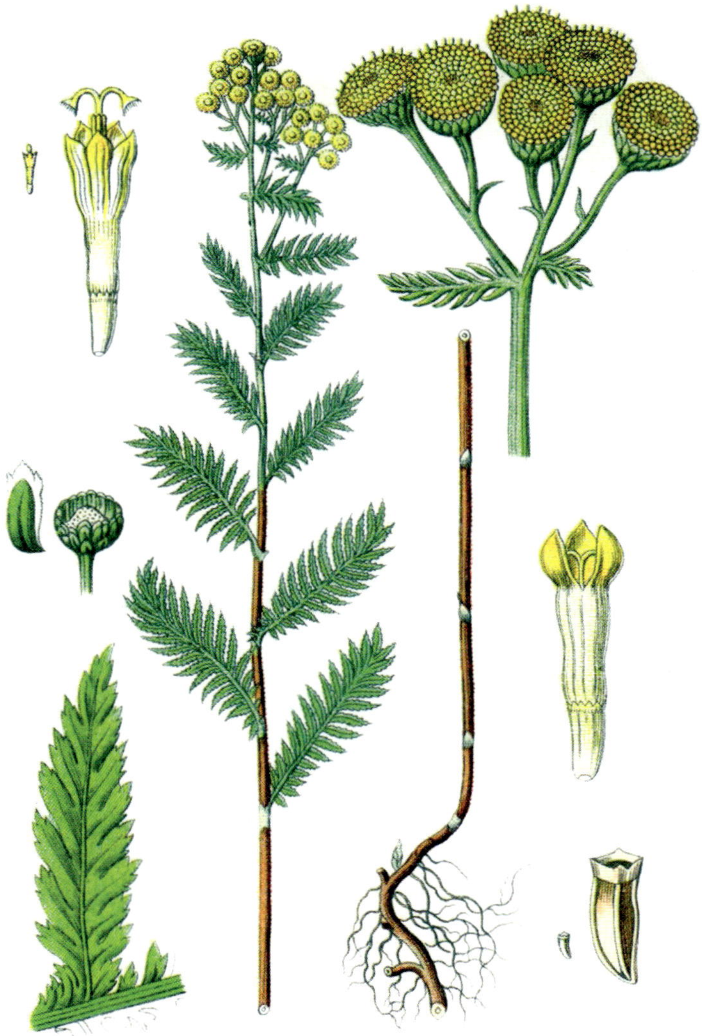

Rainfarn ist heute nur noch mit Vorsicht zu genießen.

Lange Zeit war Rainfarn ein bewährtes Wurmmittel gegen Spul- und Madenwürmer, dessen Wirkung auf das Thujon zurückzuführen ist. Thujon wirkt zudem zuverlässig bei verzögerter oder ausbleibender Menstruation und in hoher Dosierung abortiv. Rainfarn wurde lange Zeit gegen Gebärmutterleiden angewandt. Bereits Hildegard von Bingen empfahl Rainfarn als Sitzbad zur Menstruationsförderung und bei Uteruserkrankungen. Im Volksmund hieß das Korbblütengewächs „Muttergottesstab" und zählte zu den „negenderlei" (neunerlei) Himmelfahrtskräutern, die jeder mittelalterlichen Hebamme bekannt waren. Bruchstückhafte Abtreibungsrezepte sind bis heute erhalten. So bekannte eine der Hexerei bezichtigte Frau beispielsweise, dass sie zur Abtreibungszwecken Rainfarn, Nießwurz und Haselwurz mit Butter und Ei briet.

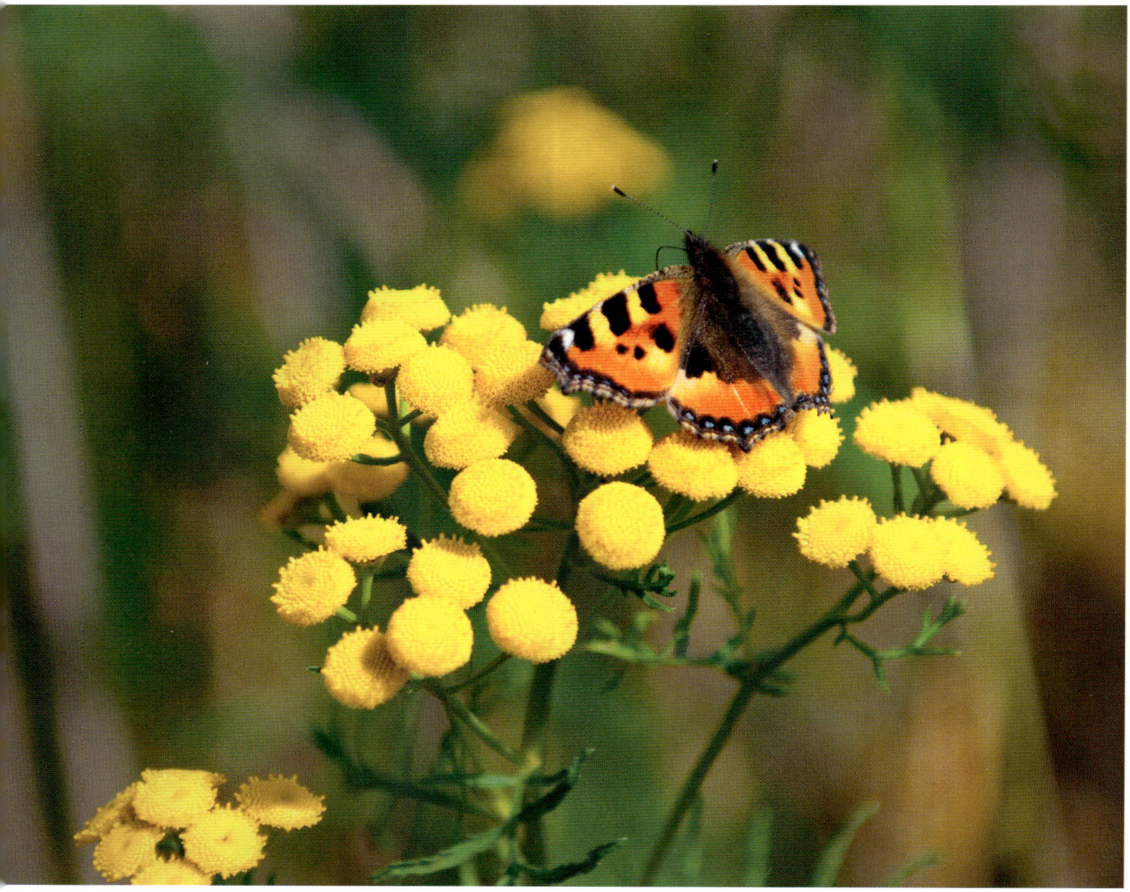

Mit den Blütenköpfchen behandelte man früher Kinder mit Wurmbefall.

VON DER WIESE AUF DEN TELLER

Den Rainfarnkuchen gab es traditionell in England zur Osterzeit als „tansycake“, und auch der deutsche Arzt und Botaniker Tabernaemonatus (1522–1590) berichtet in seinem Kräuterbuch von gebackenen Eierkuchen mit Rainfarn. „Es ist auch der Reynfahrn mit anderen mehr Kräutern in die Kuchen kommen / dann die Köch und Hausmüttere sameln das jung Reynfahrnkraut im Frühling wann es noch jung ist / und machen mit zerklopfften Eyern / darinn sie das Kraut klein zerschnitten vermischen / gute Eyerkuchen daraus / die sind lustig zu essen / erwecken den Appetit zur Speiß / dienen wol dem erkalteten Magen / und allen denen / so mit obgemeldten Schwachheiten beladen sind.“

Vermutlich sollte Rainfarn die Lebenskraft erhöhen und stärken. Jedoch ist Rainfarn mit Vorsicht zu genießen. Wegen seiner toxischen Stoffe führt das Kraut in der Küche und Heilkunde heute nur noch eine Randexistenz. Kleinste Mengen können Sie in Eierspeisen geben oder für Gemüsespeisen und Salate verwenden.

REZEPTE AUS DER HEILKUNDE

RAINFARNTEE (ÄUSSERE ANWENDUNG)

reinigt und desinfiziert

- Den Tee wie beschrieben zubereiten. Als Gurgelmittel hilft er gegen übel riechenden Atem. Wäscht man mit dem starken Tee den Kopf, kann das Läuse vertreiben.

Bitte beachten! Das Kraut gilt wegen des Thujongehalts als giftig und kann deshalb heute nicht zur Selbstbehandlung empfohlen werden. Sollten Fragen oder Unsicherheiten im Umgang mit der Pflanze aufkommen, befragen Sie bitte einen Arzt, Heilpraktiker oder Apotheker. In hoher Dosierung wirkt es abortiv, weshalb es Schwangere grundsätzlich meiden sollten. Kontaktallergien sind möglich.

NICHT ZUR NACHAHMUNG EMPFOHLEN

Altes Wurmrezept

Bei Eingeweidewürmern von Kindern

„Um Kinder von Eingeweidewürmern zu befreien, gibt man ihnen gepulverte Blütenköpfchen des Rainfarn in etwas Honig oder Wein abends vor dem Zu-Bette-Gehen und morgens nüchtern, und zwar je nach Alter des Kindes 0,5–5 Gramm. Ich rede hier von Kindern mit 2–8 Jahren. Jedenfalls wird man schon an dem Erfolg sehen, ob die Dosis stark genug war; denn immerhin ist es besser, trotz der Unschädlichkeit des Mittels mit kleineren Gaben zu beginnen, um vorübergehendes Ekelgefühl und dergleichen zu vermeiden".

(Quelle: Zimmerer, 1896)

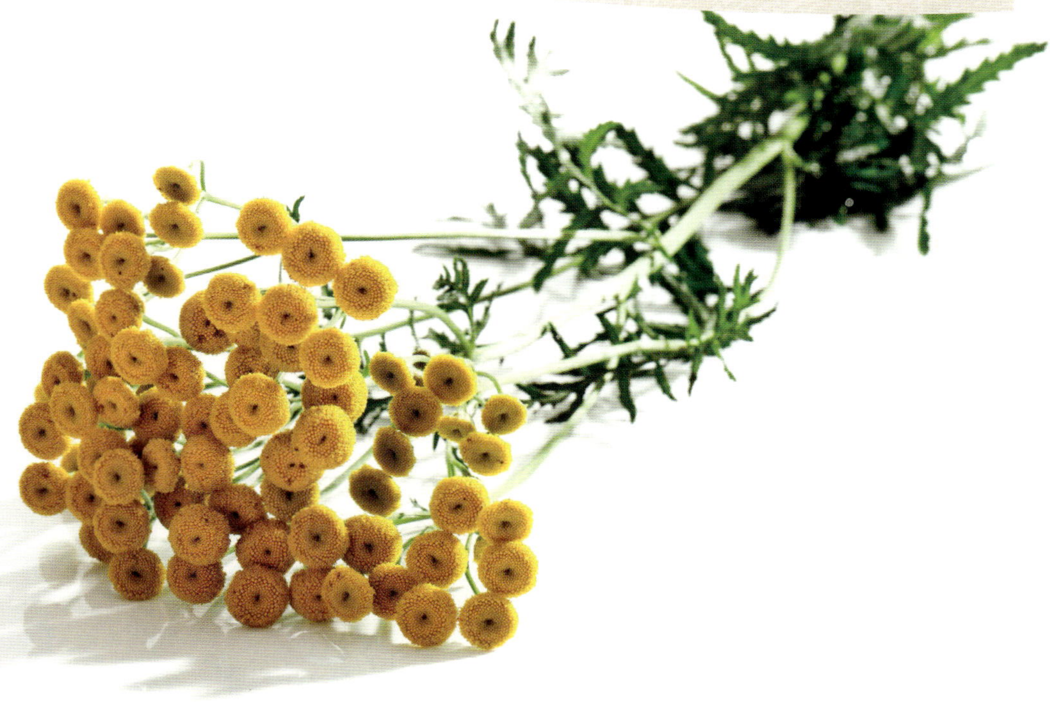

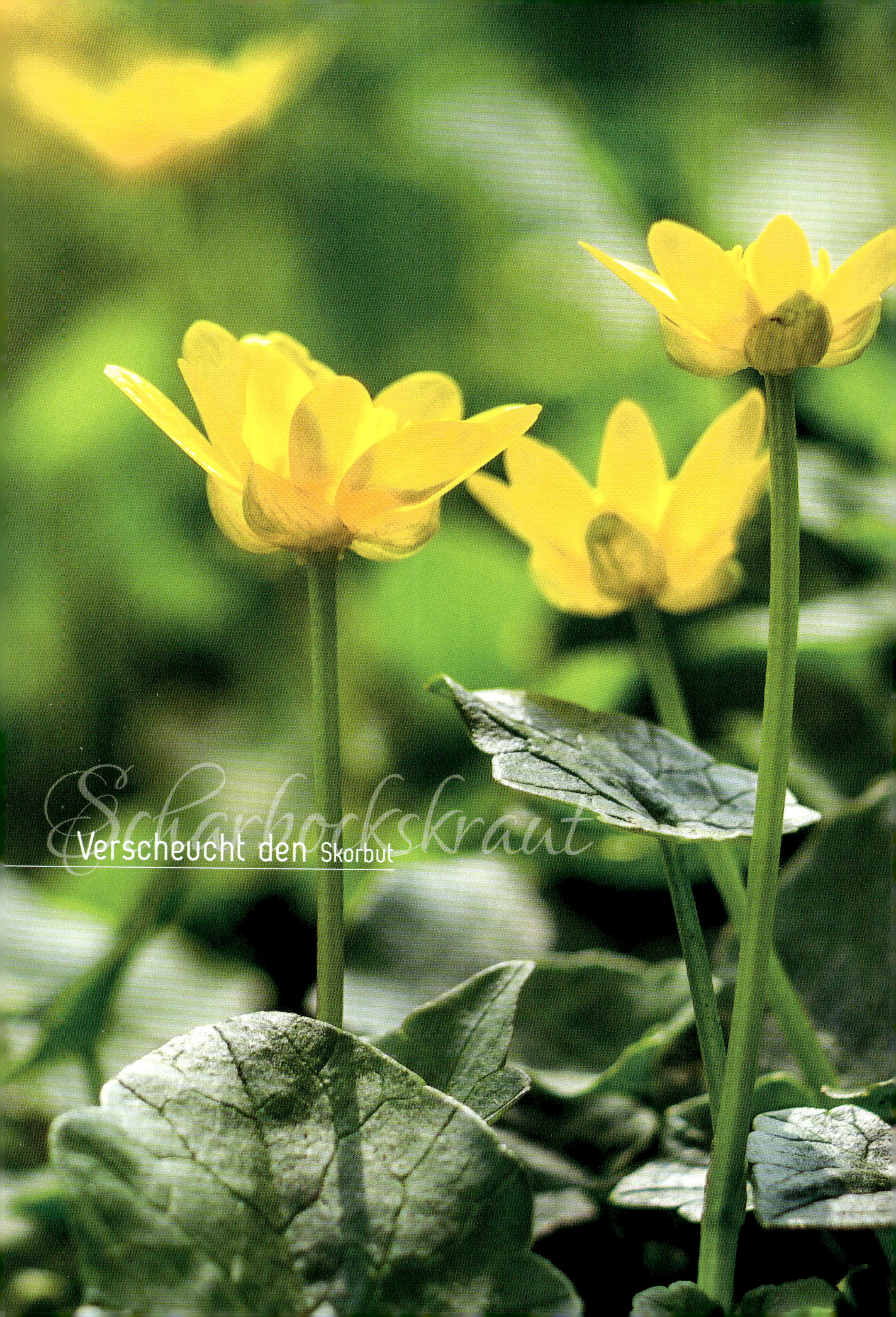
Scharbockskraut
Verscheucht den Skorbut

Scharbockskraut

Ranunculus ficaria (Syn. Ficaria verna)

Feigwurz, Frühsalat, Himmelsgerste, Schmalzkraut, Skorbutkraut

Der kleine Frühjahrsblüher mit den dottergelben Sternblüten und den glänzenden Blättern siedelt sich gern an Quell- und Bachufern, feuchten Wiesen oder in krautreichen Laubmischwäldern an. Schon im März beginnt die Blütezeit.

HEILENDE WIRKUNG

Mit der Bezeichnung Scharbockskraut hat die Pflanze schon einen recht merkwürdigen Namen erhalten. Aber nur auf den ersten Blick. Denn Scharbock ist eine altertümliche Bezeichnung für den Skorbut. Die Vitamin-C-haltigen Blätter hatte man in früheren Zeiten sehnlichst erwartet, denn sie schützten die Bevölkerung vor Vitamin-C-Mangelerscheinungen, die häufig zu Massenerkrankungen am Ende der kalten Jahreszeit führten. Neben Vitamin C finden sich noch Bitterstoffe, Gerbstoffe, ätherische Öle, Saponine, Mineralien, Flavonoide, Ranunculin, das sich zu Protoanemonin und Anemonin zersetzt, und Carotinoide in den Blüten. Als Vitaminspender sind die Blätter bei Frühjahrsmüdigkeit oder zur Vorbeugung von Erkältungskrankheiten geeignet, die Kombination von Vitamin C und Saponinen regt den Hautstoffwechsel an.

Eigenschaften: vitaminspendend, blut- und hautreinigend, entzündungshemmend, wundheilend, antiviral
Sammeln und Konservieren: Von März bis April junge Blätter bei zunehmendem Mond sammeln und am besten frisch verzehren.
Optimale Erntezeit: Die Blätter noch vor der Blüte pflücken und verarbeiten. Blühendes Scharbockskraut bildet den Giftstoff Protoanemonin aus, der bitter und brennend scharf schmeckt und bei empfindlichen Menschen Magen- und Darmreizungen hervorruft. Deshalb nicht mehr als 1 Handvoll Blätter pro Portion und Person verzehren.

VON ARZNEI BIS ZAUBEREI

Die Landbevölkerung der früheren Zeit vermutete wegen dem eigentümlichen Glanz der Blätter und Blüten, dass die Pflanze Schmalz (= Schmalzkraut) speichert. Und weil Fett und Schmalz in früheren Zeiten überlebenswichtig war, musste das Scharbockskraut neben anderen grünen Frühjahrskräutern mit in die Gründonnerstagssuppe. Die Suppe besteht aus dreimal drei Kräutern, denn die drei ist eine magische Zahl und steht für die Trios „Geburt, Leben und Tod“, „Körper, Geist und Seele“ oder „Vergangenheit, Gegenwart und Zukunft“. Sie gilt auch als Zahl der Weiblichkeit und der Hexen, weshalb jetzt klar wird, warum es sich bei der Gründonnerstagssuppe im Ursprung um eine Hexensuppe handelt. Zutaten wie Gundermann, Schafgarbe, Giersch, Spitzwegerich, Sauerampfer, Gänseblümchen, Löwenzahn oder Brunnenkresse stärken und sollten das ganze Jahr vor Krankheit schützen. Unsere Vorfahrinnen wussten intuitiv, dass die ersten Kräuter jetzt am kraftvollsten sind.

Zur Annahme, dass es sich bei den weizenkornähnlichen Brutknospen um eine göttliche Speise oder Manna handeln soll, führten Aufzeichnungen aus Schlesien des Jahres 1571. Sie berichten erstmals von „Getreideregen“ oder der „Himmelsgerste“ nach heftigen Regenfällen in einer Juninacht. Solche Berichte häuften sich in den nachfolgenden Jahrhunderten an verschiedenen Orten. Ein Wunder oder Hexenwerk also, denn bekanntlich fällt Manna nicht vom Himmel? Nein, die stärkehaltigen Brutknöllchen des Scharbockskrauts sind nach den frühsommerlichen Gewittern sehr zahlreich zusammengespült worden. Während nahrungsknapper Zeiten hat die Landbevölkerung die Brutknöllchen getrocknet, gemahlen und als Ersatz für Weizen zum Brotbacken verwendet. Das soll zwar etwas bitter geschmeckt haben, konnte aber wenigstens den Hunger stillen.

Und dass man Scharbockskraut gegen Feigwarzen, Kröpfe und Hämorrhoiden verwendete, geht auf die Signaturenlehre zurück: Die Wurzelknollen haben Ähnlichkeit mit Warzen und anderen Hautknoten. Leonhardt Fuchs (1501 bis 1566) notierte: „Das kraut un wurzel grün zerstossen und übergelegt / heylt und vertreibt die feigblattern / und kröpff. Solche krafft hat auch das pulver darauff gesäet“.

VON DER WIESE AUF DEN TELLER

Ab März bis zum Beginn der Blüte können Sie die jungen, zarten Blätter fein gehackt in den Kräuterquark, in Bratlinge oder den Frischkäse geben oder mit unter Blattsalate, Rohkost und Eierspeisen mischen. Sie schmecken angenehm fleischig und saftig und haben eine leichte, frisch wirkende Säure.

Erst wenn der Protoanemonin-Gehalt ansteigt, schmecken die Blätter unangenehm scharf und bitter.

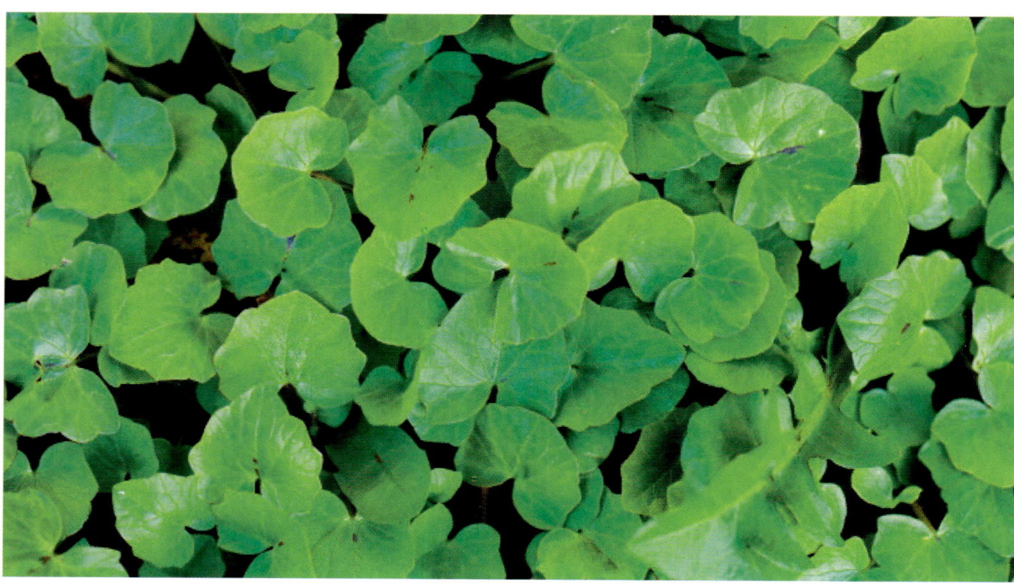

Geerntet werden die Blätter vor der Blüte.

REZEPTE AUS KÜCHE UND HEILKUNDE

FRÜHLINGSFRISCHER MÖHRENSALAT MIT SCHARBOCKSKRAUT

vitalisiert, belebt und schmeckt

- 2 große Möhren fein raspeln. 10 Scharbockskraut-Blätter grob zerteilen und unter die Möhren mischen. Mit Zitronensaft und Öl marinieren und mit Salz und Pfeffer abschmecken. Zum Schluss noch einige Sonnenblumenkerne darüberstreuen.

SCHARBOCKSKRAUT-TEE (AUFGELEGT)

als Sitzbad oder Waschung bei chronischen Hauterkrankungen, Hämorrhoiden und kleineren Hautrissen im Genitalbereich

- Für den Teeaufguss 1–2 TL des Krauts mit ¼ l kaltem Wasser übergießen, zum Sieden bringen und nach 10 Minuten abseihen. Zur Hälfte mit Kamillentee mischen und körperwarm verwenden. Zwei- bis dreimal täglich für etwa 10 Minuten darin baden oder als Waschung verwenden.

SCHARBOCKSKRAUT-TEE (GETRUNKEN)

um den Hautstoffwechsel anzuregen

- Den Tee wie oben beschrieben zubereiten und nicht mehr als 2–3 Tassen täglich davon trinken. Die Kombination aus Saponinen, Mineralien und Vitaminen ist günstig für den Hautstoffwechsel.

Bitte beachten! Zusätzlich zu den Magen-Darm-Symptomen kann es bei Hautkontakt zur sogenannten „Hahnenfußdermatitis“ kommen, die sich als lokale Rötung, Juckreiz oder Blasenbildung zeigt.

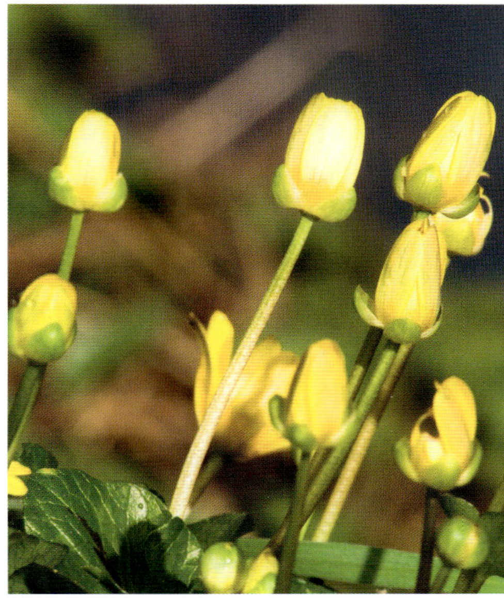

In kleinen Mengen sind die Blütenknospen ungefährlich. Sie können wie Kapern eingelegt werden.

BLÜTENKNOSPEN ALS KAPERNERSATZ

zum Verfeinern von kalten und warmen Speisen

- Die Blütenknospen sammeln, verlesen und mit einem Essiggemisch (1 Teil Weinessig, 1 Teil Wasser) und etwas Salz kurz aufkochen. Die Blütenknospen mit dem Essigsud in ausgekochte Schraubgläser geben und mindestens eine Woche durchziehen lassen. Einige dieser Knospen über Salate, Soßen oder Fleischspeisen geben.

Silberdistel

Verleiht Kraft und Potenz

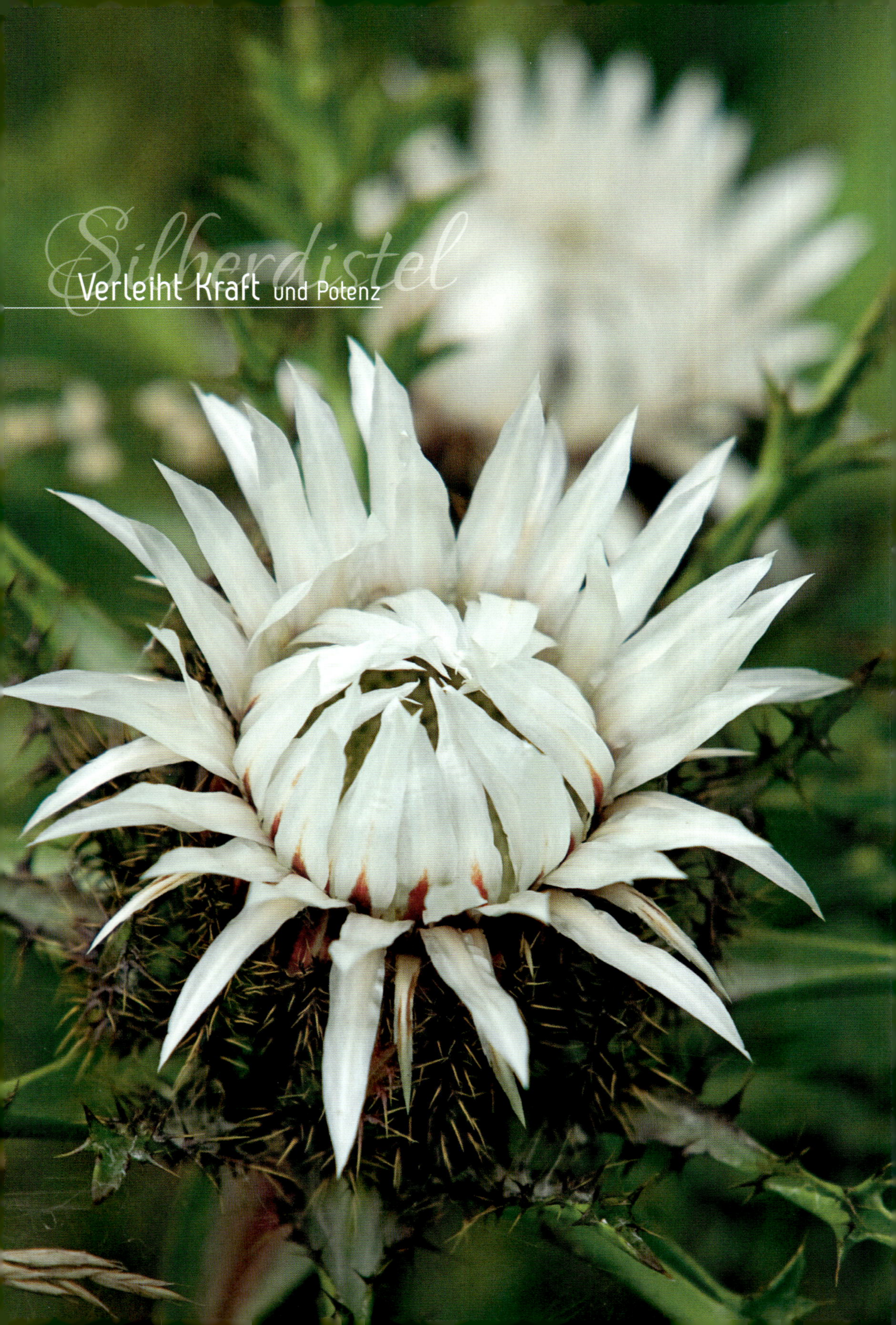

Silberdistel

Carlina acaulis

Pferdedistel, Bergdistel, Eberdistel, Kraftwurz, Rosswurz, Wilde Artischocke

Eigenschaften: harntreibend, verdauungs- und appetitanregend, stärkend, leicht antibiotisch
Sammeln und Konservieren: Silberdisteln stehen wegen ihrer Seltenheit auf der Roten Liste der bedrohten Arten, man nimmt also nur Exemplare aus dem Garten. Heilkräftig ist die spindelförmige, holzige und milchsaftführende Pfahlwurzel, die sich tief in die Erde gräbt. Die Seitenwurzeln abschneiden, die Wurzel anschließend in kleine Stücke schneiden und schonend trocknen lassen.
Optimale Erntezeit: Die Wurzel im Herbst und Frühjahr während der abnehmenden Mondphase graben.

Die zu den Korbblütengewächsen zählende Silberdistel finden wir nur auf sonnigen, halbtrockenen Weiden und Triften in den Bergregionen bis in Höhen von 2500 m. Sie stehen auf der Roten Liste der bedrohten Arten.

HEILENDE WIRKUNG

In der modernen Pflanzenheilkunde hat die Silberdistel keine Bedeutung mehr, obwohl neuere Untersuchungen ergaben, dass ein Wurzelextrakt unter anderem eine deutlich antibakterielle Wirkung gegen die Keime der Typhus-, Paratyphus und Ruhr-Gruppe hat. Das wird vor allem durch den Wirkstoff Carlinaoxid begründet, der jedoch in zu hoher Dosierung auch toxisch für den Menschen ist.

Einige Kräuterkundige kennen noch ihre Heilkraft, um die Schweißbildung anzuregen, den Harn zu treiben, Krämpfe zu mindern oder Wunden zu heilen (was vor allem durch die Gerbstoffe begründet ist). Die getrockneten Wurzeln werden innerlich bei fiebrigen Erkrankungen, Nierenschwäche oder Leberbeschwerden verwendet und um die Magen-Darm-Funktion zu stärken. Äußerlich nimmt man die Zubereitungen, um Wunden und Entzündungen der Haut zu behandeln sowie als lindernde Mundspülung bei Entzündungen.

VON ARZNEI BIS ZAUBEREI

Seit uralter Zeit schreibt man der Eberwurz magische Kräfte zu. Ihre Stacheligkeit schützt vor Dämonen und bösen Hexen. Sie demonstriert zähe Lebenskraft und ist eine der wenigen Pflanzen, die noch im Herbst auf der Alm blüht. Menschen, die sie bei sich tragen, soll sie vitalisieren und vor Krankheit schützen. Und auch Kraft, Potenz und Männlichkeit soll sie verleihen, weshalb die Hexen unfruchtbaren Männern einen Trank aus der Eberwurz reichten. Um die Stärke von neun Männern zu erlangen, muss man sie allerdings in der Sonnwendnacht kurz vor Mitternacht graben, sie dann in Wein kochen und diesen anschließend trinken, so hieß es.

Eine 1663 als Hexe in Braunschweig verurteilte Quacksalberin soll Schafen, die von einer Seuche befallen waren, mit einer Arznei, die auch Eberwurz enthielt, behandelt haben. In alten Zeiten war es üblich, die Silberdistel Schweinen als Futter unterzumischen, um sie vor Seuchen zu schützen. Möglicherweise ist sie so zu ihrer Bezeichnung Eberwurz gekommen. Bis heute gilt das Pulver aus der Eberwurz

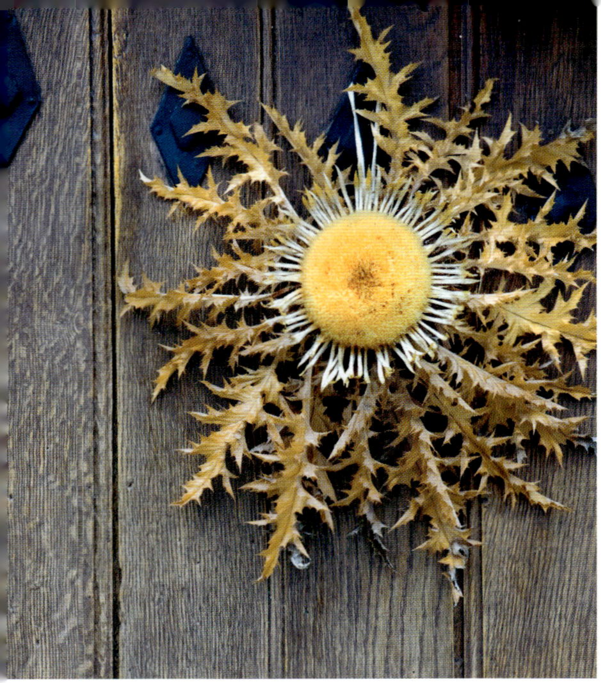

An die Stalltür genagelt, soll die Eberwurz vor Dämonen schützen.

als ausgezeichnetes Mast- und Brunstmittel in der Tierheilkunde.

Die Eberwurz hat eine alte Tradition als Aufkranzschmuck für die Kühe beim Almabtrieb. Der imposante Blumenschmuck wird aber nur aufgesetzt, wenn auf der Alm während des Sommers kein Unglück passiert ist. Häufig setzt er sich aus Silberdisteln, Almrausch und Latschenkiefern zusammen. Zusammen mit Spiegeln und Glocken soll er alles Böse abwehren und dem Vieh übernatürliche Kräfte verleihen. Früher wurden die Disteln auch gern an die Stalltür genagelt, damit sich das Böse an den Stacheln der Disteln aufspießt.

Eine volkstümliche Bezeichnung für die Silberdistel ist Wetterdistel. Sie hat tatsächlich die Fähigkeit, schlechtes Wetter vorherzusagen: Am Tag und bei warmer, trockener Luft sind die silberweißen Deckblätter weit ausgebreitet und schimmern im Licht der Sonne. Erhöht sich jedoch die Luftfeuchtigkeit, was die Regel vor einem Regenschauer ist, dann nimmt die Hüllblattunterseite den Wasserdampf auf, krümmt so ihre Hüllblätter nach innen und legt sich damit schützend um die Pollen in der Körbchenmitte. Durch diese Eigenschaft fungiert die Silberdistel als natürlicher Hygrometer und hat vermutlich schon manch einen Bergsteiger dazu gebracht, rechtzeitig einen Unterstand zu suchen oder ins Tal zu gehen.

Die Silberdistel ist eine sehr alte Heilpflanze. Schriftlich erwähnt wurde sie bereits von Dioskurides. Im Mittelalter findet sich kaum ein Kräuterbuch, in dem die Silberdistel nicht erwähnt wurde. „Wenn nichts mehr hilft, dann hilft die Aberdistl“, hieß es im Schlesischen. Gepulvert oder in Essig gesotten wurde die Wurzel als Mittel gegen Fieber, Steine in den Nieren und der Blase, bei Eingeweidewürmern und selbst Krankheiten wie der Pest verwendet.

Ihren botanischen Namen *Carlina* erhielt die Silberwurz möglicherweise zum Andenken an Karl IV (1316–1378). Der Sage nach soll dem Kaiser im Traum ein Engel erschienen sein, der einen Pfeil abschoss und in einer Silberdistel versenkte. Karl der IV deutete dies als Zeichen, dass er sein Heer vor der Pest retten kann. „Die Wurzel gedöret, gepulvert und eines Quintlein schwär mit Wein getruncken widersteht allem Gifft fürnehmlich der Pestilenz“. Auch Hebammen nutzten die kraftvolle Wurzel, um die Monatsblutung anzuregen oder die Nachgeburt auszutreiben, denn sie „zeucht heraus die Weiberzeit und löset die Nachgeburt“, so steht es im Kräuterbuch des Tabernaemontanus.

VON DER WIESE AUF DEN TELLER

Schneidet man die Röhrenblüten ab, so kommt ein dickfleischiger Blütenboden zum Vorschein, der essbar ist. Er kann ähnlich wie der Artischockenboden in Salzwasser gekocht als Gemüse serviert werden. In früheren Zeiten wurde er wohl gern von den Jägern verspeist, was ihr den Namen Jägerbrot eingebracht hat. Wegen des besonderen Schutzes der Alpenpflanze ist das Ernten und die Zubereitung aus Wildbeständen heute nicht mehr erlaubt. Der Fachhandel bietet jedoch diverse Zuchtformen an, die auch in den Garten gepflanzt werden können.

REZEPTE AUS DER HEILKUNDE

TEEZUBEREITUNG AUS DER WURZEL

reinigend für Leber und Nieren sowie stärkend für Magen und Darm

- 1 TL der klein geschnittenen Wurzel mit 1 großen Tasse kaltem Wasser über 2–3 Stunden ansetzen, den Ansatz bis zum Sieden erhitzen. Den Tee ohne Zucker schluckweise trinken. Mehr als 2 Tassen täglich sollten es nicht sein.
- Alternativ kann die Wurzel auch zu Pulver vermahlen werden. Davon löst man zweimal täglich 1 Messerspitze in einem Glas mit heißem Wasser auf.

SILBERDISTELTINKTUR

zum Einreiben bei Hauterkrankungen

- Etwa 20 g der klein geschnittenen Wurzel über 2 Wochen mit Branntwein oder hochprozentigem Alkohol ansetzen. Danach abgießen und in Braunglasflaschen umfüllen. Die so gewonnene Tinktur als warm-feuchten Umschlag bei Erkrankungen der Haut sowie bei schlecht heilenden Wunden einreiben.

SILBERDISTELWEIN

um die Magen-Darm-Funktion zu stärken

- 1 kleine Handvoll getrocknete Wurzel etwa 10 Tage in 1 l trockenen Weißwein einlegen. Anschließend durchsieben. Zur Förderung der Verdauungsfunktion 1 Likörgläschen vor der Mittagsmahlzeit trinken.

Bitte beachten! Inhaltsstoffe und Wirkung der Wurzel sind nicht gut untersucht und sie wird deshalb kaum noch für Heilzwecke gebraucht. Sollten Sie sie trotzdem verwenden, gilt zu beachten, dass Überdosierungen abführend wirken oder Erbrechen erzeugen. Zudem sind allergische Reaktionen möglich und Sie sollten sie nicht in der Schwangerschaft anwenden.

Die Eberwurz gedeiht nur in Bergregionen.

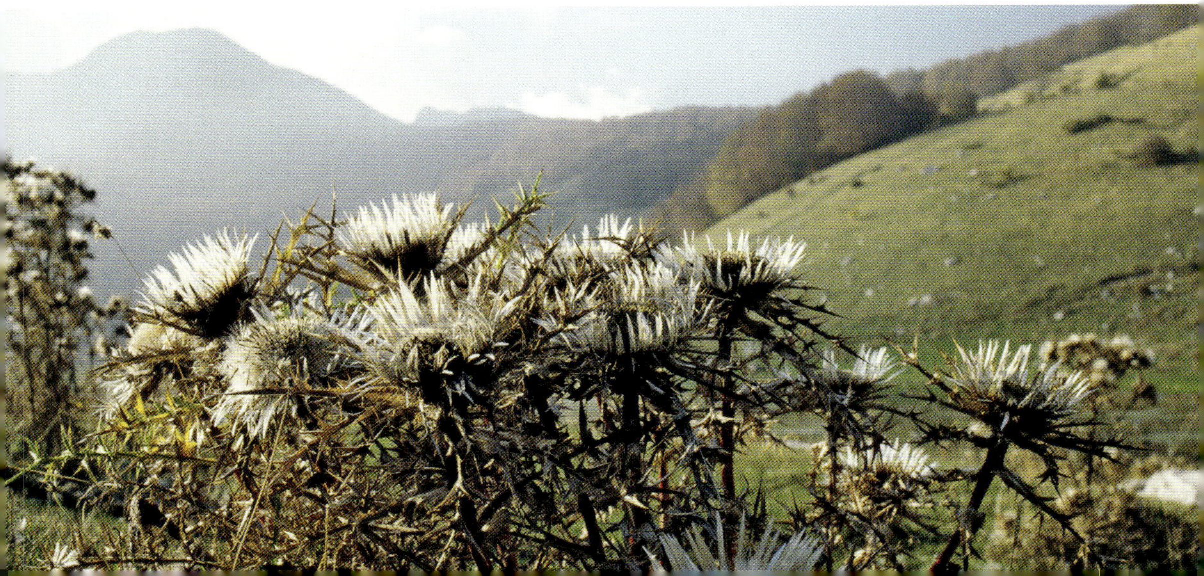

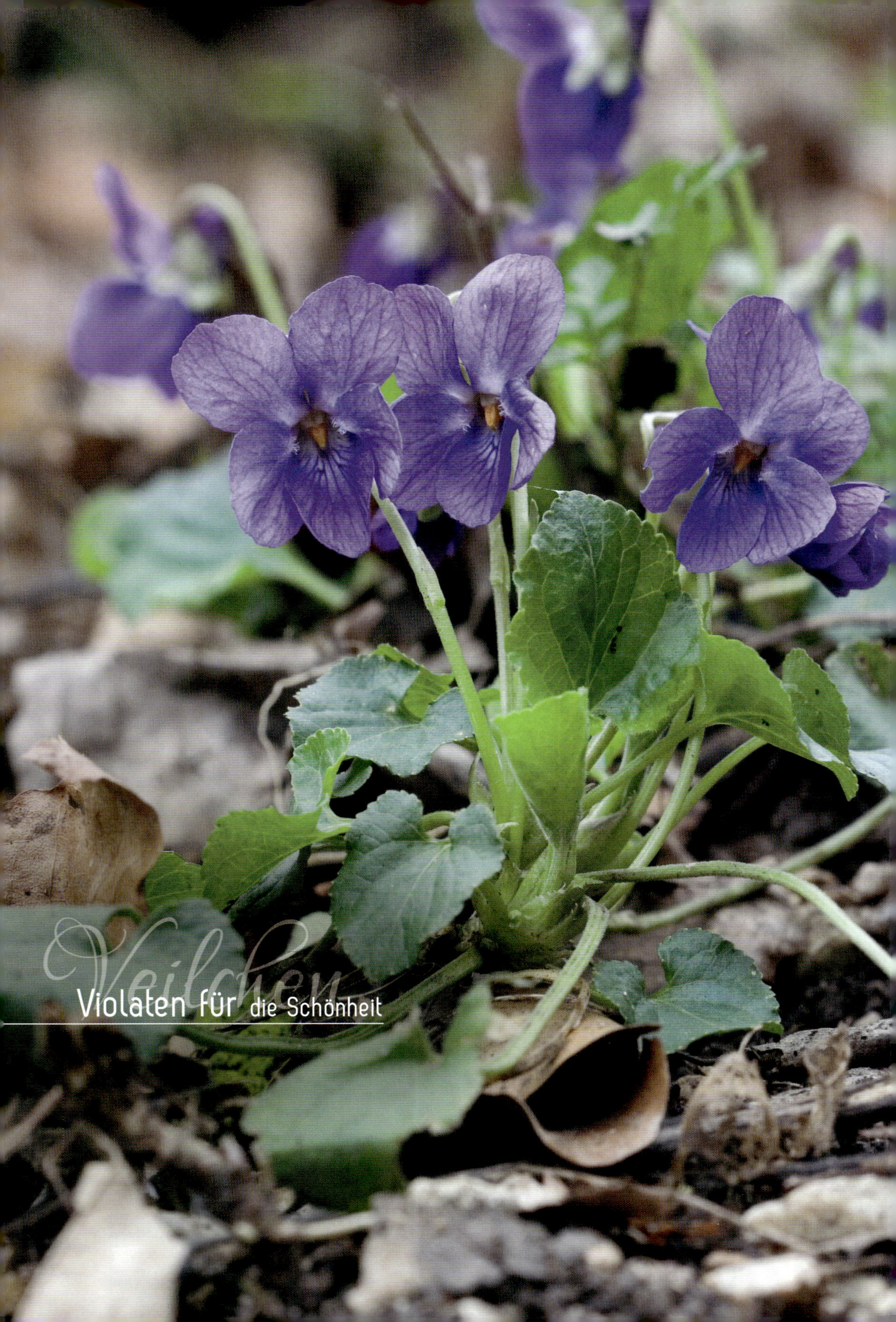
Veilchen
Violaten für die Schönheit

Wohlriechendes Veilchen

Viola odorata

Blauröschen, Duftveigerl, Heckenveilchen, Märzveilchen, Osterveilchen, Veigerl, Viola

Das kleine, blau blühende Pflänzchen zeigt sich schon kurz nach der Schneeschmelze. Heute ist es in ganz Europa verbreitet, obwohl die ursprüngliche Heimat Südeuropa ist.

HEILENDE WIRKUNG

Heilwirksame Stoffe gibt es einige im blühenden Kraut, unter anderem Schleimstoffe, Spuren von ätherischem Öl, Saponine, Bitterstoffe, den Farbstoff Cyanin, Vitamin C und Mineralstoffe. Seit Beginn der Aufzeichnungen sind Duft-Veilchen ein Heilmittel zur Behandlung von Atemwegserkrankungen. Vor allem dann, wenn harter oder bellender Husten vorherrscht, bei Keuchhusten und Bronchialerkrankungen.

Die in den Blättern vorkommenden Saponine regen den Hautstoffwechsel an. Für äußere Anwendungen eignen sich deshalb Salben und Cremes, die bei Haut- und Schleimhauterkrankungen zum Einsatz kommen. Eine entzündete Mundschleimhaut, Ekzeme der Haut, Gürtelrose, Gesichtsrose, Narben oder trockene Haut wären Beispiele für eine Veilchenanwendung. Die Wurzel enthält ein leicht brechreizerregendes Alkaloid, weshalb sie nur eingeschränkt empfehlenswert ist.

Eigenschaften: auswurffördernd, schleimlösend, beruhigend, entzündungshemmend, blutreinigend, abführend
Sammeln und Konservieren: Die ersten Märzblüten können in größeren Mengen gesammelt werden, da dies zu neuer Blütenproduktion stimuliert. Das Kraut an einem luftigen und schattigen Ort trocknen lassen. Die Wurzel nach der Ernte gründlich reinigen, zerkleinern und bei milder Wärme trocknen.
Optimale Erntezeit: Das Kraut vorzugsweise ab der Frühlings-Tag-und-Nacht-Gleiche (21. März) ernten. Ideal ist ein sonniger Morgen während der zunehmenden Mondphase im Zeichen Fische. Die Wurzel im Frühjahr oder Herbst (September bis November) während der abnehmenden Mondphase graben.

VON ARZNEI BIS ZAUBEREI

Für die antiken Völker war das Veilchen eine heilige Blume, bekränzte man sich doch mit den Blüten während der Feste zu Ehren des Saturn und weihte es dem großen Pan, dem Hirtengott des Waldes und der Natur. Nach altem Glauben sprießen die Veilchen unter den Tritten der Frühlingsgöttin. Später, im Rahmen der Christianisierung, wurde es der Gottesmutter Maria unterstellt. Die mittelalterlichen Heilkundigen waren sich einig: „Weder die Pracht der Rose noch die Lilie kann die duftenden Veilchen übertreffen in Gestalt und Geruch und Wirkungsmacht".

Weil es im Frühling sehr früh blüht, ist das unscheinbare Pflänzchen eines der Lieblinge des Volkes, duftet es doch so süß und rankt so jungfräulich unter den Sträuchern. Im Mittelalter erklärte man mancherorts den Tag, an dem das erste Veilchen gefunden wurde, zum Jubeltag, band es an eine Stange und richtete sie auf. Jung und alt versammelte sich nun zum Tanz um dieses sichtbare Frühlingszeichen. Und weil es im Frühjahr wächst, erkannten die heilkundigen Frauen, dass das Veilchen vor allem die Erkrankungen zu heilen vermag, die in der Zeit des Übergangs und durch häufigen Wetterwechsel entstehen. Die ersten Rezeptbücher des Mittelalters legten den Genuss der drei ersten Veilchen besonders ans Herz, denn sie feiten vor kaltem Fieber und bewirkten, dass sich das Blut reinigt. Und sie sollten das ganze Jahr über vor Krankheit bewahren.

Neben dem Glauben an die besondere Heilkraft ranken sich auch einige Mythen um die Frühlingsblume. So wurden Veilchen zum Ernteorakel benutzt. Es hieß: Wer an Josephi (19. März) blühende Veilchen findet, soll dies als Zeichen für eine frühe Kornernte deuten. Wenn die Veilchen auffallend lange Stängel haben, dann war auch besonders langer Flachs zu erwarten. Allerdings konnte eine besonders lange Blütezeit bis in den Juni (konkret wird Medardi, der 8. Juni genannt) auch ein Warnhinweis sein, dass das

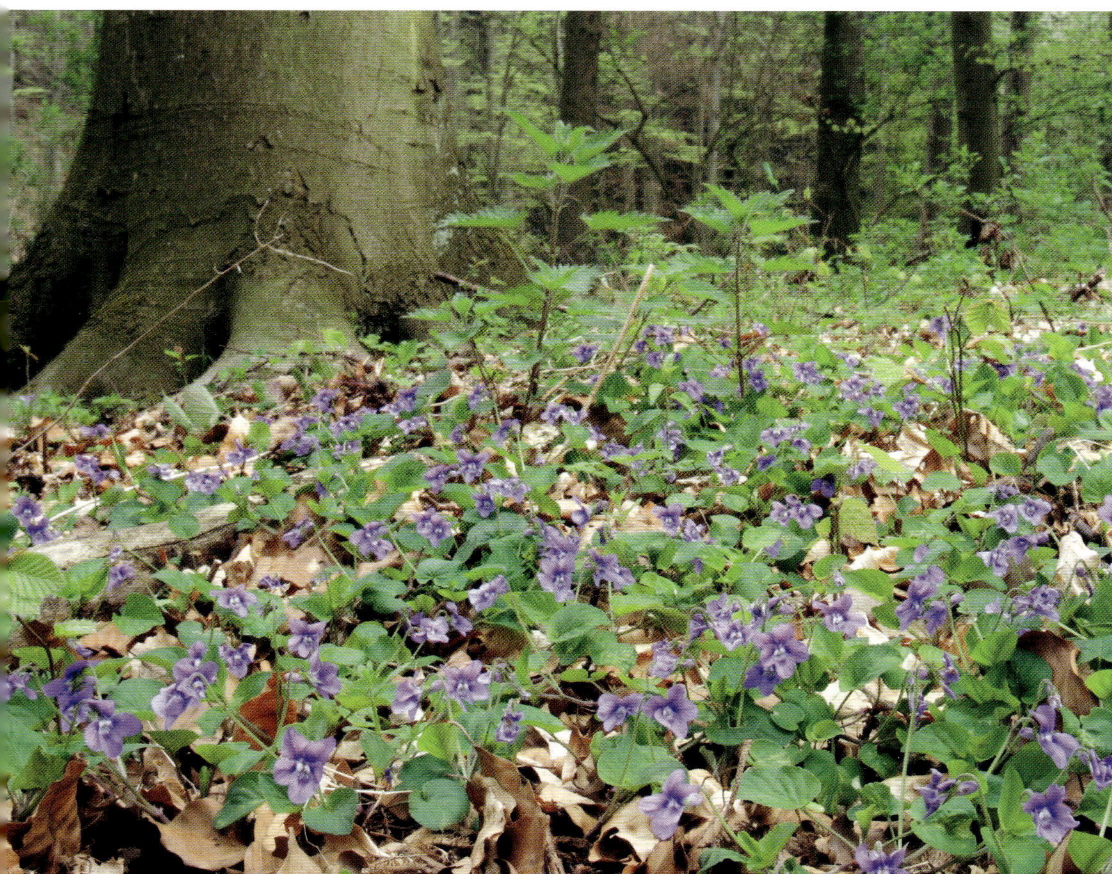

Ganze Veilchenteppiche erblühen im Frühjahr.

Veilchen sind ein bewährtes Heilmittel und Kosmetikum für die Haut.

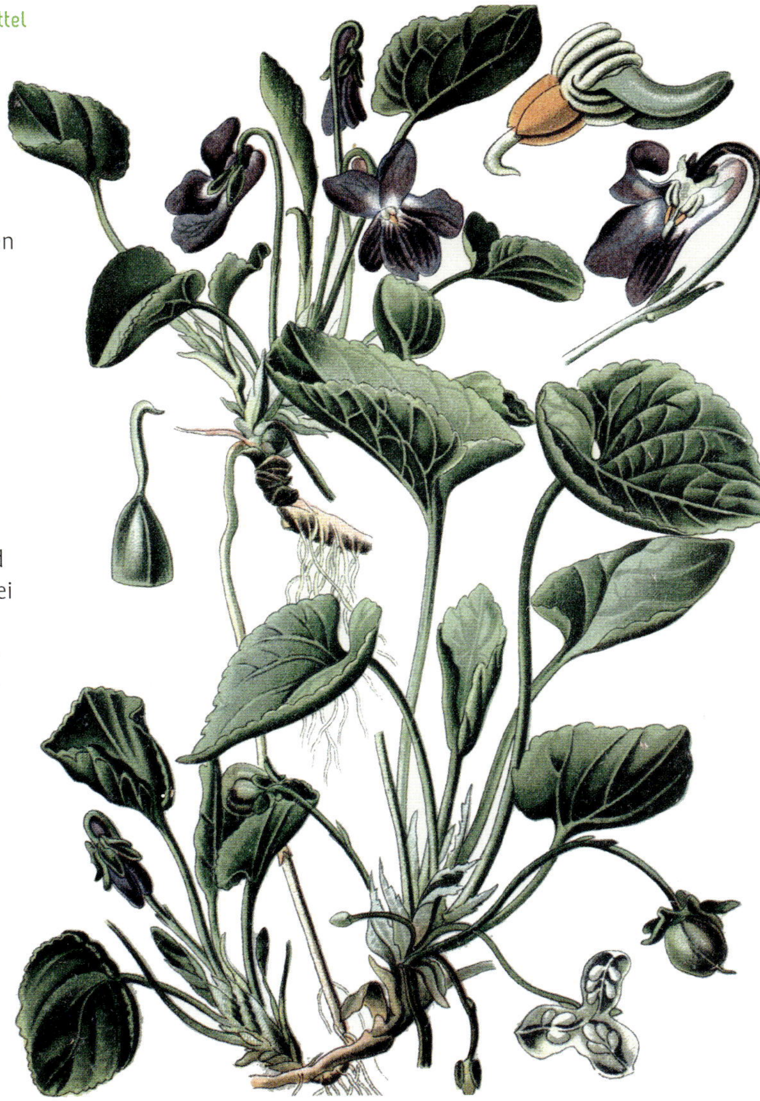

Korn verkahlen (den Brand bekommen) würde.

Die alten Hebammen und stillenden Mütter wussten auch, dass Frauen, die viel Milch geben wollten, am Abend Veilchen zerstoßen sollen, um den Saft morgens zu trinken. Jahrhundertelang hat man Veilchenblätter für Umschläge verwendet, um Schwellungen zu behandeln. Wohl wegen seiner Zartheit empfahl die Heilige Hildegard die Einnahme von Veilchen bei Erkrankungen der sensiblen weiblichen Organe. Brustentzündungen, Zysten oder gutartige Tumore der Brust gehörten dazu wie auch Lymphdrüsenschwellungen oder allgemein die Narbenregeneration. Noch heute sind Veilchensalben ein Heilmittel bei Hautleiden, Ekzemen, Milchschorf, Akne sowie ein Kosmetikum für ein ebenmäßiges Hautbild.

VON DER WIESE AUF DEN TELLER

Veilchenblüten sind essbar und eine wunderbare Bereicherung für die Küche. Sie können sie in Essig einlegen, den Likör damit würzen, in Kuchen oder Torten verbacken oder den Salat damit aufpeppen. Besonders in Bonbons, Konfitüren oder kandiert in Pralinen sind sie nicht nur hübsch anzusehen, sondern wirken auch wunderbar gegen viele keine Nöte. Sehr junges Veilchengrün ist reich an Vitamin C und Mineralien. Sie können es klein gehackt zu Gemüsegerichten, als Füllung für Gemüsestrudel oder für Kräutersaucen verarbeiten. Die Wurzel ist wegen der Brechreiz erregenden Wirkung nur in kleinsten Mengen zum Verzehr geeignet.

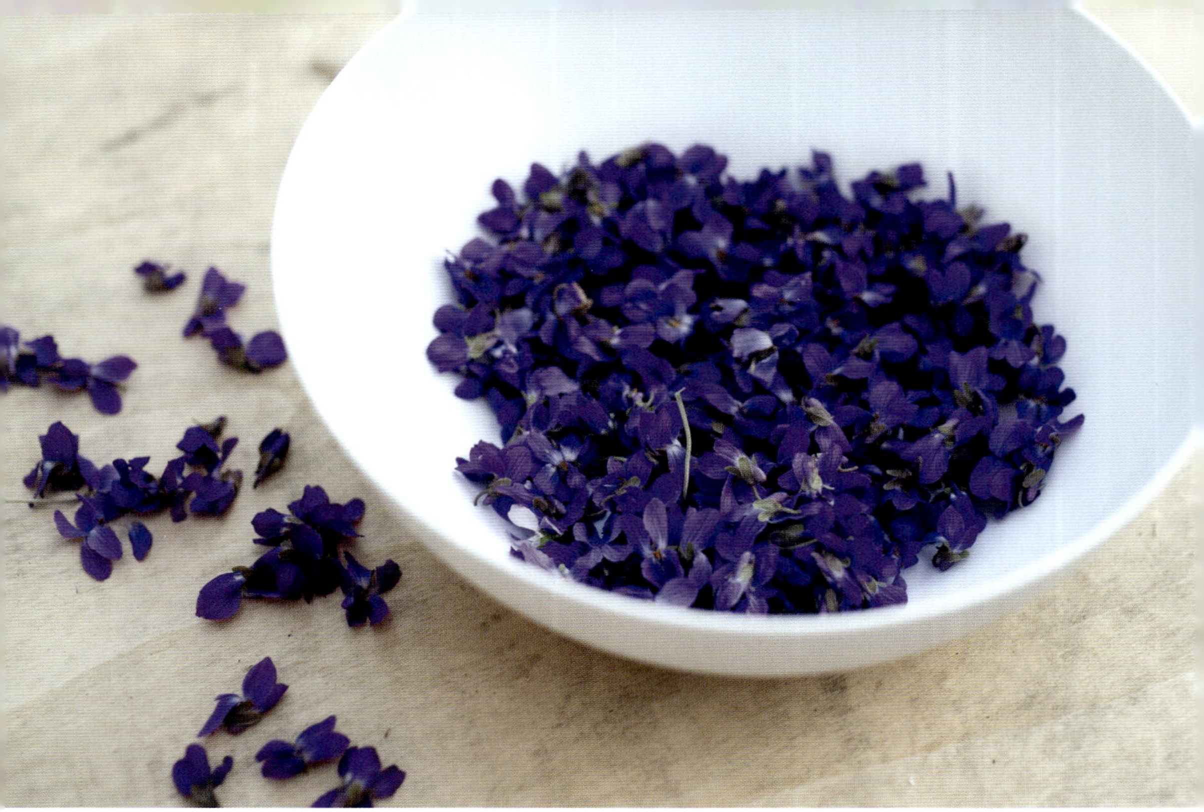

Aus Veilchenblüten lassen sich Sirup, Essig und Heilanwendungen herstellen.

REZEPTE AUS KÜCHE UND HEILKUNDE

VEILCHENSIRUP

zum Genuss und für Heilzwecke

- 1 Handvoll Veilchenblüten pflücken, verlesen, waschen und mit ½ l siedendem Wasser übergießen. Zugedeckt über Nacht stehen lassen. Das Blüten-Wasser-Gemisch durch ein Tuch filtern, ausdrücken und in ein Töpfchen geben.
- 500 g Zucker zugeben und die Mischung langsam erwärmen, bis sich der Zucker auflöst.
- Jetzt den Saft einer Bio-Zitrone hinzugeben, umrühren und noch heiß in Flaschen abfüllen. Mit dem Sirup Süßspeisen wie Desserts, Sorbets oder Getränke aromatisieren.
- In früheren Zeiten war der Sirup auch ein Heilmittel, der vorzugsweise Kindern mit Verstopfung, Heiserkeit und verschiedenen Erkrankungen der Atemwege gereicht wurde.

VEILCHENESSIG

erfrischt, harmonisiert und aromatisiert

- 1 Handvoll frische Blüten in eine 1-Liter-Flasche geben. Die Flasche mit gutem Apfel- oder Weinessig auffüllen.
- Die verschlossene Flasche 2 Wochen durchziehen lassen. Anschließend die Blüten durch ein Filterpapier seihen und den so gewonnenen Essig in dekorative Flaschen gießen.
- Verwenden Sie den Essig für frische Frühlingssalate. Wer unter Kopfschmerzen leidet, kann auch 1–3 TL des Essigs mit einem Glas Wasser vermischen. Die Mischung beruhigt und ist etwas schmerzstillend.

SCHLEIMLÖSENDER VEILCHENTEE

bei hartnäckigem Husten (vor allem für Kinder geeignet)

- 1 TL Veilchenkraut mit 250 ml kaltem Wasser ansetzen, danach bis zum Siedepunkt erhitzen, 5 Minuten stehen lassen und abseihen. Davon täglich bis zu 3 Tassen trinken.

VEILCHENHONIG

bei Erkältungskrankheiten

- 50 g frische Veilchenblüten im Mörser vorsichtig anstoßen und mit 150 ml flüssigem Honig vermischen. Das Gemisch etwa 2 Wochen durchziehen lassen, dann abseihen.
- Bei Verschleimung und Husten 1 TL zum Kräutertee geben.

VEILCHENÖL

zur Narbenpflege und bei Hautleiden

- In 125 ml Mandelöl 50 g frische Veilchenblüten geben, den Ansatz 2 Wochen auf der sonnigen Fensterbank ziehen lassen. Nach Ablauf der Zeit die Blüten herausfiltern und das fertige Veilchenöl in dunkle Flaschen abfüllen.
- Mehrmals täglich mit dem Öl die betroffenen Hautpartien einreiben.

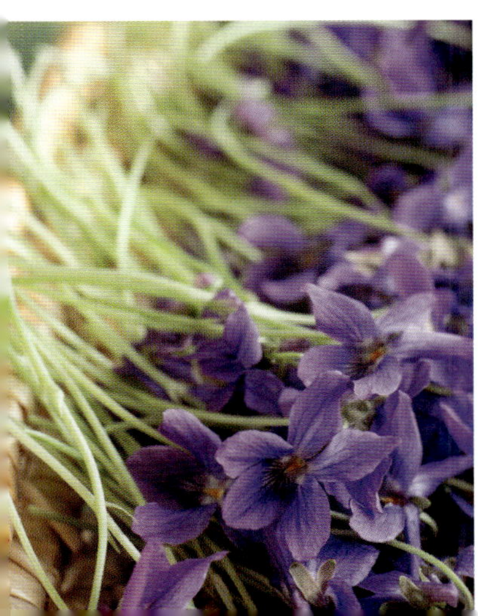

Eingelegt in Öl eignen sich frische Blüten bei Hautleiden.

VEILCHENCREME NACH HILDEGARD VON BINGEN

wenn Narben derbe Ränder zeigen, schlecht verheilen oder lange gerötet sind

- 20 g frisches, blühendes Veilchenkraut sehr fein zerkleinern und in eine Schüssel geben. 10 ml Olivenöl und 20 g Ziegenfett (Bockstalg) hinzufügen und das Ganze in einer Schüssel im Wasserbad unter Rühren erhitzen. Wenn sich das Ziegenfett verflüssigt hat, noch einige Minuten weiterrühren und dann erst den Brei durch ein Leinentuch abseihen.
- Während des Erkaltens noch 3–4 Tropfen ätherisches Rosenöl einrühren, damit die Salbe besser riecht und länger haltbar bleibt.
- Jetzt in Salbendöschen abfüllen und im Kühlschrank oder an einem kühlen Ort aushärten lassen.

VEILCHENBLÜTEN-WASSER

verwendbar als Gesichtswasser oder Körperspray

- In ein Glas mit Schraubverschluss 3 EL frisch geerntete Veilchenblüten geben und mit 150 ml Wasser übergießen.
- Den Ansatz im Kühlschrank 1 Tag durchziehen lassen. Dann die Blüten durch ein Sieb filtern und das Wasser in eine Zerstäuberflasche füllen.
- Das violette Veilchenblüten-Wasser verströmt einen zarten Duft und wirkt auf der Haut etwas entzündungshemmend. Im Kühlschrank ist es bis zu 2 Wochen haltbar, bei Zimmertemperatur jedoch nur 3 Tage.

Bitte beachten! Bei äußerer Anwendung gibt es keine Anwendungsbeschränkungen. Bei innerer Anwendung kann die Wurzel der Veilchen allerdings Brechreiz erzeugen. Schwangere sollten Veilchenzubereitungen nicht einnehmen, da eine wehenanregende Wirkung möglich ist.

Vogelmiere

Wetterprophet am Acker

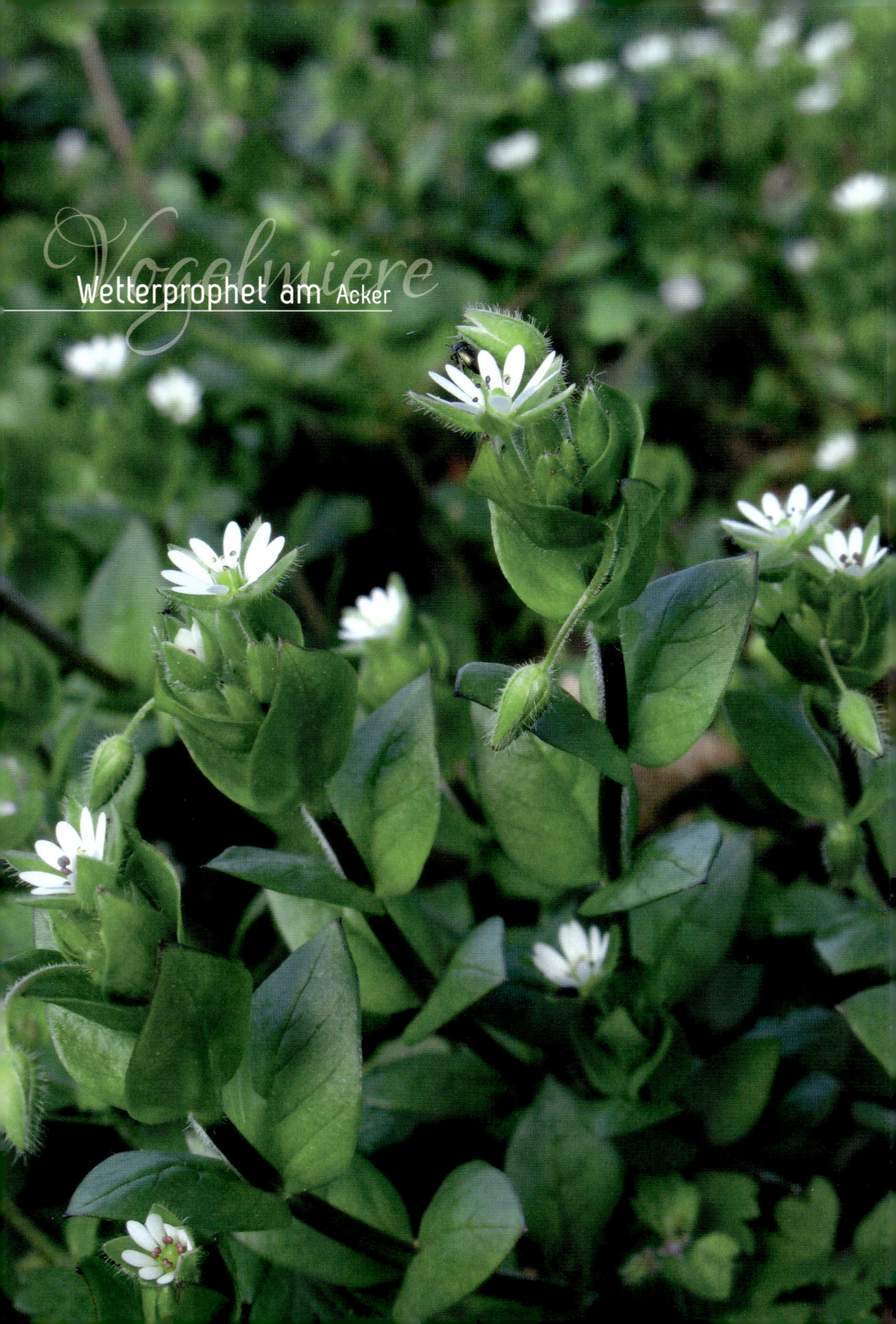

Vogelmiere

Stellaria media

Alsine, Hühnerbiss, Hühnerdarm, Mausdarm, Sternenkraut, Vogelkraut, Vogelmeier

Die Vogelmiere ist ein kleines, zartes Gewächs mit einer unglaublichen Vitalität. Sie überwuchert schnell teppichartig brachliegende Äcker und nährstoffreiche Gartenbeete. Deshalb mögen sie viele Gärtner nicht und erklären das heilkräftige Gewächs schnell zum Unkraut, wo es doch lediglich auf fruchtbare Böden schließen lässt.

HEILENDE WIRKUNG

An heilwirksamen Stoffen hat sie einiges zu bieten: Saponine, Mineralien (z. B. Eisen, Kalium, Kalzium, Magnesium, Kieselsäure), Eiweiß, Gerbstoffe, Vitamin A und C, Flavonoide (Rutin) und Phenolsäuren.

Äußerlich wird die Vogelmiere wegen ihrer entzündungshemmenden, erweichenden und kühlenden Eigenschaften in Salbenform bei allen Arten von Hautentzündungen und Ausschlägen verwendet, die mit Rötung und Schwellung der Haut oder Juckreiz verbunden sind, bei oberflächlichen Wunden, leichten Verbrennungen, Furunkeln, Abszessen sowie zur Schmerzlinderung bei Erkrankungen des rheumatischen Formenkreises.

Bereits mit etwa 50 g Vogelmierensalat können Sie den Tagesbedarf an Vitamin C decken. Kalium regt die Nierentätigkeit an, Eisen die Blutbildung und die Kombination mehrerer biokativer Stoffe den Stoffwechsel.

Eigenschaften: Innerlich wirkt Vogelmiere vitaminspendend, verdauungsanregend, entzündungshemmend, kühlend, harntreibend. Äußerlich wirkt sie juckreizlindernd.
Sammeln und Konservieren: Achten Sie darauf, dass am Ernteort weder Pestizide noch Kunstdünger ausgebracht wurden. Am besten zupfen Sie nur das obere Kraut ab, sonst ziehen Sie die Wurzeln aus dem Boden. Zum Trocknen eignet sich das Vogelmierenkraut nicht so gut, weshalb Sie immer frisches Kraut verwenden sollten.
Optimale Erntezeit: Das Kraut kann fast ganzjährig geerntet werden. Die beste Salatqualität hat es vor der Blüte bei zunehmendem Mond.

VON ARZNEI BIS ZAUBEREI

In Teilen der Oberpfalz und des Bayerischen Waldes legten zauberkundige Frauen häufiger den weißen Hühnerdarm (Vogelmiere) den Mädchen und den roten Hühnerdarm (Gauchheil) den Knaben in die Wiege, um sie von „Frois“ (auch Fraisn) – eine historische Bezeichnung für Epilepsie oder Krampfanfälle – zu verschonen. Denn aus dem Aberglauben ist überliefert, dass weiß blühendes Kraut eher Mädchen und Frauen und rot blühendes Kraut eher Knaben und Männern helfen soll.

Die eigenartigen Volksnamen Hühnerdarm oder Mausdarm erklären sich wohl damit, dass ihre schlaff am Boden liegenden Ausläufer an ein Gedärm erinnern und zudem beim Brechen

Magisches Denken *Aberglaube*

Ist der Aberglaube ein Märchen aus vergangenen Tagen? Wenn's mal wieder nicht rund läuft, besinnen sich viele auf die schicksalhaften Überlieferungen.

Obwohl die Bibel und insbesondere das Alte Testament voll von „Zaubergeschichten“ sind, entstand das Wort Aberglaube etwa im Spätmittelalter in den Reihen der Kirche. Somit wird der „Andersgläubige“ erst durch einen „gläubigen“ Menschen zum Abergläubenden. Damit war klar: Der Aberglaube ist nichts anderes als der Abfall vom „wahren Glauben“. Meist wird damit abwertend ein „irrig angesehener Glaube an die Wirksamkeit übernatürlicher Kräfte in bestimmten Menschen und Dingen“ bezeichnet.

Zwar waren bis zum Spätmittelter bei uns alle Völker christlich bekehrt worden, doch lebte vor allem in den unzugänglichen Tälern und Regionen der Aberglaube der heidnischen Götter weiter. Der Glaube an Symbole, Bilder, Fluch und Segen sowie an Hexen, Magier, Kobolde und Naturgeister beeinflusste lange Zeit das tägliche Leben. Auch wenn diese Gestalten von den aufgeklärten Menschen nur noch als Mythos betrachtet werden, existieren bis heute in unserem Alltag viele Bräuche aus der Hochzeit des Aberglaubens und der Hexenverfolgungen. Bunt geschmückte Bäume, lodernde Walpurgis- und Johannisfeuer und ausgelassene Tänze sind Relikte dieser Zeit.

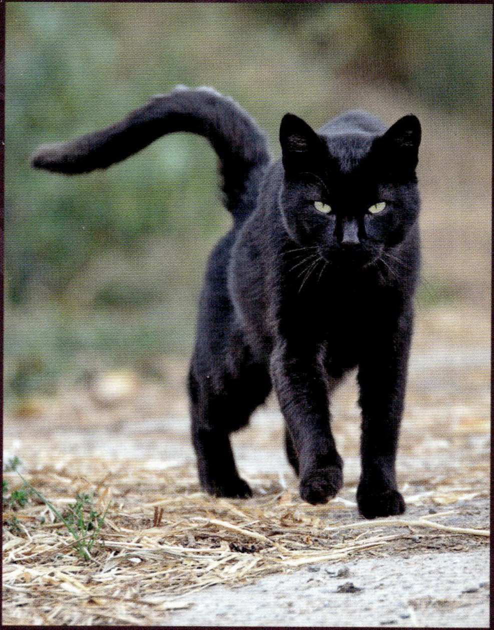

Wenn der schwarze Kater von rechts nach links läuft, bringt das Glück. Umgekehrt bedeutet es Unheil.

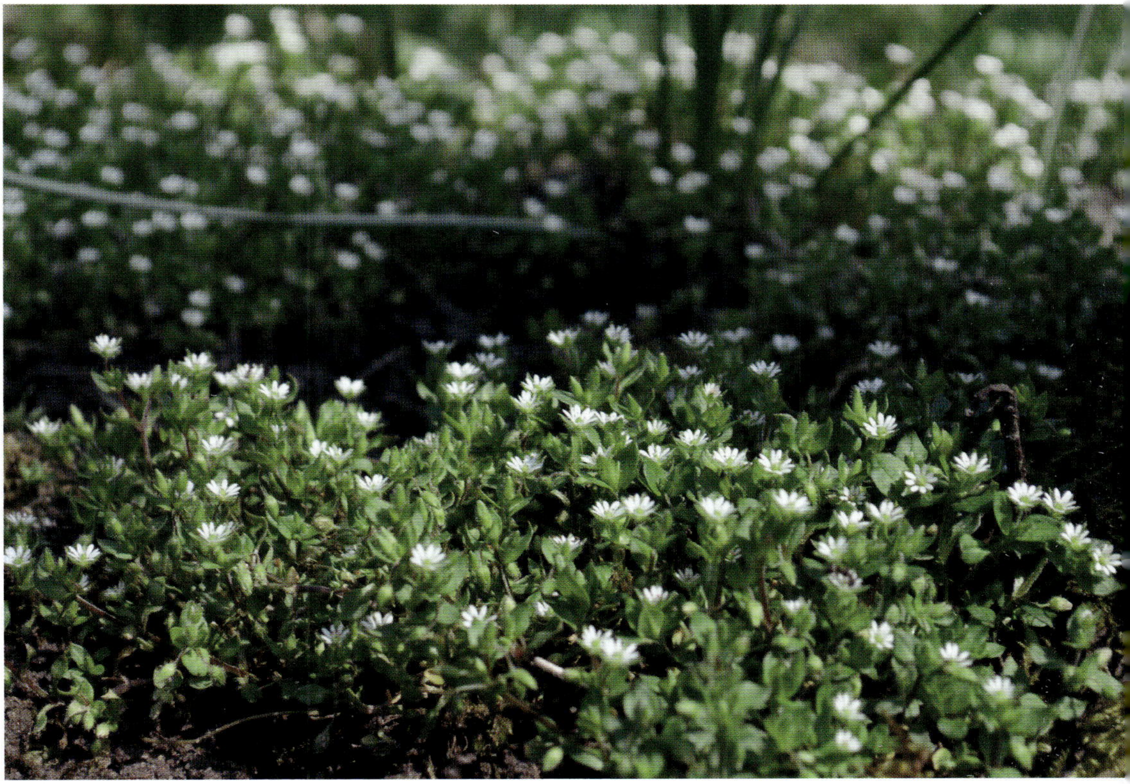

Ganze Teppiche wachsen im Frühjahr im Garten.

des Stängels und dem nachfolgenden Auseinanderziehen beider Enden ein „Hühnerdarm" zum Vorschein kommt, der sich dehnt.

Kraut und Samen der Vogelmiere stehen auch gern auf dem Speiseplan von Hühnern und Vögeln.

Die Pflanze ist ein Wetterprophet. Öffnet sie am Vormittag ihre Blüten, ist gutes Wetter in Sicht, steht Regen bevor oder regnet es, bleiben die Blüten den ganzen Tag über geschlossen. Über die Bedeutung im Mythos und Aberglauben ist wenig überliefert. Der Volkskundler Hanns Bächthold-Stäubli (1937) berichtet lediglich, dass man die lästige Plage loswerden wollte, indem man am Johannistag, Schlag 12 Uhr, an allen vier Ecken des Hauses das erklärte Unkraut jätete. Ob das Vorhaben auf diese Weise glückte, wurde jedoch nicht überliefert.

Der Renaissancebotaniker Leonhart Fuchs (1543) empfiehlt die Pflanze als Wundkraut und gegen Fieber. Und im 19. Jahrhundert hat die Vogelmiere durch Pfarrer Kneipp bei den Heilkundigen erneut Beachtung gefunden: Er rühmte das Kraut als schleimlösendes Mittel bei Entzündungen der Atemwege. Der Gehalt an Saponinen – eine Gruppe von sekundären Pflanzenstoffen, die in wässriger Lösung einen Schaum bilden – rechtfertigt diese Anwendung. So kann die Vogelmiere bei der Behandlung von Bronchitis, Heiserkeit, Husten und therapiebegleitend bei Rippenfellentzündung hilfreich sein.

VON DER WIESE AUF DEN TELLER

Vogelmiere ist ein nährstoffreiches Nahrungsmittel. Es schmeckt kühl und erfrischend und erinnert im Geschmack auch etwas an jungen, rohen Mais. Zu Zeiten, als wir noch nicht täglich mit frischem Obst und Gemüse aus dem Supermarkt versorgt wurden, war die Miere eine gute Quelle für Vitamine und Mineralien in der kalten Jahreszeit. Die abgeernteten Felder mit ihren Beikräutern waren früher für jeden zum Sammeln zugänglich. Die frischen Blätter können Sie mit unter den Salat mischen oder fein gehackt zu Pfannkuchen, Gemüse, in Rührei, Kräutersuppen, Joghurt oder Quark geben. Zum Trocknen eignen sich die Blätter weniger, feucht eingeschlagen lassen sie sich im Kühlschrank ein paar Tage aufbewahren.

Ist mühsam zu ernten, aber schmackhaft im Salat: die Vogelmiere.

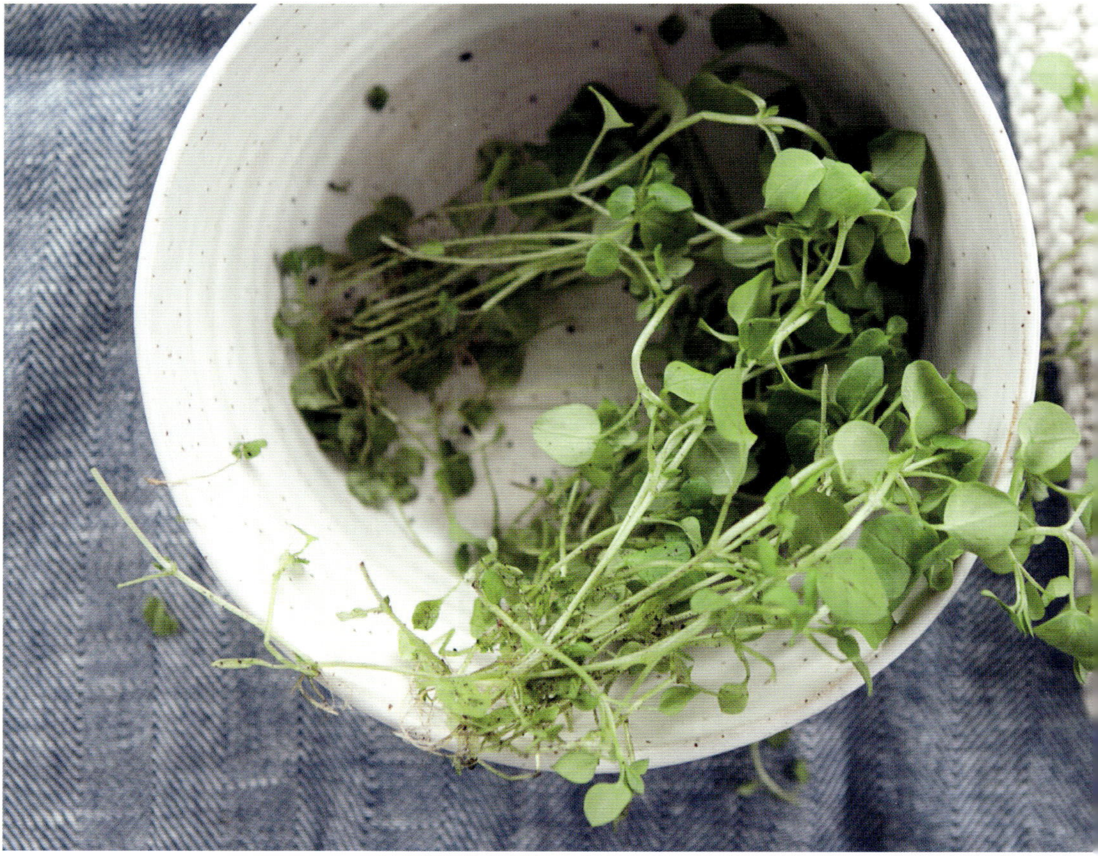

Bitte beachten! Sehr selten kommen Allergien gegen das Nelkengewächs vor.

REZEPTE AUS KÜCHE UND HEILKUNDE

VITALSTOFFREICHER KRÄUTERSALAT

für die Frühjahrsküche

- Unter andere Wild- oder Blattsalate (Löwenzahn, Bärlauch, Barbarakraut, Rucola) 1 Handvoll frisch geerntetes Vogelmierenkraut mischen und mit Balsamico-Essig, Olivenöl und Meersalz abschmecken. Je nach Geschmack mit Eier- oder Radieschenscheiben garnieren und dazu Ofenkartoffeln genießen.

VOGELMIERENTEE

als schleimlösendes Mittel

- Ein Tee aus den Blättern wirkt bei nahezu allen Beschwerden, die mit Schleim verbunden sind, wie zum Beispiel chronische Bronchitis oder andere Verschleimungen in den Atemwegen.
- Den Tee mit 2 TL frisch geerntetem und gut gesäubertem Kraut und 250 ml lauwarmem Wasser etwa 8 Stunden ansetzen, dann erhitzen und schließlich abseihen.
- Um eine Keimbelastung zu vermeiden, den Tee stets neu zubereiten. Davon bis zu 3 Tassen täglich trinken.

VOGELMIERENTINKTUR

als schneller und stärker wirkende Alternative zum Tee

- 1 Teil gut gewaschenes und getrocknetes Kraut mit 4 Teilen 45%igem Alkohol 2 Wochen lang ansetzen. Danach das Kraut abfiltrieren und die Lösung in Braunglasflaschen umfüllen.
- Davon bis zu dreimal täglich 2–10 ml verdünnt in etwas Wasser einnehmen.

VOGELMIERENFRISCHSAFT (INNERE ANWENDUNG)

zur Unterstützung der Behandlung bei Schleim in den Atemwegen, zur Frühjahrskur und „Blutreinigung“

- Vogelmierensaft gewinnt man durch Auspressen der Pflanze (ohne Wurzeln). Dafür 1–2 Handvoll des saftreichen Krauts im Mörser zerstampfen bis der Saft austritt, anschließend durch ein Leinentuch pressen.
- Von dem so gewonnenen Kräutersaft 1–2 ml dreimal täglich einnehmen.

VOGELMIERENFRISCHSAFT (ÄUSSERE ANWENDUNG)

bei oberflächlichen Wunden und entzündeter Haut

- Die Pflanze wie oben beschrieben (Vogelmierenfrischsaft, innere Anwendung) auspressen.
- Den so gewonnenen Saft auf ein Tuch geben und auf die Hautstellen legen. Er lindert die Schmerzen und Entzündungen auch bei Arthritis, Rheuma, Gicht und juckenden Ekzemen wie Schuppenflechte, Urtikaria oder auch Hämorrhoiden.

BALSAM

bei trockener Haut

- 1 Handvoll Kraut in ein Schraubglas geben und mit Olivenöl bedecken. Bei Zimmertemperatur gut 2 Wochen lang ausziehen lassen und das Glas täglich wenden.
- Danach das Öl abfiltrieren, 50 g Bienenwachs hinzugeben und so weit erhitzen, bis das Wachs schmilzt. Gut umrühren und das noch warme Öl in Salbentiegel abfüllen.

Waldmeister

Duftender Pflanzengeist des Waldes

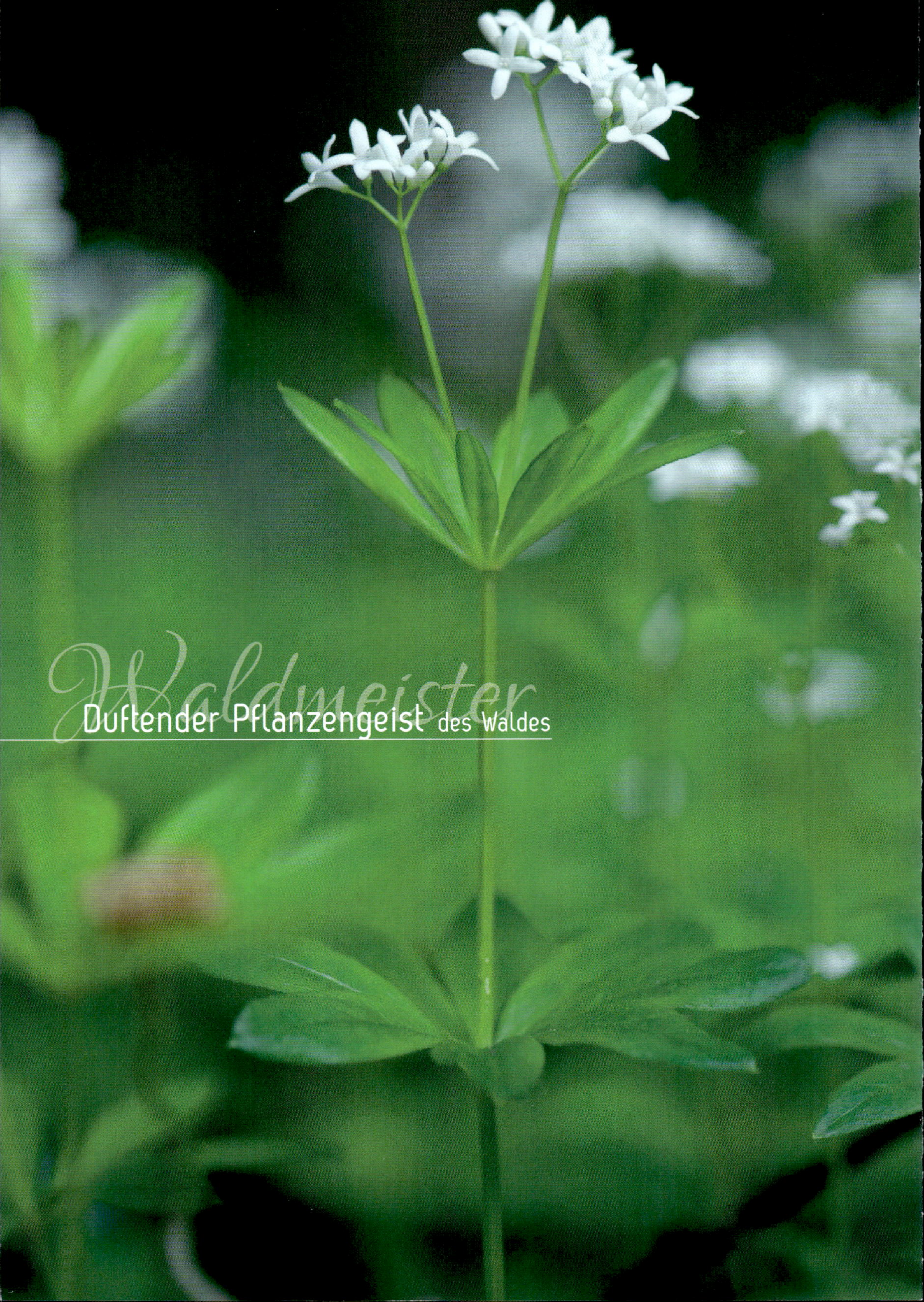

Waldmeister

Galium odoratum

Duftlabkraut, Herzfreude, Leberkraut, Maikraut, Sternleberkraut, Tabakskraut, Waldmannkraut, Waldmännchen, Waldmutterkraut

Der Name Waldmeister verrät schon viel über seinen Standort. Er ist in den Wäldern Europas bis nach Sibirien zuhause. Ab April kann der kundige Spaziergänger in den lichten Misch- und Buchenwäldern grüne Teppiche des zartgliedrigen Pflänzchens finden.

HEILENDE WIRKUNG

Waldmeister, auch Wohlriechendes Labkraut genannt, enthält Cumarin (im frischen Kraut in der geruchlosen Form, erst beim Trocknen entsteht der charakteristische Geruch), Flavonoide, Gerb- und Bitterstoffe, Spuren von ätherischem Öl, Vitamine und Spurenelemente.

Schon lange wissen Kräuterkundige um die beruhigende Wirkung bei unruhigem Schlaf, zur Verbesserung des Befindens bei nervlicher Belastung, bei Herzklopfen sowie bei Kopfschmerzen, die durch Verdauungsstörungen bedingt sind. Der bitter-herbe Geschmack macht die traditionelle Verwendung bei Lebererkrankungen (Gelbsucht) sowie Gries- und Steinleiden plausibel.

Neuere Forschungsergebnisse bestätigten eine entzündungshemmende, lymphflussanregende und gefäßstabilisierende Wirkung. Auf das Nierensystem wirken Cumarinpflanzen durch die Vermehrung der Harnausscheidung mild anregend.

Eigenschaften: beruhigend, nervenstärkend, entzündungshemmend, krampflösend, durchblutungsfördernd, wundheilend, etwas harntreibend
Sammeln und Konservieren: Sammelgut ist das grüne Kraut im Frühjahr vor oder bei beginnender Blüte. Es wird bündelweise an einem schattig-luftigen Ort getrocknet. Zur Teezubereitung klein schneiden, allenfalls dicke Stängelanteile ausschneiden.
Optimale Erntezeit: Das Kraut im Mai während der zunehmenden Mondphase ernten.

VON ARZNEI BIS ZAUBEREI

Wenn eine Pflanze ein so intensives und wohlriechendes Aroma verströmt, dann kann in ihr nur ein guter Pflanzengeist wohnen. Auf die Vorstellung eines Pflanzengeistes weist auch der volkstümliche Name Waldmännchen hin. Besonders in der Walpurgisnacht wurde in den alteuropäischen Kulturen gern die Wirkung des Maikrauts, wie Waldmeister auch genannt wird, als berauschender Trank genutzt. Dieses Fest kann man als wichtigstes Fest der Naturreligionen bzw. der Hexen bezeichnen, denn der Beginn der warmen Jahreszeit und der Anfang der Fruchtbarkeit wird gefeiert, was auch in den Begriffen „Wonnemonat“ oder „Hochzeitsmonat“ zum Ausdruck kommt. Gewürzte Weine wie der Maitrank sollten wohl auch Beklemmungen lösen und die Lust anregen.

Die Nacht der Hexen

Walpurgis

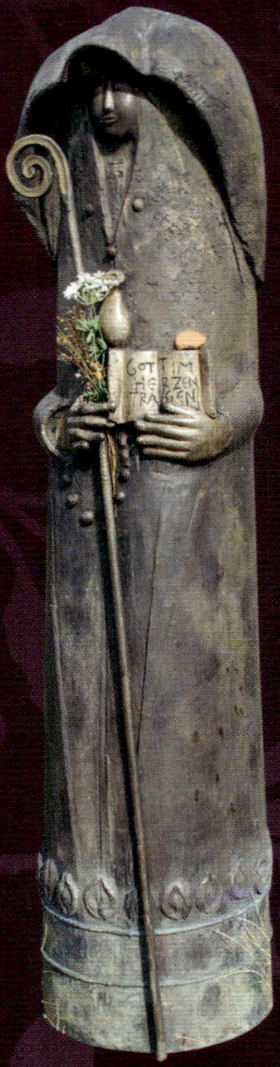

Die heilige Walburga (auch Walpurgis) wachte ab der Christenzeit über das heidnische Treiben.

Ursprünglich begrüßten die alten Germanenvölker die ersehnte Zeit des Sommers mit Feiern. Den segenspendenden Naturgeistern und Göttern wurde deshalb mit Opfern, Tänzen und Gesängen gehuldigt. Der 1. Mai und die vorausgehende Walpurgisnacht sind ein vorchristliches europäisches Volksfest, das unter dem keltischen Namen Beltane bekannt ist. Später, in der Christenzeit, wurde es der Benediktineräbtissin Walburga (710–779 n. Chr.) – einer Schutzpatronin gegen böse Hexen, Geister, Seuchen und Missernten – geweiht.

Zur Hexennacht wurde Walpurgis erst im Christentum erklärt. Vor allem auf dem Harzer Brocken, aber auch an anderen erhöhten Orten sollen sich nach Meinung der Kleriker die Hexen treffen, um die ganze Nacht mit dem Teufel um das Feuer zu tanzen und wilde Orgien zu feiern. Um ihre Macht einzudämmen, steckten die Bauern Lindenreise in den Misthaufen oder bespritzten ihr Vieh mit Weihwasser.

Zur Stärkung der Leber war das duftende Kraut lange Zeit sehr beliebt. Gleich mehrere Kräuterkundige der Antike empfehlen den Leidenden Wein über Waldmeisterkraut gegossen. Deshalb findet man ihn in den alten Büchern auch unter Sternleberkraut oder Leberkraut. Genießer des Tabaks griffen schon mal gerne zu dem getrockneten und duftenden Kraut, das auch als Tabakersatz gebraucht wurde. Rauch verbindet die Lebenden mit Ahnen und Göttern. In einigen Regionen gab man Waldmeisterkraut mit Salz vermischt den Kühen, die nicht fressen wollten. Möglicherweise geht dieser Brauch auf ein antidämonisches Ritual zurück.

In alten Zeiten bereiteten Hebammen aus wohlriechenden, beruhigenden und desinfizierenden Kräutern eine Bettunterlage, die sie zudem segneten. Zu den sogenannten „Bettstrohkräutern" gehörte Waldmeister ebenso wie das Wiesenlabkraut oder der Quendel. Diese Kräuter sollten nicht nur die Geburt erleichtern, sondern auch Mutter und Kind vor schlechten Einflüssen schützen.

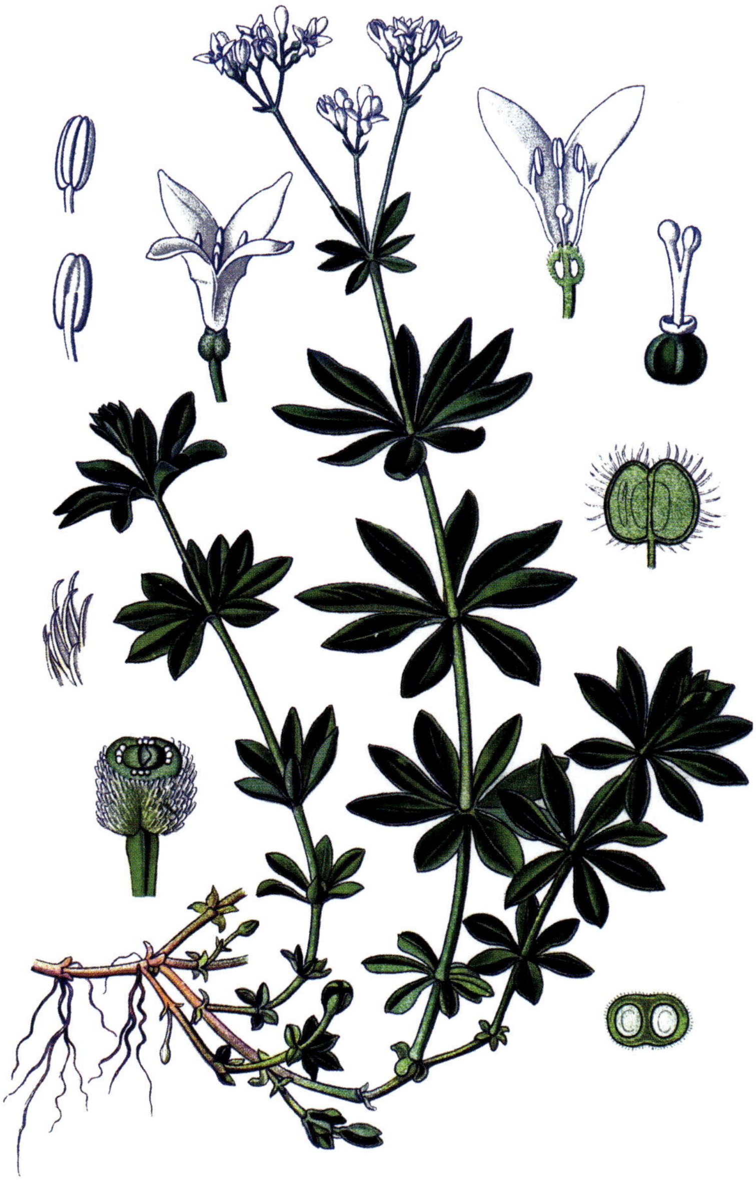

Waldmeister aromatisiert Desserts und Marmeladen.

VON DER WIESE AUF DEN TELLER

Waldmeister ist zwar nicht essbar, aber er aromatisiert viele Speisen. Sein charakteristisches Aroma passt in Marmeladen, Gelees, Säfte, Limonaden, Pudding, Eis oder Sorbets. Der Duftstoff der Pflanze wird jedoch erst freigesetzt, wenn man die Blätter etwa ½–1 Stunde anwelken lässt. Aber Achtung: Dauert der Trockenvorgang zu lange, färbt sich Waldmeister schwarz und verliert viel Aroma.

Die Maibowle dürfte das bekannteste Waldmeistergetränk mit leicht berauschender und anregender Wirkung sein. Der Benediktinermönch Wandalbertus notierte 854 eine einfache Rezeptur des Maitranks: „Schüttle den perlenden Wein auf das Waldmeisterlein“.

Bräuche und Sitten im Mai

Vermutlich ist das **Maibaumaufstellen** ein Symbol für Fruchtbarkeit. Unsere Vorfahren ehrten die Waldgötter, die nach deren Vorstellung in den grünen Wipfeln wohnten. Der Maibaum ist seit jeher ein Baum mit grüner Spitze und einem schmucken Kranz als Krone obendrauf, der mit farbigen Bändern geschmückt wurde. Der „Bindezauber" sollte das Wachsen und Gedeihen verfestigen. Auch durfte der Baum keine Rinde haben, damit keine bösen Geister, Hexen oder Schädlinge unter der Borke ihr Unwesen treiben können.

Fester Bestandteil im Gartenjahr sind die **Eisheiligen** im Mai, eine Bezeichnung für die Gedächtnistage der Heiligen Pankratius (12. Mai), Servatius (13. Mai), Bonifatius (14. Mai) und Sophia von Rom (15. Mai). An diesen Tagen ist erfahrungsgemäß ein verspäteter polarer Kälteeinbruch mit Nordwinden und sogar Frost zu erwarten. Die sogenannten „Eisheiligen" sind wichtig für alle Kräuterweiber, weil um diese Tage herum oft ein Kälteeinbruch zu beobachten ist.

Pankrazi, Servazi, Bonifazi
sind drei frostige Bazi
und zum Schluß fehlt nie
die kalte Sophie

Bauernregel an den Eisheiligen

REZEPTE AUS KÜCHE UND HEILKUNDE

TEEZUBEREITUNG

für einen erholsamen Schlaf, bei Kopfschmerzen, für stabile Venen, zur Leberentlastung und um den Harn zu treiben

- ½–1 TL Waldmeisterkraut mit 1 Tasse siedendem Wasser übergießen, bedeckt 5–10 Minuten ziehen lassen und durch ein Teesieb geben.
- Ein- bis zweimal täglich 1 Tasse frisch bereiteten Waldmeistertee ½ Stunde nach dem Essen einnehmen. Als Schlaftee abends mit etwas Honig gesüßt trinken.

WALDMEISTERWEIN

bei Herzbeschwerden, zur Stimmungsaufhellung und bei leicht erhöhten Leberwerten

- 1 Handvoll Waldmeisterkaut in 1 l trockenem Weißwein mehrere Stunden ansetzen, danach das Kraut entfernen.
- Nicht mehr als 1 Likörgläschen täglich davon trinken.

WALDMEISTERBOWLE

schmeckt so richtig nach Frühling

- Auf 1 l Weißwein kommen mehrere Stängel (nicht mehr als 3 g) angewelktes Waldmeisterkraut ohne Blüten.
- Zuerst eine Flasche trockenen Weißwein mit den Kräutern ansetzen und zugedeckt ½ Stunde stehen lassen.
- Dann die Kräuter wieder herausnehmen und die Bowle mit 1 Flasche Sekt aufgießen. Mit Zitronenscheiben , Zitronensaft und Zucker abschmecken.

WALDMEISTERSIRUP

leckere Erfrischung und zum Aromatisieren

- 1 kg Zucker mit 750 ml Wasser und 20 g Zitronensäure aufkochen und wieder abkühlen lassen.
- Einen kleinen Bund angewelktes Waldmeisterkraut und eine aufgeschnittene Bio-Zitrone in eine große Schüssel legen und mit der abgekühlten Zuckerwassermischung übergießen.
- Mehrere Stunden durchziehen lassen und immer wieder gut umrühren. Da der Sirup nicht die gewohnte grüne Farbe hat, kann man etwas grüne Lebensmittelfarbe (möglichst biologisch) zugeben.
- Den Sirup durch ein feines Sieb geben, nochmals erhitzen, in ausgekochte Flaschen abfüllen und verschließen.
- Damit Süßspeisen, Desserts oder den Sekt aromatisieren.

DUFTKISSENMISCHUNG

zur Schlafförderung

- 4 Teile getrocknetes Waldmoos mit 1 Teil Waldmeister und 2 Teilen Hopfen mischen.
- Die Mischung in ein Jute- oder Leinensäckchen füllen und neben das Kopfkissen legen.

Bitte beachten! Waldmeister keinesfalls überdosieren, da dies zu Kopfschmerzen und Benommenheit führen kann. Eine längere Einnahme kann wegen des Cumaringehaltes zu Veränderungen der Leberwerte führen. Bei gelegentlicher Verwendung in der Küche und sorgfältiger Dosierung in der Heilkunde sind keine gesundheitlichen Nachteile bekannt. Geringe Mengen von 1–2 g pro Tag Waldmeister als Tee getrunken entlasten die Leber, während höhere Dosen leberschädigend wirken.

Die Maibowle wurde schon in uralten Zeiten genossen.

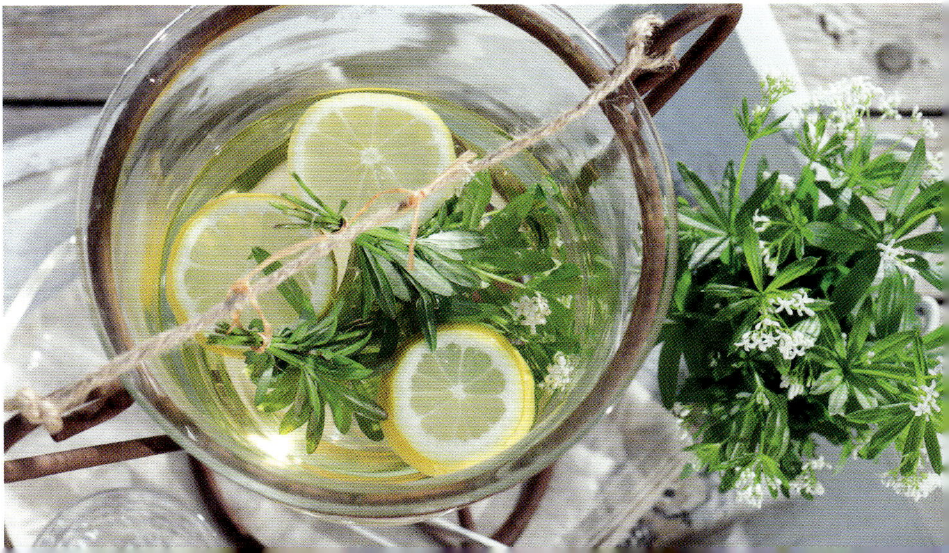

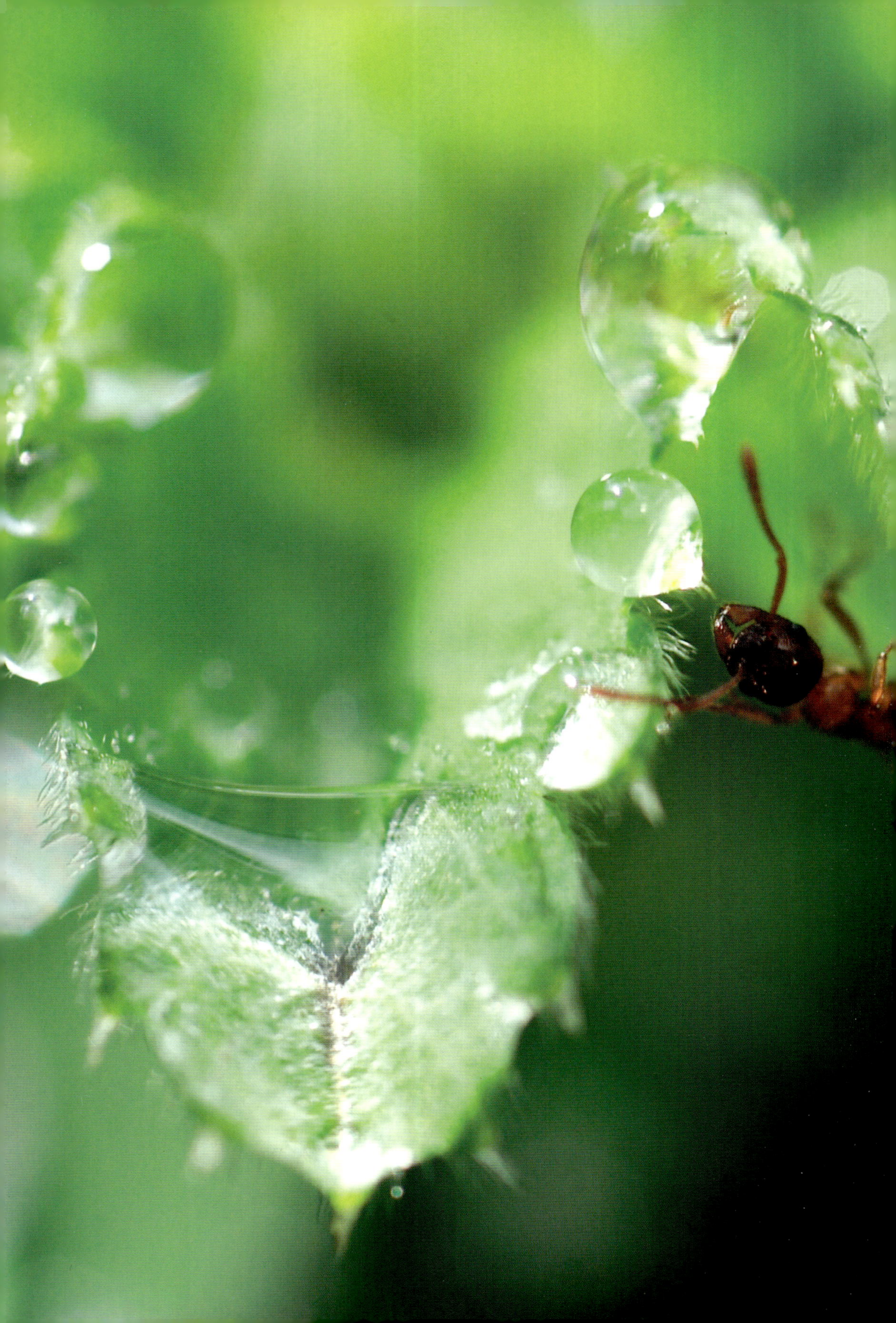

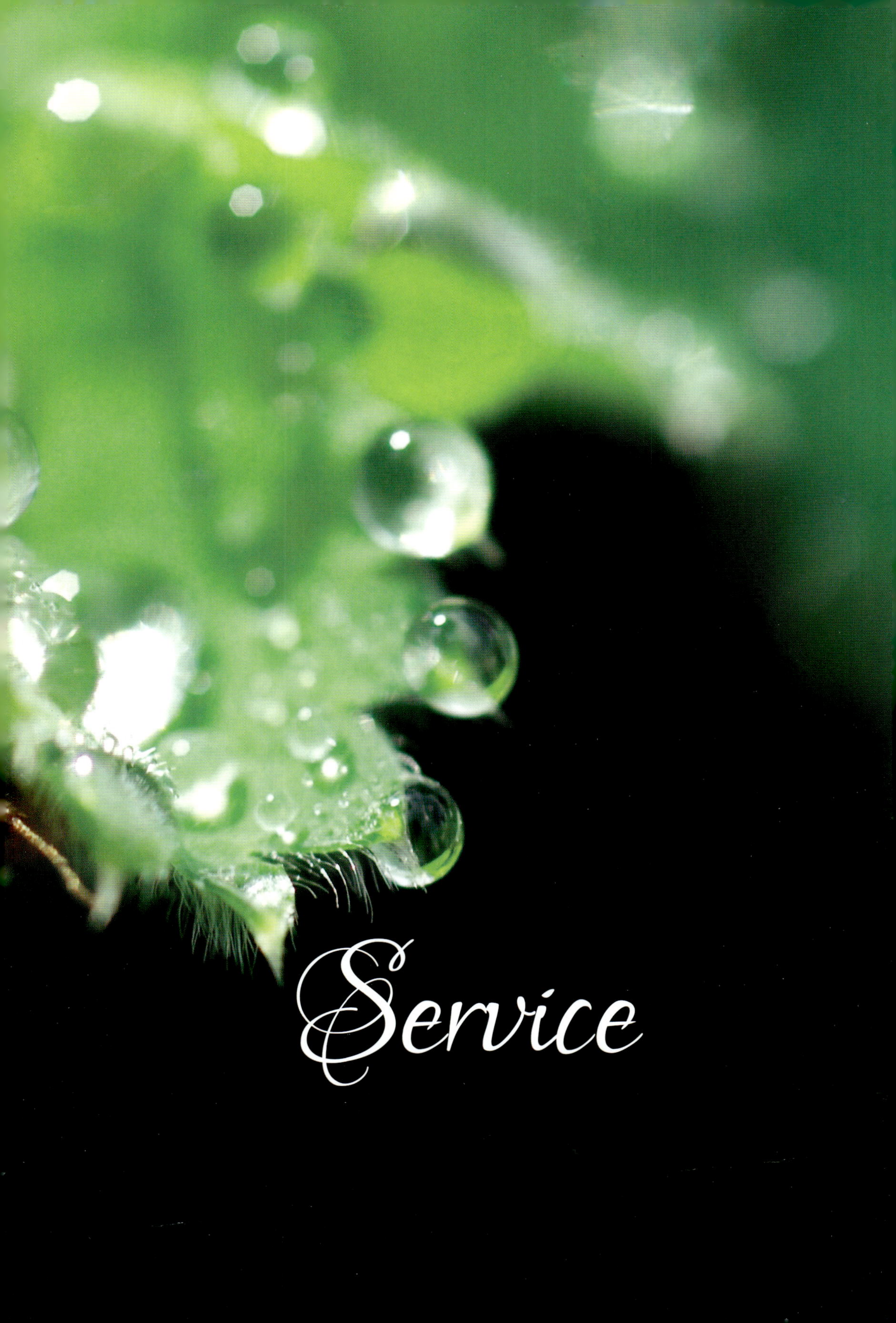

Service

LITERATUR

Arens, Detlev: **Sechzig einheimische Wildpflanzen in lebendigen Portraits.** DuMont, Köln 1991.

Bächthold-Stäubli, Hanns; unter Mitw. von Eduard Hoffmann-Krayer: **Handwörterbuch des deutschen Aberglaubens.** Band 1–9. Unveränd. photomechan. Nachdr. d. Ausg. de Gruyter, Berlin und Leipzig, Guttentag, Reimer; Trübner, Veit, 1936/1937 – 1986/1987.

Beuchert, Marianne: **Symbolik der Pflanzen.** Insel Verlag, Berlin 2004.

Brosse, Jaques: **Magie der Pflanzen.** Patmos Verlag 2004, Albatros Verlag, Düsseldorf.

Brunfels, Otto: **Contrafayt Kreüterbuch.** Reprint der Ausgabe von 1532, Konrad Kölbl, München 1975.

Das Lorscher Arzneibuch. Band 2. Wissenschaftliche Verlagsgesellschaft, Stuttgart 1989.

Dioskurides: **De Materia Medica** (= Arzneimittellehre). Band I - V,. http://www.pharmawiki.ch/materiamedica/

Fuchs, Leonhart: **Kreütterbuch.** Ausgabe Basel, Michael Isingrin 1543, Reprint Konrad Kölbl, München 1975.

Hallinger, Agnes: **„Die Hex' muss brennen!".** Battenberg Verlag, Augsburg 1999.

Haerkötter, Gerd und Marlene: **Hexenfurz und Teufelsdreck. Liebes-, Heil- und Giftkräuter: Hexereien, Rezepte und Geschichte.** Eichborn Verlag, Frankfurt 1986.

Hildegard von Bingen: **Heilkraft der Natur „Physica".** Christiana-Verlag, Stein am Rhein 2009.

Hiller, Karl; Melzig, Matthias F.: **Lexikon der Arzneipflanzen und Drogen.** Sonderausgabe für area verlag gmbH, Erftstadt 2006.

Kroeber, Ludwig: **Das neuzeitliche Kräuterbuch.** Band 1 und 2. Hippokrates Verlag, Stuttgart, Leipzig 1934/1935.

Kruse, Britta-Juliane: **„Die Arznei ist Goldes wert": mittelalterliche Frauenrezepte.** De Gruyter, Berlin, New York 1999.

Lonicerus, Adamus: **Kreuterbuch.** Reprint der Ausgabe von 1679, Konrad Kölbl, München 1962.

Marzell, Heinrich: **Geschichte und Volkskunde der deutschen Heilpflanzen.** Nachdr. der 2. verm. und verb. Aufl. Stuttgart 1938. St. Goar: Reichl 2002.

Marzell, Heinrich: **Himmelsbrot und Teufelsleiter.** Verlag Bayerische Heimatforschung, München 1951.

Marzell, Heinrich: **Zauberpflanzen, Hexentränke. Brauchtum und Aberglaube.** Kosmos-Bibliothek Band 241, Franck'sche Verlagsbuchhandlung, W. Keller & Co., Stuttgart 1963.

Mayer, Dr. Johannes G.: **Das geheime Heilwissen der Klosterfrauen.** Rohwohlt Taschenbuch Verlag, Einbeck bei Hamburg 2008.

Mayer, Gottfried; Goehl Konrad: **Der 'Macer Floridus' – Medizin des Mittelalters.** Reprint-Verlag Leipzig, Holzminden 2003.

Mercante, Anthony: **der magische garten.** Edition SV international Schweizer Verlagshaus, Zürich 1980.

Müller, Irmgard: **Die pflanzlichen Heilmittel bei Hildegard von Bingen.** Verlag Herder, Freiburg 2008.

Paungger, Johanna; Poppe Thomas: **Vom richtigen Zeitpunkt.** Die Anwendung des Mondkalenders im täglichen Leben. Irisiana, München 1994.

von Perger, Anton: **Deutsche Pflanzensagen.** Verlag von August Schaber, Stuttgart und Oehringen 1864.

Plinius d.Ä.: **Naturkunde, Band XX.** Lizenzausgabe des Heimeran Verlags, München 1979.
Plinius d.Ä.: **Naturkunde, Band XXIV.** Artemis & Winkler, München 1993.
Plinius d.Ä.: **Naturkunde, Band XXV.** Artemis & Winkler, Zürich, Düsseldorf 1996.

Reling, K.; Bohnhorst, J.: **Unsere Pflanzen nach ihren deutschen Volksnamen, ihrer Stellung in Mythologie und Volksglauben, in Sitte und Sage, in Geschichte und Litteratur.** Verlag v. E.F. Thienemanns Hofbuchhandlung, Gotha 1889.

Strehlow, Wighard: **Hildegard-Heilkunde von A–Z.** Droemersche Verlagsanstalt Th. Knaur Nachf., München 1993.

Tabernaemontanus, Jacobus Theodorus: **Neu vollkommen Kräuterbuch.** Reprint der Ausgabe 1731. Konrad Kölbl, München 1970.

Zimmerer, E. M.: **Kräutersegen. Die Bedeutung unserer vorzüglichen heimischen Heilkräuter.** Druck und Verlag der Buchhandlung L. Auer, Donauwörth 1896.

BILDQUELLEN

Titelfoto: Zoonar/Karin Jähne

akg-images: 9, 11, 13, 16, 18, 19, 45

botanikfoto/Steffen Hauser: 4, 66 und Klappe vorne außen o.

Hecker, Frank Naturfoto: 24, 34, 36, 46, 56, 60, 62, 64, 98, 105, 112, 115, 140, 134 und Klappe vorne außen 2.v.o., Klappe hinten innen links, Klappe vorne innen u.

mauritius images: 2, 12, 30, 33, 39, 40, 42, 44, 47, 48, 49, 50, 54, 57, 63, 65, 75, 78, 81, 85, 94, 96, 97, 107, 114, 117, 118, 119, 123, 124, 125, 129, 130, 132, 133, 136, 137, 139, 146, 148, 149, 151, 157, 6/7, 152/153, 20/21, 22/23, Klappe vorne innen o.

picture alliance/dpa: 26

Ritter, Claudia: 77, 113, 143, 100 und Klappe vorne außen u.

Schmidt-Röger, Heike: 41, 52, 70/71, 108, 116, Klappe vorne innen links

Shutterstock: 13Smile: 92; allanw: 84; Branimir Dobes: 82; Catalin Petolea: 128; Chad Zuber: 28; Cora Mueller: 68; DavidTB: 142; garmoncheg: 126; Henrik Dolle: 102; iofoto: 110; Ivanov: 106; Julia Kuznetsova: 86/87; KBel: 91; Konstanttin: 104 und Umschlagrückseite; Madeleine Steinbach: Klappe hinten innen rechts; madorf: 59; Marek Mierzejewski: 88 und Klappe vorne außen 2.v.u.; Martin Fowler: 72; Nataliia Melnychuk: 80; nathings: 122; Nick Pecker: 93; Oliay: 103; rootstock: 120; Sergey Toronto: 69; SusaZoom: 32; tinkivinki: 14/15; TwilightArtPictures: 90; Ursa Major: 7, 64, 77, 87, 109, 113, 125 (Hinterleger Box); vaivirga: Klappe hinten innen unten; Werner Spiess: 27; Wiert nieuman: 38; Yasmins world: 138

StockFood/Aran Goyoaga : 144

Winkler, Anja: Klappe hinten außen

SCHNELL NACHGESCHLAGEN

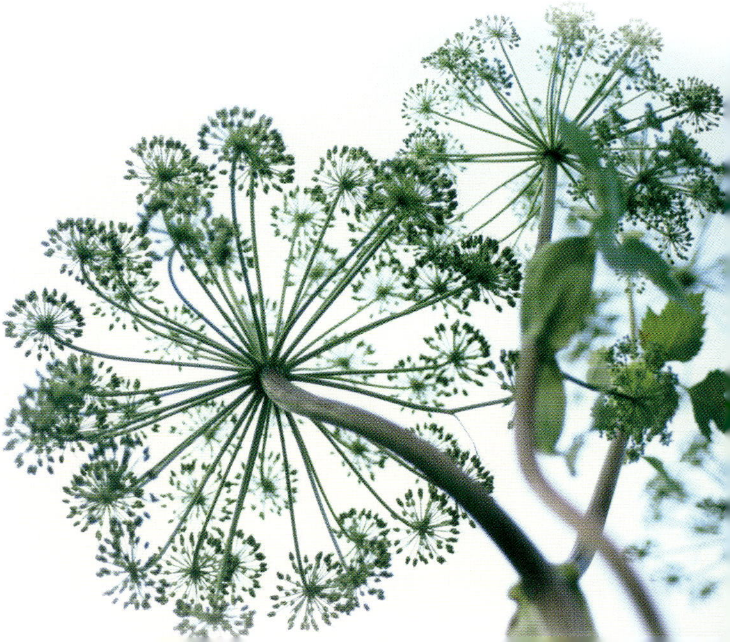

IMPRESSUM

Bibliografische Information der Deutschen Nationalbibliothek
Die Deutsche Nationalbibliothek verzeichnet diese Publikation in der Deutschen Nationalbibliografie; detaillierte bibliografische Daten sind im Internet über http://dnb.d-nb.de abrufbar.

Wollgrasweg 41, 70599 Stuttgart (Hohenheim)
E-Mail: info@ulmer.de
Internet: www.ulmer.de
Lektorat: Ina Vetter, Sabine Drobik
Bildredaktion: red.sign, Anja Schlatterer, Stuttgart
Herstellung: Isabell Scherrieble
Umschlag-Konzeption: Ruska, Martín, Associates GmbH, Berlin
Umschlag-Gestaltung: red.sign, Stuttgart: Anette Vogt
Satz: red.sign, Stuttgart: Susanne Junker
Druck und Bindung: Westermann Druck, Zwickau
Printe in Germany

ISBN 978-3-8186-0366-3

Hier können Sie weiterlesen:

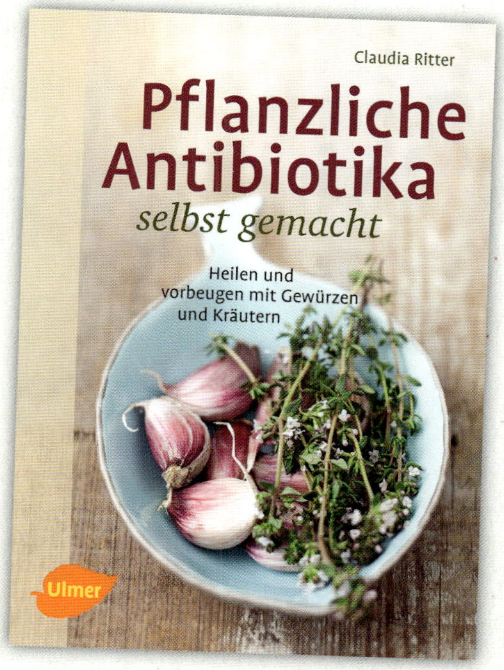

Pflanzliche Antibiotika selbst gemacht.
Heilen und vorbeugen mit Gewürzen und Kräutern.
Claudia Ritter. 2017. 144 Seiten,
75 Farbfotos, Klappenbroschur.
ISBN 978-3-8001-0913-5.

Sie suchen Alternativen zu konventionellen Antibiotika? Häufig können Sie darauf verzichten und beginnende Krankheiten mit pflanzlichen Antibiotika behandeln. Die Kräuter und Gewürze werden meist ohne Nebenwirkungen vertragen und stärken durch ihre Vitalstoffe das Immunsystem. In diesem Buch erläutert Ihnen Heilpraktikerin Claudia Ritter, wann der Einsatz pflanzlicher Antibiotika sinnvoll ist, erklärt deren Wirkungsweise und liefert eine Fülle an Heilrezepten gegen die wichtigsten Beschwerden. Porträts der wichtigsten antibiotisch wirkenden Gewürze und Kräuter machen das Buch zu einem Fundus für die Hausapotheke.

Die Sprache der Pflanzen verstehen

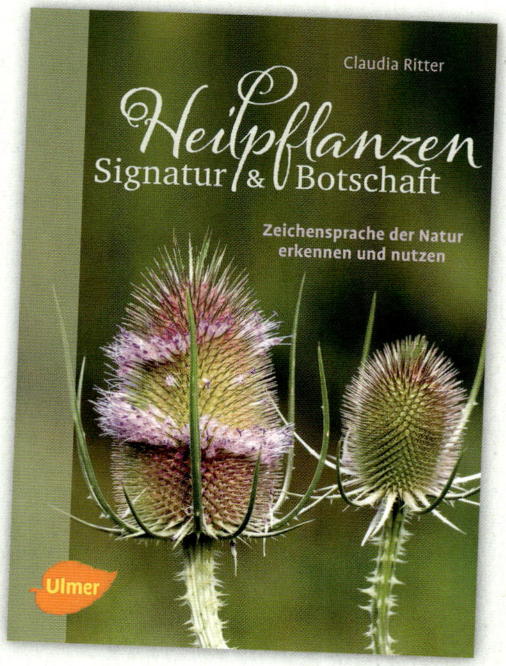